Dr. med. M. O. Bruker

Vorsicht Fluor!

Das Kariesproblem

Dies ist eine Sammlung von wichtigen Materialien zur Wahrheitsfindung für Eltern, Zahnärzte, Ärzte, Krankenkassen, Behörden und Politiker

Es soll hiermit den Mitarbeitern der Gesellschaft für Gesundheitsberatung (GGB) Dank ausgesprochen werden, die bei der Sammlung von wissenschaftlichem Material geholfen haben, das dieser Dokumentation zugrunde liegt. Dabei gebührt besonderer Dank Ilse Gutjahr, die auch bei der Abfassung der Texte und Auswahl des erdrückenden Materials mitgewirkt hat. Weiterhin gilt der Dank den Zahnärzten Dr. E. Knellecken und H. Schöhl sowie Dr. Merkel, dem Direktor des DVGW (Deutscher Verein des Gas- und Wasserfaches e.V., Eschborn), und dem Physiker und Fluorexperten Ing. Rudolf Ziegelbecker, Institut für Umweltforschung am Forschungszentrum Graz, für die Beschaffung und Zurverfügungstellung wissenschaftlicher Literatur.

bioverlag gesundleben, 8959 Hopferau

ISBN 3-922434-93-2

1. Auflage

1.-10. Tausend

© 1984 Copyright by bioverlag gesundleben GmbH
8959 Hopferau-Heimen Nr. 50

Alle Rechte, auch die des auszugsweisen Nachdrucks, der fotomechanischen Wiedergabe und der Übersetzung vorbehalten

Satz: Fotosatzstudio Fischer, 8959 Hopferau-Heimen

Druck und Bindung: Kösel, Kempten

Inhaltsverzeichnis

	Seite
Die sogenannte Wissenschaft im Schlepptau wirtschaftlicher Interessen	9
Ursachen der Zahnkaries	15
Begriffsbestimmung Fluor – Fluorid	21
Die Wirksamkeit der Fluoride ist unbewiesen	27
Kritische Betrachtungen zu Statistiken	27
Einzelanalysen einiger Statistiken	32
Gesundheitsschäden durch Fluoride	35
Zahnmedizinische Gesichtspunkte	47
Dentalfluorose als Zeichen toxischer Schädigung	47
Durchbruchsverzögerung der Zähne infolge Fluorintoxikation	48
Kariesentwicklung unter dem Einfluß der Fluoridierung	48
Parodontose und Kieferanomalien durch Fluoreinfluß	49
Allgemeine medizinische Aspekte zur TWF	51
Fluoride sind Enzymgifte	53
Fehlerhafte Vergleiche	54
Die TWF in europäischen Staaten	55
Fluormedikation und das Grundgesetz	59
Geschichtliche Entwicklung der Fluoridierung	61
So wurde die Propagandamaschine in Gang gesetzt	61
Die Fluor–Entwicklung in der Bundesrepublik	65
Wirtschaftliche Fakten	69
Wie wird die Öffentlichkeit informiert?	77
Der Fall Knellecken	103
Einzelne Aktivitäten von Dr. Knellecken	115

Trinkwasserfluoridierung 133
  Bundesgesundheitsamt lehnt TWF ab 153
  Warum Trinkwasserfluoridierung? 154
  Die toxische Gesamtsituation — Steigende
  Umweltbelastung durch Fluoridierung 155
  Die hygienische Aufgabe der öffentlichen
  Wasserversorgung in der Bundesrepublik Deutschland 159
  Was heißt Trinkwasserfluoridierung? 159
  Ist die Trinkwasserfluoridierung eine Aufgabe der
  Wasserwerke? 160
  Kann die geforderte Fluoridkonzentration des
  Trinkwassers beim Verbraucher gewährleistet werden? 162
  Optimale Fluorzufuhr durch Trinkwasserfluoridierung? 163
  Unberücksichtigte Fluor-Gesamtaufnahme 165
  Kostenersparnis durch Trinkwasserfluoridierung 166

Auszüge aus dem Schriftwechsel der GGB 169

Auszüge aus dem Schriftwechsel von Rudolf Ziegelbecker 201

Die Fluorbefürworter nehmen Fakten nicht zur Kenntnis 243

Schlußwort 253

Die sogenannte Wissenschaft im Schlepptau wirtschaftlicher Interessen

*Man kann einige Leute die ganze Zeit,
alle Leute einige Zeit,
aber nicht alle Leute die ganze Zeit
zum Narren halten.*
A. Lincoln

In der sogenannten Wissenschaft spielen sich vor unseren Augen, aber von der Masse unbemerkt, Geschehnisse ab, die so unglaublich sind, daß man sie eben nicht glauben kann. Eins davon ist die neu angefachte Frage der Fluoridierung. Im Rahmen der Prophylaxe wird zur angeblichen Verhütung der Zahnkaries Trinkwasserfluoridierung eingeplant bzw. durchgeführt, weiterhin Verabreichung von Fluoridtabletten, Speisesalzfluoridierung und lokale Applikation. Es geht dabei um die Möglichkeit der Mächtigen, Falschinformationen zu verbreiten und die wahren Ursachen, die zu Krankheiten führen — und die vermeidbar wären —, zu verschweigen. Diesen "gesunden Geschäften" und skrupellosen Vorgängen begegnen wir allerdings auf vielen Ebenen.

Früher wurden wissenschaftliche Streitfragen — in diesem Fall also Pro und Contra Fluoridierung — von unabhängigen Wissenschaftlern in These und Antithese zur Synthese geführt, bis man der Wahrheit so nahe wie möglich gekommen war. Die Einmischung von Außenstehenden mit interessegebundenen Motiven war undenkbar. Heute werden solche Fragen nicht auf Grund der wissenschaftlichen Tatsachen entschieden, sondern Meinung wird gemacht; sie wird von einflußreichen Interessengruppen dirigiert, gekleidet in das Gewand der Wissenschaftlichkeit. Bei der Fluoridierung geht es längst nicht mehr um wissenschaftliche Fragen. Wissenschaftlich ist das Thema gelöst. Es sind rein gesundheits— und wirtschaftspolitische Probleme.

Es ist höchste Zeit, daß der Verbraucher aufgeklärt wird, damit der Widerstand gegen diese Mißstände von ihm ausgeübt werden kann, denn von den dafür Verantwortlichen (Ärzte, Zahnärzte, Krankenkassen, Gesundheitsämter, Ministerien) geschieht so gut wie nichts in dieser Hinsicht, da sie in ihr System eingebunden sind und Sachzwängen unterliegen.

Gründliches Wissen ist also absolut unerläßlich. Der Einwand, daß durch Kenntnis der Zusammenhänge und der Gefahren unbegründete Angst entstünde, was wieder nachteilige Folgen hätte, widerspricht jeder Erfahrung. Im Gegenteil – Angst entsteht durch das unheimliche Gefühl, anonymen Gefahren hilflos ohne Möglichkeit eigener Gegenwehr ausgesetzt zu sein. Auch Halbwissen kann hier nicht ausreichen, der Angst zu begegnen. Nur gründlichem Wissen entspringt der Antrieb zu aktiven Gegenmaßnahmen und zur klaren Entscheidung. Mut aus Wissen ist der beste Überwinder der Angst.

Obwohl jedem Bürger im Grundgesetz die körperliche Unversehrtheit garantiert wird, ist die Frage der Fluoridierung in der Bundesrepublik in der letzten Zeit erneut angefacht worden. Es geht dabei aber nicht um die Gesundheit unserer Jugend, sondern um eiskalt geplante Geschäfte in Milliardenhöhe. Die Betreiber interessiert nicht die bereits seit Jahren bestehende toxische Gesamtsituation oder die schädliche Wirkung der Fluoride. Die oft gegebene Beruhigung, daß bei sachgemäßer Anwendung der Fluoride keine Gefahr für den Menschen bestehe, ist für den Kenner der Materie nichts als Ironie.

Die Empfehlungen, Fluoride gegen den Zahnzerfall einzusetzen, werden von Funktionären ausgesprochen, die zum Teil mit zahlreichen Firmen auf dem Dentalgebiet eng verknüpft sind und am Umsatz dieser "gesunden Geschäfte" starkes Interesse haben. Ahnungslose Zahnärzte sind die Ausführenden, unschuldige Kinder die Opfer. Daß die angeblich "harmlosen" Tabletten gefährlicher sind, als es die Experten bisher für möglich gehalten haben, zeigen die Meldungen, die bei den Vergiftungszentralen eingehen. Die österreichische Vergiftungszentrale in Wien meldet 2 – 3 Fälle pro Woche. In Österreich starb 1977 ein Kind "an einer von Natriumfluorid verursachten Atemlähmung" (Gerichtsmediziner Prof. Dr. Jarosch). Der Arzt, der zu dem Kind gerufen wurde, war über die Toxizität nicht informiert und erkundigte sich bei der Vergiftungsinformationszentrale in Wien. Dort erhielt er die Auskunft, daß eine Magenspülung genüge. Am Abend war das Kind tot. Daran sieht man, daß selbst Ärzte und Zahnärzte nicht ausreichend Bescheid wissen. Weitere Vergiftungsfälle sind bekannt.

Im Umweltprogramm der Bundesregierung heißt es, "Fluor wurde als Urheber vieler Schäden bei Pflanzen und Tieren erkannt, die man bisher nur anderen Stoffen, besonders dem Schwefeldioxyd, zugeschrieben hatte". Trotzdem wird die absolute Richtigkeit und Notwendigkeit der Fluoridierung von den Befürwortern zum Dogma erhoben. Entgegenstehende Argumente werden ignoriert oder unsachlich, polemisch und abwertend beurteilt; Statistiken werden herangezogen, deren Unwert längst bewiesen ist.

Zahnkaries ist keine Fluormangelkrankheit und keine Krankheit, die durch Plaques entsteht, sondern das Primär- und Warnsymptom einer den ganzen Organismus erfassenden Stoffwechselkrankheit auf Grund falscher Ernährung. Zahnkaries und andere ernährungsbedingte Zivilisationskrankheiten sind mit einer vitalstoffreichen Vollwertkost ohne raffinierte Kohlenhydrate, also ohne Fabrikzucker und Auszugsmehle, risikolos verhütbar. Deshalb muß auch den Zahnärzten die Kompetenz abgesprochen werden, über eine Medikation zu entscheiden, die den ganzen Menschen betrifft, da sie als Spezialisten nur den lokalen Bereich am Zahn sehen. Das heißt: Die Fluoridierung ist in erster Linie ein ärztliches und nicht so sehr ein zahnärztliches Problem. Dies scheint den Befürwortern auch bewußt zu sein. Deshalb wird nach gesetzlichen Regelungen gesucht.

Aus ärztlicher Sicht können Fluoridierungsmaßnahmen nicht befürwortet werden, solange ernst zu nehmende Wissenschaftler vor Folgeschäden warnen (s. S. 35, 42). Die Grundforderung der Hygieniker, nämlich der Nachweis der völligen Unschädlichkeit, ist bis heute nicht erfüllt worden. Die Aussage der Befürworter, daß nur die Dosis das Gift mache, gilt nicht für die Langzeitverabreichung und berücksichtigt nicht die kumulative Wirkung.

Eindrucksvoll ist der Gesinnungswandel einiger Institutionen, z.B. des Bundesgesundheitsamtes, das in den 70er Jahren auf Grund der vorliegenden erdrückenden Belege, die nicht nur die Nutzlosigkeit der Trinkwasserfluoridierung, sondern auch die Gefährlichkeit der Fluoride unter Beweis stellten, zu einer eindeutigen Ablehnung der TWF (Trinkwasserfluoridierung) kam. Heute plant es unter der von der Zuckerindustrie gesteuerten, aber hervorragend getarnten Werbung die Wiederaufnahme der TWF. Dies ist ein klassisches Beispiel, wie es wirtschaftlichen Machteinflüssen gelingt, amtliche Stellen in relativ kurzer Zeit umzustimmen, so daß selbst für die Gesundheit des Volkes verantwortliche Ämter Entscheidungen gegen die Gesundheit und für die Wirtschaft treffen. Zu Lasten des Steuerzahlers wird von seiten der Krankenkassen, Gesundheitsämter und Ministerien Werbung für ein Gift gemacht, deren Kosten eigentlich die Hersteller zahlen müßten.

Nur wer die wirtschaftlichen Verflechtungen kennt und weiß, wer hinter den Kulissen die Fäden zieht, begreift die Auseinandersetzungen um die Fluoridierung, die von den Befürwortern mit scheinbar wissenschaftlichen Argumenten geführt werden.

Es besteht jedoch bei der heutigen Einflußnahme der Wirtschaftsmächte keine Möglichkeit, die gesamte Bevölkerung darüber zu unterrichten, in welch raffinierter Weise sie fehlinformiert wird. Als Beispiel dafür, wie solche Ämter ihre Machtstellung mißbrauchen, werden u.a. in diesem Buch aktuelle Zeitungsartikel und Briefe veröffentlicht. Sie zeigen, mit welch harten Bandagen gekämpft wird, wenn es um wirtschaftliche Belange geht. Und bei diesen teilweise brutal geführten Kämpfen geht es eindeutig um wirtschaftliche Auseinandersetzungen, in die das Gros ahnungsloser Zahnärzte sich verwickeln läßt.

Es steht viel auf dem Spiel: Die Weltmacht Zuckerindustrie (92 Millionen Tonnen Zuckererzeugung im Jahr 1980) muß den Rückgang des Zuckerkonsums befürchten. Die Industrie, die Fluortabletten, Fluorpräparate, Zahnbürsten, Mundwässer usw. herstellt, erleidet ebenfalls Einbußen.

Der Zuckerindustrie ist jedes Mittel recht, die Fluoridierung durchzusetzen, um angeblich Zahnkaries zu verhüten, ohne daß der Zuckerverbrauch zurückgeht. Beispiel: die Aktivitäten des IME (Informationskreis Mundhygiene und Ernährungsverhalten), einer PR−Agentur der Zuckerindustrie (s. S. 65, 73, 76, 94 − 100, 192 − 194, 221, 222, 231).

Kein Staat, keine Regierung besitzt das Recht, durch eine Zuführung chemischer Substanzen in Form von Fluoridverordnungen die Gesundheit zu gefährden.

Der Bürger muß erkennen, daß er sich nicht nur der Bedrohung seiner Belange durch mächtige Interessengruppen ausgesetzt sieht, sondern daß er in den verantwortlichen Stellen vielfach deren Mitläufer findet, statt Hüter seiner demokratischen Rechte.

Die Fluoridierung, die in Form einer kollektiven Zwangsbehandlung angestrebt wird, ist zu einem Politikum geworden. Die Verantwortung dafür kann nicht an Eltern abgetreten werden, die ungenügend und wenig objektiv informiert werden. Unter Ausschaltung der Eigeninitiative und Selbstverantwortung für die Gesundheit wird eine bequeme Gesundheitsvorsorge aufoktroyiert.

Im Interesse der Volksgesundheit und aus der ärztlichen Verantwortung dem einzelnen gegenüber wurde diese Dokumentation von mir als ärztlichem Leiter des Krankenhauses Lahnhöhe und 1.

Vorsitzenden der Gesellschaft für Gesundheitsberatung (GGB) erstellt. Die GGB wurde als erste Institution dieser Art 1978 gegründet. Als gemeinnütziger Verein sieht sie ihre Aufgabe darin, die Bevölkerung über die echten Ursachen der ernährungs- und lebensbedingten Krankheiten aufzuklären und Wege zu einer naturgerechten Lebensführung aufzuzeigen. Sie ist parteipolitisch und konfessionell neutral und — was besonders wichtig und wohl einmalig ist — wirtschaftlich völlig unabhängig.

Ursachen der Zahnkaries

Die Ursache der Zahnkaries (Zahnfäule), der Volksseuche Nr. 1, ist seit langem einwandfrei geklärt: Es ist der Verzehr von Fabrikzucker. Selbst der Ernährungsbericht 1976 der Bundesregierung sagt aus: Ohne Zucker keine Karies (s. S. 103). Zahnkaries ist die klassische Zivilisationskrankheit, die durch den Genuß raffinierter Kohlenhydrate, also Fabrikzucker und Auszugsmehle, entsteht. Der raffinierte Zucker steht dabei weitaus an erster Stelle. Es ist statistisch erwiesen, daß 98% der 10jährigen Schüler in der Bundesrepublik heute bereits von Zahnkaries befallen sind. Da der Zahn der beste Gradmesser für die Gesundheit des einzelnen ist, geht der katastrophale Gebißverfall mit der erschreckenden Zunahme der anderen ernährungsbedingten Zivilisationskrankheiten parallel. Dieselben Ursachen wie bei der Zahnkaries stecken nämlich auch hinter den Krankheiten des Bewegungsapparates, der Volksseuche Nummer 2, dem Rheuma; sie treffen auch zu für die Stoffwechselkrankheiten wie Zuckerkrankheit, Fettsucht, Steinbildung in Gallenblase und Nierenbecken, Gefäßerkrankungen, Herzinfarkt, viele Lebererkrankungen u.a.m. Würde man also schon darauf hinarbeiten, daß Kinder gesunde Zähne besitzen, wäre dies zugleich das beste Vorbeugungsmittel gegen die anderen genannten Krankheiten.

Nicht nur im Fütterungsversuch an Tieren wurden diese Tatsachen einwandfrei erwiesen. Auch der Vergleich der verschiedenen Ernährungsarten der einzelnen Völker lieferte Wissenschaftlern genügend klassische Beweise. Erwähnt sei der amerikanische Zahnarzt *Price,* der die Welt vom Polarkreis bis zu den Tropen bereiste und den Beweis erbrachte, daß die ernährungsbedingten Zivilisationskrankheiten bei den Naturvölkern mit Veränderung und Denaturierung der ursprünglichen Kost parallel gingen. Genannt sei auch der dänische Arzt Dr. Mikkel *Hindhede,* der im ersten Weltkrieg die Ernährung in Dänemark so umstellte, daß sie praktisch frei von raffinierten Kohlenhydraten war. Erfolg: kaum Zahnkaries, weniger Herzinfarkte, weniger Sterblichkeit, höhere Lebenserwartung. Im zweiten Weltkrieg machte der Schweizer Arzt Dr. Adolf *Roos* ähnliche Erfahrungen im Gomser Tal.

Die intensiven Studien der englischen Wissenschaftler *Cleave* und *Campbell* machten in ihrem Buch "Saccharine desease" (Krank durch Zucker und Mehl, bioverlag gesundleben) deutlich, daß der Zeitfaktor eine entscheidende Rolle spielt, das heißt, daß zum Beispiel die Zuckerkrankheit einen erstaunlich einheitlichen Zeitraum braucht, ehe sie ausbricht. Diesen Zeitraum nannten die Forscher "Regel der zwanzig Jahre". Dieser Zeitfaktor spielt auch bei anderen ernährungsbedingten Zivilisationskrankheiten eine Rolle. Lediglich die Zahnkaries macht eine Ausnahme. Sie kann innerhalb weniger Wochen entstehen.

In der Reihe der Forscher soll weiterhin genannt werden der bekannte Schweizer Dr. Ralph *Bircher*. Er studierte ebenfalls Naturvölker, die keinen Fabrikzucker kannten und demnach weder Karies noch Krebs oder andere Zivilisationskrankheiten. In einem fünfjährigen Versuch in Mönchweiler/Schwarzwald bewies der Zahnarzt Dr. *Schnitzer* die Möglichkeit der Kariesfreiheit bei fabrikzuckerfreier Ernährung.

Als Internist machte ich in der Anstalt Eben—Ezer in Lemgo an 1200 Pfleglingen jeden Alters über 20 Jahre lang Aufzeichnungen. Die dort verabreichte vitalstoffreiche Vollwertkost wirkte sich am Gebiß der Patienten signifikant in einem wesentlich geringeren Kariesbefall aus. Ich kann mich außerdem auf Erfahrungen an über 30000 Patienten berufen, bei denen es durch fabrikzuckerfreie Ernährung zum Stillstand der Karies kam.

Es gibt noch weitaus umfassenderes Material. Jedoch schon die erwähnten Beispiele zeigen eindrücklich den Zusammenhang zwischen Verzehr von Fabrikzucker und Auszugsmehlen und daraus resultierender Zahnkaries auf. Von zahnmedizinischer Seite werden immer wieder Mundbakterien und Plaquesbildung (als Verschiebung des pH−Gehalts des Speichels) als Ursache der Zahnkaries genannt und entsprechende therapeutische Maßnahmen zur Beeinflussung der Mundflora und der Bekämpfung der Plaques empfohlen. Hier liegt wie so oft in der Medizin eine Verwechslung von Ursache und Wirkung vor. Die Veränderungen der Mundverhältnisse sind die Folgen der Ernährungsfehler. Der Versuch, sie zu beeinflussen, stellt also lediglich eine Symptombehandlung dar, der kein Erfolg beschieden sein kann.

Die besten Forschungsergebnisse hat die Zucker− und Süßwarenindustrie selbst geliefert. Sie hat Millionen in die Forschung gesteckt, um andere Ursachen als den Fabrikzucker zu finden. Es blieb dabei: Ohne Zucker keine Karies. Also mußte von dieser Seite eine Lösung gefunden werden, um Zahnkaries zu verhüten und den Zuckerumsatz zu halten. Die angebliche Lösung heißt: Fluoridierung. Da Zahnkaries jedoch ohne jeden Zweifel auf Grund von Fehlernährung entsteht, kann die logische Folgerung nicht Fluoridierung sein, sondern eine weltweite unaufhörliche Aufklärungskampagne über die ursächlichen Zusammenhänge. Diese dringend notwendigen Informationen wären vorrangig Aufgaben der Ministerien im Rahmen einer sinnvollen Gesundheitsprophylaxe. Sie werden behindert durch die Unterstellung der Fluorbefürworter, daß die Bevölkerung angeblich nicht bereit sei, Verzehrsgewohnheiten zu ändern. Professor Naujoks, ein Verfechter der Fluoridprophylaxe: "Nachdem alle Versuche einer Ernährungslenkung − selbst in überschaubaren Gruppen − bisher bestenfalls zu bescheidenen Erfolgen führten und eine allgemeine Verbesserung der Mundhygiene in der Bevölkerung auch nur langsam zu erreichen ist, muß der Fluoridapplikation zur Kariesprophylaxe noch für lange Zeit vorrangige Bedeutung beigemessen werden."

Diese vorweggenommene Schlußfolgerung wäre erst dann berechtigt, wenn in demselben Maße, in dem die nutzlose Fluoridierung propagiert wird, pausenlos, systematisch und langfristig über die wirklichen Ursachen des Gebißverfalls aufgeklärt worden wäre. Eine solche Aktion fand bisher nicht statt.

Die Unterstellung, daß die Bevölkerung ihrer Gesundheit gegenüber gleichgültig sei, steht im Widerspruch zu den Ergebnissen von Meinungsumfragen, wonach der Wunsch nach Gesundheit meist an oberster Stelle steht. Sie dient jedoch als Vorwand dafür, daß systematische Gesundheitsaufklärung über die wahren Zusammenhänge gar nicht erst durchgeführt wird.

Die ärztliche Erfahrung in Klinik und Sprechstunde zeigt täglich, daß nur ein verschwindend geringer Prozentsatz der Patienten weiß, wodurch Zahnkaries und die üblichen ernährungsbedingten Zivilisationskrankheiten entstehen. Es zeigt sich aber auch deutlich, daß der Bürger wißbegierig ist und bereit, krankmachende Ernährungsfehler zu meiden, wenn ihm die Zusammenhänge gründlich erklärt werden und er dadurch die Notwendigkeit der Koständerung einsieht. Das Haupthindernis liegt darin, daß eben eine solche Aufklärung im breiten Rahmen von offiziellen und eigentlich verantwortlichen Stellen nicht stattfindet.

Hier liegt ein weites Betätigungsfeld für Kindergärtnerinnen, Erzieher und Pädagogen, um mit einer sinnvollen Prophylaxe schon bei der Jugend zu beginnen. Stattdessen werden von seiten der Regierung große Summen für eine zweifelhafte "Prophylaxe−Trias" ausgegeben:

1) eine ausreichende und regelmäßige Fluoridzufuhr
2) eine richtige Mundhygiene
3) eine zweckmäßige Ernährung.

Die sogenannte "zweckmäßige Ernährung" sieht aber lediglich die Einschränkung besonders zuckerhaltiger Zwischenmahlzeiten vor. Schwerpunkte der Aktionen bleiben Fluoridverordnungen bzw. −empfehlungen und Zahnpflege.

Da der Zahn nicht nur örtlich durch den Verzehr von fabrikzuckerhaltigen Speisen geschädigt wird, sondern auch von innen her durch eine zivilisatorische Mangelernährung, ist neben der Vermeidung raffinierter Kohlenhydrate eine vollwertige Ernährung im Sinne einer vitalstoffreichen Vollwertkost nötig. Mit folgenden einfachen Maßnahmen sind Zahnkaries und die anderen ernährungsbedingten Zivilisationskrankheiten absolut verhütbar:

Es sollten gemieden werden:
alle Fabrikzuckerarten und damit gesüßte Produkte
Auszugsmehle und Produkte daraus
raffinierte Fabrikfette
Säfte, gekochtes Obst
und ein Zuviel an denaturiertem tierischem Eiweiß.

Es sollten täglich gegessen werden:
Frischkornbrei bzw. Frischkorngerichte
Frischkost in Form von frischem Obst und Gemüse
Vollkornprodukte
naturbelassene Fette.

Da Honig auch Karies erzeugen kann (Trockenfrüchte übrigens ebenfalls), sollte er nicht täglich verwendet werden. Und wenn, dann eben möglichst in gelöster Form, im Getränk, Frischkornbrei oder Kuchen.
Mit diesen einfachen Maßnahmen ist nicht nur die Volksseuche Zahnkaries einzudämmen, sondern ein Rückgang der ernährungsbedingten Zivilisationskrankheiten, die zur Kostenexplosion im Krankheitswesen geführt haben, wäre die zwangsläufige Folge.

Entscheidend ist, weshalb es nochmals wiederholt wird, *daß Zahnkaries keine Fluormangelkrankheit ist, sondern Zeichen einer tiefgreifenden Stoffwechselstörung aufgrund von Fehlernährung.*

Begriffsbestimmung: Fluor — Fluorid

Fluor gehört zu den Halogenen und ist ein äußerst aggressives Gas wie Chlor und Brom. Es gilt als Spurenelement. In der Natur kommt es in dieser Form nicht frei vor, sondern nur in Verbindung mit anderen Elementen z.B. als Fluoride. Es gibt organische und anorganische Verbindungen. Bei den anorganischen Fluorverbindungen sind zwei Gruppen zu unterscheiden: Einmal die Flußsäure (HF) und ihre Salze, die Fluoride. Calciumfluorid (CaF_2), das als Flußspat in der Natur vorkommt, ist in Wasser nahezu unlöslich. Zum anderen sind es besonders die Silicium—Fluorwasserstoffsäure (Fluorkieselsäure, Kieselfluorwasserstoffsäure) H_2 (Si F_6) und ihre Salze, die Silicofluoride, besonders das Natrium—, Ammonium— und Magnesiumsalz. Natriumsilicofluorid entsteht als Nebenprodukt beim Aufschließen von Phosphaten zur Superphosphatgewinnung. Es dient u.a. auch als Insektizid, Mäusegift und zur Abwehr von Ratten. Die Fluortabletten bestehen aus Natriumfluorid.

Die Herausstellung der Unterschiede zwischen Fluoriden und Silicofluoriden ist von Bedeutung, da das neue Lebensmittelgesetz nur den Zusatz von Fluoriden und nicht den von Silicofluoriden erlaubt. Säuren und Silicofluoride sind damit auch nach dem neuen Lebensmittelgesetz zur Trinkwasserfluoridierung nicht erlaubt.

Organische Fluorverbindungen sind sicherlich ganz spezifisch zu bewerten, unabhängig von ihrer teilweisen Aufschließung zu Fluorid—Ionen in Lebensmitteln.

Höchst bedenklich ist die pflanzliche Synthese von Fluoracetat in Immissionsgebieten und dessen Umwandlung im tierischen Körper zu Fluorcitrat, beides Verbindungen von außergewöhnlich hoher Enzymgiftigkeit.

H. Schöhl: "Unzulässig ist die Gleichsetzung von Natriumfluorid (NaF) und Calciumfluorid (CaF$_2$) in bezug auf Toxizität. Diese ist abhängig 1. vom F−Ion und 2. vom Restmolekül (BuuHoi 1961). Der Grad der Dissoziation richtet sich nach Löslichkeit und Affinität. CaF$_2$ hat eine Löslichkeit von 0,0017 g in 100 ccm bei 25°C und NaF von 4,210 g (Roholm 1937). Ferner ist die Affinität von F zu Na geringer als zum Ca des Blutes (als Lösungsmittel), so daß das Blut−Ca, an F gebunden, entweder ausgeschieden oder vorwiegend in Gefäßen, Knochen oder im Zahn abgelagert wird. Dementsprechend steht NaF unter 'sehr giftig', CaF$_2$ unter 'mäßig giftig', organische Verbindungen gelten als 'ungiftig'". (Zu den letzteren zählen natürlich nicht diejenigen, die als Gifte aus Emissionen der Schadstoffindustrien gespeichert werden.)

In der Diskussion um die Gefährlichkeit der Fluorverbindungen wird von den Befürwortern der Fluoridierung verstärkt darauf hingewiesen, daß von Gegnern die beiden Begriffe Fluor und Fluorid in der Öffentlichkeit durch Unkenntnis, Fahrlässigkeit oder absichtlich verwechselt werden, um die besondere Giftigkeit hervorheben zu können.

Es ist aber üblich, auch bei anderen Elementen von Calcium, Kalium, Quecksilber usw. zu sprechen, obwohl damit streng genommen chemische Verbindungen mit diesen Elementen gemeint sind. So bezeichnet z.B. das Bundesgesundheitsamt, das eigentlich exakt im Ausdruck sein müßte, in einem Gutachten vom 29.11.83 an das Bundesgesundheitsministerium als wichtige Versorgungsstoffe eine Reihe von Mineralstoffen wie Calcium, Phosphor, Zink, Fluorid und andere Spurenelemente. Wenn bei dieser Aufzählung Calcium, Phosphor und Zink genannt werden, dann müßte logischerweise auch Fluor und nicht Fluorid gesagt werden. Oder es müßte − wenn deren Verbindungen gemeint sind − von Calcium−, Phosphor− und Zinkverbindungen gesprochen werden, dann wäre die Bezeichnung Fluorid in dem Zusammenhang richtig. Die Ausdrucksweise Fluor hat sich eingebürgert, weshalb manchmal natürlich statt Fluorid Fluor gesagt wird. Dann sollte jedoch nicht mit zweierlei Maß gemessen werden und dieselbe Exaktheit, die man anwenden zu müssen glaubt, auch für Calcium, Phosphor, Zink und andere Stoffe gelten.

Wissenschaftlich exakter wäre es, von Fluor−Ionen, Calcium−Ionen usw. zu sprechen. Der Autor erlaubt sich daher, in dem kommenden Text auch manchmal den Begriff Fluor zu benutzen. Er findet sich dann in "guter Gesellschaft" mit der Wissenschaft, die bisher kaum einen Unterschied in der Bezeichnung machte.

Professor Naujoks gab erst 1979 eine gemeinsame Erklärung zusammen mit den Befürwortern Bergmann, Newesely, Knappwost, Büttner, Ahrens, Schmidt, Büchs, Gülzow und Marthaler ab, in der es unter anderem heißt: "...Fluor sollte dem Organismus in ausreichender Menge zugeführt werden...".

Dieses kleine Beispiel macht deutlich, daß es um unwesentliche Spitzfindigkeiten geht, mit dem Ziel, den Gegner abzuwerten.

Der Streit um die Bezeichnung Fluor oder Fluorid beruht auf einer sprachlichen Unkenntnis: Im englischen Sprachgebrauch werden *alle* Fluorverbindungen mit "Fluoride" bezeichnet, während das elementare Fluor "Fluorine" heißt. Im Deutschen bezeichnet "Fluorid" lediglich den Metallkomplex. Da zur Fluormedikation aber auch andere Fluorverbindungen verwendet werden, z.B. Fluorsilizische Säure oder Fluorwasserstoff, ist die Bezeichnung "Fluorid" und "Fluoridierung" unkorrekt. Zudem ist bei den Fluorverbindungen der Fluoranteil unterschiedlich, so daß bei Mengenangaben stets auf den F−Gehalt zurückzugehen ist. Es ist also im Deutschen wissenschaftlich korrekter, von "Fluor" und "Fluormedikation" zu sprechen (auch von "Fluorierung", wie früher der Fall, doch hat sich das andere Wort bereits eingebürgert). Das war übrigens auch in USA der Fall, bis der Gesundheitsdienst die Fluormedikation propagierte. Gesundheitsbeamter Bull, Einpeitscher der Fluoridierung in Wisconsin, belehrte seine Kollegen: "Sagen Sie niemals Fluor, das kennen die Leute als

Rattengift. Sagen Sie Fluorid, das klingt harmloser." Aus den gleichen Gründen wurde die Bezeichnung Fluorid von unseren Befürwortern übernommen.

Zur Sache selbst ist noch zu sagen, daß die für die Fluoridierung verwendeten anorganischen Fluorverbindungen dem Verbraucher/Laien von den Befürwortern ganz geschickt als "essentielle Spurenelemente" vorgestellt werden. Damit wird der Eindruck erweckt, als handele es sich bei dem synthetischen Natriumfluorid um denselben Stoff, wie er von Natur aus in fast allen Lebensmitteln in geringen Mengen vorkommt.

Ein isolierter, durch chemische Prozesse gewonnener Stoff zeigt auch im Organismus des Menschen ganz andere Wirkung als eine im natürlichen Verband eingebettete Substanz. Beispiel: Zucker in der Zuckerrübe oder anderen Früchten und isolierter, chemisch reiner Fabrikzucker.

Die nachstehende Tabelle von Professor Schweigart zeigt, daß Fluor in allen Lebensmitteln vorkommt.

Tabelle 59. Fluorgehalt naturfrischer und verarbeiteter Lebensmittel (in y/100 g) (53)

0 – 100 (y/100 g)	
Heidelbeeren	2
Aprikosen	2 – 6
Pflaumen, kl. Sorte	2
Haselnüsse	3
Zitrone, geschält	3
Apfel	5
Zitrone, Schale	5
Birne	6
Quitten, ohne Kernhaus	6
Kartoffeln, geschält	9
Blumenkohl, Blätter	8
Mandeln	9
Weißkohl	9
Tomaten	9
Traubensaft	9
Stachelbeeren	11
Traubentrester	11
Johannisbeeren	12
Blumenkohl, Blütenstand	12
o Kuhmilch	11 – 90
Kohl, eßbarer Anteil	15
Bohnen, grün	15
Zitronen, Kern	17
Kirschen, schwarze	18
Rübkohl, Rinde (Br. rapa)	18
• Hühnereier	10 – 40
Karotten	22
Linsen	23
Zwiebeln	14 – 48
Kresse	24
Hafer	25
Weizenmehl	27
Weizenkleie	29 – 1070
Weizenkleie	29
Quitten, Kernhaus	29

0 – 100 (y/100 g)	
Erbsen	29
Kopfsalat	30
Rippenmangold, Blattrippen	32
Rippenmangold, Blatteil	38
Winterspinat	44
Basilikum	55
Rübkohl, geschält (Br. rapa)	58
Roggen	61
Mais, ganzes Korn	13 – 740
Reis, mit Silberhäutchen	61 – 78
Weizen	70
Selleriekraut	70
Kohl, äuß. Blätt. (Br.oleracea)	80
Hirse	20 – 90
Weizenkeime	87 – 350
Weizenkeime	88
• Menschliches Blut	100

101 – 1000 (y/100 g)	
Petersile	134
Majoran	192
Bohnenkraut	267
Sojabohne	360 – 600
• Seefisch	500 – 1000
Kartoffeln, Schale	150 – 1300

25

● = tierische Erzeugnisse
○ = Milcherzeugnisse

Tabelle 60. Fluorgehalt einiger Nahrungsmittel in morphologischer Sicht (in γ/100 g Frischsubstanz) (53)

Weizen:	
ganzes Korn	70
Keim	88
Kleie	29
Mehl	27
Kartoffel:	
geschält	9
mit Schale	16–430
Kohl:	
äußere Blätter	80
eßbarer Anteil	15
Blumenkohl:	
Blütenstand	12
Blätter	8
Rübkohl (Br. rapa):	
geschält	58
mit Rinde	18
Rippenmangold:	
Blattrippen	32
Blatteil	38
Quitte:	
ohne Kernhaus	6
mit Kernhaus	29
Traubensaft	9
Traubentrester	11
Zitrone:	
geschält	3
Schale	5
Kerne	17

Tabelle 61. Verteilung des Fluors in verschiedenen Organen in γ/100 g (nach Analysen von R. Fabre und S. Bazelle (53))

Geschlechtsorgan	630
Blut	1430
Harn	1530
Niere	1650
Hirn	1660
Leber	1830
Lunge	2530
Galle	6030
Haare	6800
Milz	10010
Knochen	13600
Nebenniere	41500
Hypophyse	52600
Zähne	149000

Die Wirksamkeit der Fluoride ist unbewiesen

Kritische Betrachtungen zu Statistiken
Die Fluorbefürworter stützen sich in ihren Aussagen hauptsächlich auf den angeblich durch Statistiken belegten Erfolg des Zahnkariesrückgangs. Die erste große Studie des Amerikaners *Dean* wird auch heute noch herangezogen, die "eindeutigen" Befunde teilweise wörtlich zitiert. Dabei wird bewußt oder unbewußt verschwiegen, daß Dean Zahnfleckungen bei einem Teil der Testpersonen festgestellt hatte und vor überhasteter Einführung der Trinkwasserfluoridierung warnte, weil er intensivere Forschungen für notwendig hielt.

Es gibt genügend Beweise, daß in Gegenden mit höherem Fluoridgehalt des Wassers mehr kariöse Zähne vorkommen als in Gebieten mit geringerem oder unterschwelligem F–Gehalt, wo überhaupt kaum DMF–Zähne vorhanden sind.* In allen sogenannten "Erfolgsstatistiken" blieben wesentliche Punkte unbeachtet, so die Berücksichtigung der verschiedenen Wasserinhaltsstoffe, die verschiedenen Ernährungs– und Lebensgewohnheiten der Testpersonen sowie auch die Umweltbedingungen und die individuelle Verschiedenheit der Patienten nach Konstitution, Gesundheitszustand und Vorschädigung.

Die üblichen Kontrollvergleiche zwischen fluoridierten und nicht fluoridierten Gebieten entbehren daher jeder wissenschaftlichen Grundlage.

Man kann z.B. nicht – wie es geschehen ist – schematisch *gleichaltrige Kinder* fluoridierter Gebiete und nicht fluoridierter Gebiete vergleichen, da mit dem Fluoridgehalt des Wassers eine

---
*) DMF–Index = Zahl der *d*ecayed (zerstörten), *m*issing (gezogenen) und *f*illed (gefüllten) Zähne.

zunehmende Verzögerung des Durchbruchs der bleibenden Zähne zu beobachten ist. Man muß *Zahl und Alter der durchgebrochenen Zähne* zur Grundlage nehmen. Wo weniger Zähne durchgebrochen sind, ergibt sich statistisch natürlich auch eine geringere Zahl kariöser Zähne. Damit wird aber nicht eine prophylaktische Wirkung des Fluorids bewiesen.

Hier einige Urteile von Fachleuten, d.h. von Berufsstatistikern und nicht von Zahnärzten:

Professor Dr. Gunzert, Universität Frankfurt, Mathematiker und Statistiker:

"Von den bislang veröffentlichten Studien hatte ich zumeist die Original−Veröffentlichungen in der Hand. Allerdings wurde mir bislang *nicht eine einzige Arbeit* bekannt, die den Nutzen der Fluoridierung des Trinkwassers bewiesen oder zumindest glaubhaft gemacht hätte.

Man kann sich des Eindrucks nicht erwehren, daß Trinkwasserfluoridierung zu einem Glaubensbekenntnis oder zu einer politischen Überzeugung geworden ist. Für den Berufsstatistiker genauso erstaunlich ist die Tatsache, daß alle mir bekannt gewordenen Arbeiten der Anhänger der Fluoridierung methodisch äußerst leichtfertig mit der Statistik umgehen.

Der Berufsstatistiker erschrickt im übrigen, wenn er sieht, wie klein die absolute Zahl der Kinder ist, die in die Stichproben einbezogen wurden. Wenn dann auch nur noch ausschließlich die rechte Kieferhälfte untersucht wird, werden Schlußfolgerungen aus rein wahrscheinlichkeitstheoretischen Gründen zwecklos.

Die experimentelle Anordnung des statistischen Vergleichs kann deshalb beim besten Willen nicht als einwandfrei bezeichnet werden.

Für mich ist die Studie der Herren Marthaler und König ein weiterer Beweis dafür, wie oberflächlich auf dem Gebiet der medizinischen Statistik mitunter gearbeitet wird. Daß die fragliche Arbeit als klinischer Beweis für den Karies vorbeugenden Effekt des Fluors gilt, kann man nur damit entschuldigen, daß 'schließende Statistik' sehr schwierige Probleme aufwirft und es für Nicht−Berufsstatistiker schwer ist, den Erkenntniswert zu beurteilen.

Abschließend darf ich für meine Person ausdrücklich feststellen, daß die fragliche Studie der Herren Marthaler und König keineswegs beweiskräftig ist. Wenn der Kollege Marthaler als Star unter den Statistikern der Fluor−Befürwortung gilt, scheint mir dies nur ein Beweis für das Sprichwort zu sein, daß unter den Blinden der Einäugige König ist."

Diese Feststellungen brachten Professor Gunzert heftige Angriffe ein. Einer davon lautete wie folgt:

"Von einem Gegner der Fluoridierung, einem medizinischen Laien, werden mit angeblichen mathematischen Beweisen 'falsche Statistiken' aufgedeckt, wobei diese 'Beweise' einer ernsthaften Prüfung durch Mathematiker nicht standhalten. Mit solchen mathematischen 'Beweisen' gelingt es aber häufig, mathematische und medizinische Laien von der angeblichen Sinnlosigkeit der Fluoridierung zu überzeugen.

Was man jedoch mit eigenen Augen sehen kann, wenn man es sich nur ansieht − wozu man allerdings vielleicht einiger Fachkenntnis bedarf −, kann man nicht mit abstrakten Statistiken wegdisputieren."

Hierauf antwortete Professor Dr. Rudolf Gunzert:

"...hat mich insbesondere der unterstrichene Teil Ihrer Aussage aufs tiefste erschüttert. Dies ist keine Redensart. Die hier vertretene Wissenschaftslogik entspricht dem Stand nach Ausgang des Mittelalters. Ich kann zwar mit eigenen Augen sehen, daß die Sonne im Osten aufgeht und im Westen untergeht, und muß − wie man dies auch durch lange historische Epochen hindurch getan hat − schließen, daß sich die Sonne um die Erde dreht.

Ihre Aussage ist zweifelsfrei ein Rückschritt hinter Kepler, Galilei, Newton usw. Im übrigen empfehle ich dringend, daß die

Verfasser dieses fraglichen Papiers sich mit den Grundlagen der zeitgenössischen Wissenschaftstheorie und Wissenschaftslogik befassen. Ich empfinde es peinlich, wenn sich eine akademische Organisation schlechthin lächerlich macht."

Professor Dr. Geyer, Zahnmediziner und Kariesforscher:

"Die vorgegebenen Erfolgsmeldungen über die Wirkung der Fluoride sind deshalb falsch, weil die Versuche nicht bis zum Ende des zweiten Lebensjahrzehntes der Jugendlichen durchgeführt und statistisch erfaßt und ausgewertet werden. Das ist jedoch unabdingbare Voraussetzung, da es zwischen Kariesaktivität und Lebensalter statistisch gesicherte Abhängigkeiten gibt.

Die Befürworter der sogenannten Kariesprophylaxe mit Fluoriden haben es bewußt unterlassen, diese Gesetzmäßigkeit der Karies in ihren angeblichen Erfolgswertungen zu berücksichtigen. Es kann nicht ausgeschlossen werden, daß sich die Propagandisten der sogenannten Kariesprophylaxe mit Fluoriden einer absichtlichen Täuschung der Zahnärzte und der Öffentlichkeit schuldig gemacht haben. Es ist an der Zeit, daß solche Tricks unterlassen werden, da diese mit Wissenschaft nichts zu tun haben, sondern nur von der einschlägigen Industrie mit Wohlwollen zur Kenntnis genommen werden."

Anmerkung der Kassen−Zahnärztlichen Vereinigung Nordrhein: "Die Thompson−Werbeagentur, zu deren Auftraggebern die Zucker− und Süßwarenindustrie wie die Fluoridhersteller zählen, verwendet in ihren Werbebroschüren, so u.a. im 'Edu-Med−Pressedienst' Nr. 61/76, den Namen von Herrn Professor Dr. Klaus G. König unter Anziehung seiner wissenschaftlichen Titel und seines wissenschaftlichen Arbeitsbereiches zur Zucker− und Fluoridwerbung."

Professor Dr. Arnold, USA, Mathematiker, Berufsstatistiker:

"Die von den Befürwortern der Kariesprophylaxe mit Fluoriden vorgelegten Erfolgsstatistiken verwende ich in meinen Vorlesungen als Anschauungsmaterial dafür, wie Statistiken nicht gemacht werden dürfen."

Professor Dr. med. dent. Ewald Harndt, langjähriger Ordinarius für Zahn−, Mund− und Kieferheilkunde und Direktor der zugehörigen Poliklinik und Klinik der Freien Universität Berlin, ebenso Rektor der Freien Universität Berlin, ehemaliger Präsident der Deutschen Gesellschaft für Zahn−, Mund− und Kieferheilkunde und Leiter der zahnärztlichen Fortbildung für das gesamte Bundesgebiet und Westberlin:

"Schlimm ist nur, daß die fehlerhaften Resultate solcher Publikationen (gemeint sind die Pro−Fluor−Statistiken) verantwortungslos weiterzitiert werden. Wenn ein Problem wie gerade die sogenannte Fluor−Prophylaxe affektiv gläubig angegangen wird, setzt natürlich die Selbstkritik aus und führt zu so leichtfertigen Schlußfolgerungen."

Von weiteren Kritikern der Statistiken seien nur folgende Wissenschaftler genannt: Leimgruber (Schweiz), Kantorowicz, Pazurek, Rost (Deutschland).

Mit dem mathematischen Rüstzeug der Statistik und Logik hat Ziegelbecker (Österreich) die alten und neuen Daten und Kurven überprüft und kam zu herber Kritik hinsichtlich der wissenschaftlichen Methodik und der Interpretation nicht nur der amerikanischen, sondern auch der Statistiken aus Großbritannien, Holland, der Schweiz und der DDR.

Verschiedene Bemühungen, seine Beweisführung zu erschüttern, mißlangen; vielmehr fand er volle Bestätigung in den unabhängigen Arbeiten des norwegischen Mathematikers und Statistikers Professor Ottestad, der u.a. die Folgerung zog: "Niemand, der sich mit exakten Forschungen beschäftigt und der daran gewöhnt ist, das Problem der Untersuchungsmethoden ernsthaft zu behandeln, kann die sog. wissenschaftliche Basis anerkennen, die für die Trinkwasserfluoridierung (TWF) in Anspruch genommen wird."

Anläßlich des Symposiums der Wissenschaftlichen Vereinigung für Zahnheilkunde Stuttgart im September 1973 hat Ziegelbecker die Kritik an den angeblichen Erfolgsstatistiken und an der Unbedenklichkeit der Fluormedikation vor prominenten Fluorbefürwortern *unwidersprochen* noch wesentlich ausgeweitet und verschärft.

Zusammenfassend seien die wichtigsten Ergebnisse der kritischen Überprüfung der Statistiken durch Ziegelbecker zitiert.

Er hat nachgewiesen,

"daß der Verlauf der Zahnkaries und der Zahnentwicklung sich durch mathematische Formeln beschreiben läßt;

daß erhöhte Fluoridzufuhr eine Störung des normalen zeitlichen Verlaufs der Zahnentwicklung verursacht;

daß die bisherige Interpretation der Kariesstatistiken ohne Berücksichtigung der Zahnentwicklung und der einzelnen kariesbeeinflussenden Faktoren, wie Ernährung, Mundhygiene, Lebensgewohnheiten, Umweltbedingungen, zahnärztliche Versorgung, Zahnentwicklung, aus mathematisch beweisbaren Gründen unzulässig ist;

daß die TWF keine echte kariesprophylaktische Maßnahme darstellt und die Karies nach mehrjähriger TWF ab einem bestimmten Zeitpunkt beschleunigt zunimmt;

daß die postulierte Unbedenklichkeitsschwelle für Fluoride nicht begründet ist."

Einzelanalysen einiger Statistiken

Von den Fluorbefürwortern werden besonders gern einige beispielhafte "Erfolgsstatistiken" vorgestellt. *Vordingborg (Dänemark)* gilt dabei als Beweis für den angeblich karieshemmenden Effekt mit natürlich fluoridreichem Wasser. Ein Vergleich mit anderen dänischen Orten, deren Wasser die gleiche oder noch höhere Fluoridkonzentration hat, zeigt jedoch, daß dort wesentlich stärkerer Kariesbefall auftritt als in Vordingborg. Fluoridfremde Einflüsse müssen also eine Rolle spielen. In Vordingborg ist dies besonders leicht zu belegen, denn dort ist die Schulzahnklinik geradezu ein Demonstrationsobjekt für Zahnkariesprophylaxe mit Schwerpunkten Mundhygiene, Ernährungsaufklärung und zahnärztlicher Betreuung.

Wenn einerseits Vordingborg als Beispiel für relativ geringen Kariesbefall aufgrund des hohen Fluoridgehalts im Trinkwasser gilt, so müßten doch wohl andererseits dänische Orte mit hohem Kariesbefall und hohem Fluoridgehalt des Wassers in die Betrachtung mit einbezogen werden.

In *Grand Rapids (Michigan, USA)* wurde 1945 dem Trinkwasser erstmalig Fluorid zugesetzt. Bevor noch Beweise über die Auswirkungen vorliegen konnten (die bleibenden Zähne der fluoridierten Kinder waren noch gar nicht durchgebrochen), sprach sich der Public Health Service schon im August 1950 in einer von der amerikanischen Zahnärztegesellschaft (ADA) publizierten Grundsatzerklärung für die allgemeine Einführung der TWF aus. Die erst 1953 veröffentlichten jährlich erhobenen Kariesbefunde zeigten in den ersten fünf Jahren bis 1950 dagegen keinen Rückgang der Karies nach Einführung der TWF.

Danach zeigt sich, daß der ausgewiesene geringere Kariesbefall eindeutig auf eine nicht repräsentative Stichprobenauswahl zurückgeht. Es zeigt sich, daß oftmals Kinder des gleichen Geburtsjahrgangs in einem bestimmten Alter durchschnittlich weniger oder nur unwesentlich mehr DMF−Zähne aufwiesen als im Lebensjahr zuvor. Zähne, die bereits einmal kariös waren, können jedoch später nicht heil sein, müssen also in einer Zählung immer enthalten sein. Anfangs wurden Kinder vom 5. − 16. Lebensjahr untersucht, später wurde diese Stichprobenauswahl auf 12− bis 16jährige eingeschränkt. Auch hier wurde nach der TWF die zahnärztliche Betreuung wesentlich gesteigert. Alle angeblichen Erfolge wurden jedoch der Fluoridierung zugeschrieben und in tausenden Publikationen als beispielhaft übernommen.

In *Kassel* führten die Untersuchungen von Ziegelbecker zur

Einstellung der TWF, weil die befürwortenden Statistiken desolat waren. Ein abschließender Bericht ist nach dem Abbruch in Kassel von der Seite der Befürworter nicht bekannt geworden.

Die Fluoridierung in *Basel* kann kein Beispiel sein, weil sie keinerlei nachweisbaren Erfolg liefert. Wohl aber ist dort die Zahl der Basler Schulkinder, die eine kieferorthopädische Behandlung benötigen, auf fast 25% angestiegen.

Auch die Erfolgsberichte für die Fluoridierung in Tiel (Niederlande), Karl–Marx–Stadt (DDR) und Anglesey (England) leiden an ähnlichen Mängeln statistischer Methodik.

Damit muß die Trinkwasserfluoridierung, die von einer echten Kariesprophylaxe nur ablenkt, als wertlose, um nicht zu sagen, schädliche Maßnahme für die Volksgesundheit bezeichnet werden.

Gesundheitsschäden durch Fluoride

Professor Dr. *Schubert*, Hygiene–Institut der Universität Frankfurt:
"Die Verabreichung von Fluoriden kann nicht als Prophylaxe bezeichnet werden, sondern ist bei wohlwollender Betrachtung als Medikation anzusehen." Und:
"Die Grundforderung der Hygieniker kann bei den Fluoriden nicht erfüllt werden, nämlich der Nachweis ihrer völligen Unschädlichkeit!"

Professor Dr. *Carlsson*, Schweden:
"Die Unschädlichkeit der Fluoride wird von deren Befürwortern nur behauptet. Sie ist nicht bewiesen.
Epidemiologische Studien, die die Unbedenklichkeit der Fluoride wissenschaftlich belegen, gibt es nicht."

Professor Douw G. *Steyn*, Pharmakologe und Toxikologe, Department of Health der Südafrikanischen Republik, Fachgebiet Fluoridforschung:
"Fluoride bilden die stärksten Breitspektren–Enzymgifte, die uns bekannt sind. Sie hemmen noch in einer Konzentration von 1 : 15 Millionen die Tätigkeit des Enzyms Lipase, das für die Verdauung von Fett absolut notwendig ist. Viele Tausende von Enzymen spielen eine wesentliche Rolle bei den zahlreichen normalen Stoffwechselvorgängen, die für die Gewinnung und Erhaltung der Gesundheit bestimmend sind. Störungen der normalen Stoffwechselvorgänge in unserem Körper können die verschiedenartigsten Krankheiten auslösen und/oder verursachen, von denen einige sehr ähnliche Merkmale aufweisen wie die vielen sogenannten Zivilisationskrankheiten, z.B. Allergien, einfacher Kropf, Krebs, Erkrankungen des Herzens und der Blutgefäße, Arterienverkalkung, hoher Blutdruck, Thrombose, Schlaganfall und Erkrankungen des Knochensystems wie Arthritis, Osteoporose, Osteoskle-

rose etc., der Leber, der Nieren einschließlich Nierensteine, des zentralen und des peripheren Nervensystems sowie rheumatische Erscheinungen, z.B. Schmerzen der Muskeln, der Gelenke, des Rückens und der Beine, Fötus—Mißbildungen."

Nach H. Schöhl seien noch folgende Krankheiten erwähnt, an denen die langfristige Fluorkumulation im Körper zumindest verschlimmernd mitwirken dürfte:

Sklerosen der Knochen und Weichteilgewebe, Arteriosklerose mit der Folge von Herzkranzgefäßerkrankungen, Chromosomenbrüche, Mongolismus, Haarverlust, Nagelveränderungen, Enzymschäden, Schwächung der Infektabwehr, Mißbildungen, conterganähnliche Schäden, die zu Mißbildungen führen mit Hasenscharte, Kropf, Gaumenspalten. Gebißschäden durch Fluor: gefleckte Zähne, Karies, Parodontose, Schmalkiefer.

Höchste Fluorkonzentration in den Geweben in ppm nach H. Schöhl:

Gehirn	6,1	Fett	145
Herz	8,1	Haar	171
Pankreas	8,2	Niere	181
Milz	16,7	Blase	185
Lunge	17,0	Nägel	186
Schilddrüse	23,5	Haut	290
Leber	61,0	Aorta	8 400
Linse, Auge	77,3	Knochen	22 700

In seinen elektrographischen Studien weist Taka Mori (Japan) einen direkten Zusammenhang zwischen Herzmuskelschaden und fleckigem Zahnschmelz bei Kindern nach, die Wasser mit einem Fluorgehalt von 0,5 − 6,2 ppm tranken:
"Fluor besitzt eine sehr starke Affinität zum Kalzium (gieriger Kalzium−Esser) und verbindet sich mit ihm zu dem relativ unlöslichen Kalzium−Fluorid, wobei es das Kalzium entionisiert und damit an der Ausübung seiner wesentlichen physiologischen Aufgaben im Körper, nämlich der Kontrolle der Reizbarkeit des zentralen Nervensystems sowie der Herztätigkeit − hier der Erhaltung des Rhythmus, der Elastizität und der Herzkontraktionen − hindert.
Fluor besitzt eine ausgesprochene Tendenz, sich im Körper anzusammeln, nicht nur in den Knochen und Zähnen, sondern auch in den weichen Geweben wie Arterienwänden, Schilddrüse u.ä.
Fluor dringt in die Gebärmutterwand ein und sammelt sich im Fötus an; das kann zu fetalen Mißbildungen führen."
Professor Dr. *Gottschewski,* ehemals Max−Planck−Institut für Immunbiologie in Freiburg und WHO−Experte für Toxikologie:
"In embryotoxischen Studien ergaben sich unter Fluorid−Behandlungen individuelle Nachwirkungen, die Schädigungen durch Fluorid mit einer Penetranz unter 10% nicht ausschließen. Im Vergleich dazu beträgt die Penetranz bei Contergan 3 − 5%. Tierversuche ergaben unter bestimmten genetischen Situationen bei Fluorid−Behandlungen eine Erhöhung der Lippen−, Kiefer− und Gaumenspalten um 15%. Ich werde mich hüten, zu sagen, eine Fluoridierung ist unschädlich."
Die mutagenen und embryotoxischen Wirkungen des Natrium−Fluorids wurden u.a. auch von Mitchell und Gerdes an Drosophilia melanogaster nachgewiesen. Mohammed, Smith und Aplegate fanden zytogenetische Effekte von Natrium−Fluorid

und Fluorwasserstoff bei Pflanzen.

Devoto, Perotto, Bordini und Arias fanden bei sämtlichen Versuchstieren einen höheren Prozentsatz von intrauterintoten Feten und eine nekrotische Plazenta durch Natrium−Fluorid.

Professor Dr. *An der Lan*, Universität Innsbruck, Zoologe:
"Es ist durch Versuche nachgewiesen, daß kleinste Mengen, weit unter dem sogenannten toxischen Grenzwert, ein einziges Mal von einem trächtigen Tier aufgenommen, genügen, um bei der Nachkommenschaft schwerste Schäden zu induzieren. Dies kann mit Mengen erreicht werden, die man nach bisherigen Ansichten vernachlässigen konnte."

Professor Dr. *Abderhalden*:
"Die meisten Krankheiten sind Folgen von Störungen des Enzymsystems. Schäden durch Fluoride konnten an 24 Enzymen nachgewiesen werden!"

Dr. W. *Oelschläger*, Universität Hohenheim:
"Die für die Trinkwasserfluoridierung vorgesehene Konzentration von 1,2 ppm ist zehnfach zu hoch. Gesundheitsschädigungen des Menschen, insbesondere von Kindern, Alten und Kranken, können darum bei Aufnahme von fluoridiertem Trinkwasser nicht ausgeschlossen werden.

Im September 1974 sind die VDI−Richtlinien 2310 'Maximale Immissions−Werte für den Menschen' erschienen. Die Richtlinien wurden von Ärzten erstellt. Danach beträgt der F−Mittelwert (MIK) über ein Jahr 0,05 mg F pro Kubikmeter Luft. Nach Umrechnung mit dem Atemvolumen und der Verdaulichkeit läßt sich hieraus eine tägliche F−Aufnahme von maximal 0,1 − 0,3 mg F über die Atemluft errechnen. Bei der Trinkwasserfluoridierung liegt dieser Wert etwa zehnmal so hoch.

In der Präambel heißt es: »Als Grundlage für die Festlegung von begrenzten Immissions−Werten dienen maximale Immissions−Werte, die darauf abzielen, eine Gesundheitsschädigung des Menschen, insbesondere auch von Kindern, Alten und Kranken, selbst bei langfristiger Einwirkung zu vermeiden«."

Professor Dr. med. F. *Schmidt*, Leiter der Forschungsstelle für präventive Onkologie der Klinischen Fakultät Mannheim der Universität Heidelberg:

"...Dies gilt insbesondere, weil Natrium−Fluorid ein ausgesprochenes Atemgift ist. Wenn Sie − z.B. bei manometrischen Messungen des Zellstoffwechsels − die Zellatmung unterbinden wollen, genügt der Zusatz einer winzigen Menge von Natrium−Fluorid. Wie Ihnen sicher bekannt ist, ist das Gehirn das Organ mit dem höchsten Sauerstoffbedarf. 25% der Sauerstoffaufnahme wird durch dieses relativ kleine Organ verbraucht. Die Unterbindung der Sauerstoffzufuhr zum Gehirn führt schon nach wenigen Minuten zu irreversiblen Schädigungen, während andere Organe noch nach sehr viel längerer Zeit ohne bleibende Schädigungen wiederbelebt werden können. Schon liegen vereinzelte − wenn auch sicher nicht beweiskräftige − Beobachtungen vor, daß die geistige Entwicklung von Kindern durch die Dauermedikation mit Fluor beeinträchtigt werden kann. Dummheit tut bekanntlich nicht weh. Deshalb dürfte es sicher sehr schwer sein, hier einen exakten wissenschaftlichen Beweis zu führen. Da aber gerade das Gehirn sich im Säuglings− und Kindesalter besonders schnell entwickelt und demnach besonders viel Sauerstoff benötigt, sollte man sich − schon prophylaktisch − mit jeder Dauermedikation allergrößte Reserve auferlegen, welche die Zellatmung beeinträchtigt. Das ist beim Fluor ohne jeden Zweifel der Fall."

Waldbott: "Je nach Nierenfunktion werden 0,5 − 6,5% der aufgenommenen Fluoride im Körper gespeichert. Somit sind Kleinstkinder, Nierenkranke und alte Menschen am meisten gefährdet."

Baseler Nationalzeitung vom 6.11.1976:

"Dr. Ali H. *Mohammed,* Biologie−Professor der Universität von Missouri in Kansas City/USA, hat Anfang September auf dem Treffen der American Chemical Society seine aufsehenerregenden

Versuchsergebnisse vorgetragen. Der Biologe kam aufgrund seiner Experimente zu dem Schluß, daß das Natrium–Fluorid, eine chemische Substanz, die nicht nur in den USA, sondern zum Beispiel auch in Basel dem Trinkwasser zugesetzt wird, bei Versuchstieren genetische Schäden verursacht. Sogar die kleine Menge von 1 ppm (part per million) – das entspricht der bei uns üblichen Trinkwasserfluoridierungs–Konzentration von 1 Milligramm Fluorid pro Liter – bewirkte bei Mäusen anhaltende Chromosomenbrüche und –verletzungen. Diese Schädigungen der Erbsubstanz sind nach Prof. Mohammed eindeutig auf das direkte Einwirken der Fluorid–Ionen im genetischen Material, der DNS (Desoxyribonucleinsäure) zurückzuführen."

Prof. Dr. *Schatz*, USA, Mitentdecker des Streptomycins: "Als die chilenische Wissenschaftliche Gesellschaft 1967 in einer Resolution feststellte, daß die Trinkwasserfluoridierung höchst umstritten und die behauptete Wirksamkeit und Sicherheit nicht ausreichend erwiesen sei, machte der Argentinier *de Landa* darauf aufmerksam, daß unterernährte Menschen, die einen großen Teil der Bevölkerung ausmachen, besonders empfindlich gegen Fluorvergiftungen sind.

Ich sah in diesem Hinweis eine Erklärung für die auffällig hohen Todesfälle in der seit 1953 fluoridierten Stadt Curico und ging den Verhältnissen im einzelnen nach. Unter Verwendung der Daten, die den amtlichen Jahresstatistiken entstammen, konnte bestätigt werden, daß in Curico die Sterblichkeit unterernährter Kinder bis zu 104% höher als in geeigneten Vergleichsstädten liegt und sogar die allgemeine Sterblichkeit um 113% gegenüber dem Landesdurchschnitt erhöht ist.

Diese sehr eingehenden Untersuchungen belegen eindeutig den ursächlichen Einfluß der Trinkwasserfluoridierung. Für die 7 lateinamerikanischen Länder, in denen ein größerer Bevölkerungsteil fluoridiertes Wasser erhält, muß jährlich mit einem Plus von 36 100 Todesfällen durch die Trinkwasserfluoridierung gerechnet werden."

British Medical Journal vom 12.7.1975:

Eine Doppelblindstudie, die an finnischen Altersheiminsassen durchgeführt wurde, brachte den Beweis, daß die Aufnahme von Fluoriden Knochenbrüche begünstigt.

"Unter den mehreren hundert alten Menschen, die täglich über 8 Monate 25 mg Fluorid erhielten, waren spontane Knochenfrakturen ungleich häufiger als in der Kontrollgruppe, der man täglich 30 mg Natrium−Bikarbonat als Placebo gab. Die Fluoridionen−Konzentration im Plasma stieg weit über den Wert der Kontrolle (0,8 +/− 1,6μ mol/1 gegenüber 0,8 +/− 0,02μ mol/1) und lag auch noch zwei Monate nach Beendigung des Versuches wesentlich darüber (1,8 +/− 0,31μ mol/1)."

Prof. Sir Robert *Robinson*, Nobelpreisträger für Chemie:

"Fluoride sind gefährlich, und ihre karieshemmende Wirkung ist zweifelhaft; sicher ist jedoch, daß Fluoride toxische Substanzen erzeugen, die Gefahren im Verlauf des Stoffwechselprozesses mit sich bringen, und zwar direkt im Menschen und indirekt über die Nahrung.

Es ist bekannt, daß die Anwesenheit von Fluoriden zur Bildung von Fluor−Essigsäure führt, welche die normale Essigsäure ersetzt. In ausreichender Konzentration kann das ein Anlaß zu ernsthaften toxischen Wirkungen sein."

Prof. Dr. med. Dr. med. dent. Ewald *Harndt*, Berlin, unter Hinweis auf "Praxiskurier" vom 5.2.1975:

"In den letzten Jahren wird eine Zunahme der perioralen Dermatitis vorwiegend − wenn auch nicht ausschließlich − an jüngeren Frauen beobachtet. Nach den Erfahrungen von Prof. Karl Wilhelm *Kalkhoff*, Universitäts−Hautklinik Freiburg, kann bei diesen Patientinnen anamnestisch oft festgestellt werden, daß sie längere Zeit wegen anfangs gering ausgeprägter 'Pickel' stark entzündungshemmende, fluoridierte Kortikoid−Zubereitungen angewendet haben. Nach dem Absetzen dieser zunächst erfolgreichen Behandlung sei jeweils ein schlimmerer Ausbruch der Krankheit gefolgt als vor Beginn der Therapie mit fluoridierten Kortikoid−Zubereitungen."

Prof. Dr. med. Karl−Heinz *Wagner*, Akademie für Ernährungswissenschaften und Direktor des Instituts für Ernährungswissenschaft II der Justus−Liebig−Universität in Gießen:

"Bei Kenntnis der grundlegenden Arbeiten über Fluor−Karies−Prophylaxe von Marthaler und König, Büttner, Hornung, Ripke und deren kariostatische Auswertungen läßt sich eine Spezifität der Fluorverbindungen als Karies verhütendes Medikament nicht ableiten.

Wasserlösliche Fluoride werden kurzfristig resorbiert, teilen sich allen Geweben mit, reichern sich im Blut, in Frauenmilch, Organen und Knochen an und durchdringen die Placentarschranke. Schon in geringen Konzentrationen blockieren sie wichtige Enzymreaktionen, z.B. Enolase, Phosphorglykomutase, alkalische Phosphatase. Die gesamte Mineralisation wird durch das Fluoridangebot ungünstig beeinflußt, wobei es aufgrund der Komplexbildung mit Kalzium zu Hemmwirkungen in der Verkalkung der Knochen und Hypokalzämie kommen kann.

Die Aufnahme von Fluoriden kann somit zu Allergien, Herzmuskelschädigungen durch Enzymblockierungen, Knochenveränderungen und bei Kindern zu Schädigungen des Blutbildes führen.

Hinzu kommt, daß in Gebieten mit erhöhter Fluor−Emission der Gehalt von Fluor im Blut und Gewebe des Menschen bereits über den Normwerten liegt."

H. Schöhl
Tumorwachstum

Als Ergebnis umfangreicher Untersuchungen zur Krebserzeugung durch Fluorverbindungen ergibt sich, daß kleinere Dosen das Krebswachstum fördern, große Dosen dagegen im Experiment als

Zytostatika wirken können. Dies ist kein Widerspruch, da bekannt ist, daß das Zellgift F das Zellwachstum hemmt, also auch das der Krebszelle.

In Industrien, in denen F als Staub oder Luftgift auftritt, ist Lungenkrebs stark erhöht. In einer Fluorspatmine in Neufundland starben in den Jahren 1933 − 1961 21,8% der Beschäftigten an Lungenkrebs, bei den Untertagarbeitern sogar 36,2% (de Villiers).

In Aluminiumfabriken sind Lungen−, Pankreas− und Lymphdrüsenkrebs erhöht. Hier käme zusätzlich Benzpyren als Krebs auslösend in Frage (Milkham, Litvinov).

Auch in der Umgebung von Stahlschmelzen ist die Krebsrate erhöht. In Hamilton liegt sie bei 65/100 000 gegen 12 in entfernteren Teilen der Stadt und 25 für Ontario bzw. 23 in Kanada (Cecilioni). In Flußspatminen tritt Lungenkrebs fünfmal häufiger auf als bei Arbeitern in Uranminen in Colorado (Little).

Lloyd berichtet aus Schottland ebenfalls über erhöhtes Auftreten von Lungenkrebs in der Umgebung einer Stahlfabrik. Der F−Gehalt der Vegetation ist erhöht.

Hoher F−Gehalt von Reis wird in Japan in Verbindung mit dem Auftreten von Magenkrebs gebracht (Okamura). Ebenso mit hohem Tee− und Fischverbrauch, die stark F−haltig sind (Hirayama), wogegen Milch, die den HF−Gehalt im Magen senkt, günstig wirkt.

Im Experiment erzeugte Schepers mit Berylliumfluorid Lungentumoren bei Kaninchen. Die Möglichkeit, daß durch Beryllium und fluoridiertes Wasser ein Lungentumor entstanden sei, vermutet Waldbott. Der Lungentumor des Patienten entsprach dem Scheper'schen, mit Berylliumfluorid erzeugten. Auf der Suche nach krebshemmenden bzw. −verursachenden Stoffen prüfte der Biochemiker A. Taylor am RC−Mamma−Karzinom die Wirkung von NaF. In 54 Tests mit 991 Mäusen und in 58 Tests mit 1817 Eiern, ebenfalls mit Tumorinplantaten, zeigte sich eine statistisch signifikante Steigerung des Tumorwachstums bei vergleichsweise niedrigem Fluorspiegel. Das Trinkwasser der Mäuse enthielt 1 ppm Fluor. Bereits in Arbeiten 1952 und 1954 hatte Taylor über eine 9 – 10%ige Lebensverkürzung krebskranker Ratten berichtet, die 0,44 und 1 ppm fluoridiertes Wasser erhielten. Es wurden 12 Testreihen angelegt mit 645 Tieren.

Da diese Ergebnisse nicht in die Fluorpropaganda des Gesundheitsdienstes (PHS) paßten, wurde die Bittner–Armstrong Gruppe, wie auch in anderen Fällen, mit einem Gegenexperiment beauftragt, das, wie zu erwarten, keine Lebensverkürzung ergab. Benutzt wurden 31 Mäuse verschiedener Stämme! Auf Befragen äußerte sich Taylor dazu: "Da unsere Ergebnisse zeigen, daß fluoridiertes Wasser nicht jede Maus einer Gruppe krank macht, sondern nur die anfälligen, braucht man eine große Zahl von Tieren, um nicht Zufallsergebnisse zu erzielen. Eine Kontrollgruppe von 31 Mäusen ist völlig unzureichend".

In einem Brief v. 30.11.67 bestätigte er mir seine schweren Bedenken und wies auf die Möglichkeit von Nebenwirkungen hin, spez. bei fluorempfindlichen Personen.

Bei Untersuchungen der Tumorentstehung durch Benzpyren erhöhte sich die Zahl der Tumoren bei den mit 0,05 ppm Fluorid behandelten Tieren (Wagner).

Malignes Zellwachstum (Krebs) geht nach biochemischen Untersuchungen mit uneingeschränkter Endozytose einher (Mitchell, Diringer, Castagna, Lank). Diese wird nach russischen Untersuchungen durch Fluoride stimuliert (Kettner).

Das fluorhaltige Narkotikum Halothan steht im Verdacht, das Krebsrisiko zu erhöhen. Es ist bekannt, daß F eines der stärksten Luftgifte ist. Es steht an erster – dritter Stelle. Die schweren Unglücksfälle durch Luft zeigen typische Merkmale der Fluorvergiftung. Beckenkamp fand beim Vergleich der Karten über Bronchialmalignom–Häufigkeit und der Baumschadenskarte eine Korrelation.

Diese gleiche Übereinstimmung fällt zwischen Wasserfluoridierung und Krebshäufigkeit auf. So liegt Grand Rapids, die zuerst fluoridierte Stadt, 40% über Michigan Durchschnitt. Ebenso der am stärksten fluoridierte Staat Wiskonsin (Perkins).

Yiamouyiannis und Burk verglichen in einer Reihe von Arbeiten die Krebssterblichkeit in fluoridierten und nicht fluoridierten amerikanischen Großstädten und stellten fest, daß bei Fluoridierung die Krebssterblichkeit um 15% zugenommen hat. Man rechnet mit mindestens zusätzlich 30 000 Krebstoten im Jahr durch Fluoridierung. Die Arbeiten wurden Thema eines Hearings. Auch in Birmingham/England stiegen nach Fluoridierung 1964 die Krebstodesfälle stark an. Selbst in dem sehr mangelhaften Kinlen−Bericht, der zu dem Schluß kommt, es wäre kein signifikanter Unterschied zwischen fluoridierten und nicht fluoridierten Gebieten, liegt die Krebsrate bei Fluoridierung 5,3% höher. Er bezieht sich auf Anglesey, Watford und Birmingham, macht aber keine Angaben über den Krebsstand vor bzw. nach Fluoridierung und über die teilweise Auswahl der Orte und Gebiete, bei denen er auch solche des Auslandes einbezieht.

Entsprechende Manipulationen gelten für die Ericson Untersuchung, auf die Waldbott näher eingeht. Die Int. Agency kommt zu dem Schluß, die vorhandenen Daten wären für den Nachweis erhöhten Krebsrisikos "ungeeignet", ohne alle Daten zu berücksichtigen. Aber selbst wenn dem so wäre, genügte dies nicht zum Nachweis der Sicherheit der Fluoridierung, sondern dieser muß positiv erbracht sein.

Die chronische Fluorvergiftung ist für die Industrieländer zu einem ständig wachsenden Problem geworden (Marier, Czerwinsky) und betrifft auch mit der Medikation die Entwicklungsländer, die für Fehlentwicklungen besonders anfällig sind. "Eine umfassende Verminderung der allgemeinen Fluorbelastung ist dringend erforderlich" (Meiers).

Zahnmedizinische Gesichtspunkte

Dentalfluorose als Zeichen toxischer Schädigung
Die als Zahnflecken bemerkbare Verkalkungsstörung beginnt — gelegentlich nach einem Stadium "schön schneeweißen" Aussehens der Zähne — mit kreidigweißen Stellen und führt infolge von Einlagerungen bis zu häßlichen Schwarzbraunverfärbungen, die man nicht als "lediglich kosmetische Schönheitsfehler", wie es Fluorfreunde sagen, ansehen kann, sondern als Zeichen einer Enzymschädigung erkennen muß.

Außer den Oberflächen kann auch die Form der Zähne verändert werden. Am bedeutungsvollsten ist aber die strukturelle Schwächung von Zahnschmelz und Zahnbein, weil die sog. Härtung zwangsläufig zu einer Versprödung führt, deren Folge ist, daß Füllungen sehr schwer zu verankern und Extraktionen nicht zu verhindern sind. In Basel will man neuerdings stärkere Brüchigkeit von Fingernägeln beobachtet haben, ein ebenfalls typisches Fluorosesymptom.

Selbst unterhalb der "optimalen" Fluoridkonzentration des Wassers wurden Zahnfleckungen beobachtet. H. T. Dean, "der Vater der Trinkwasserfluoridierung", hat dies für 10 — 20% der untersuchten Kinder zugegeben. Sein Mitarbeiter Arnold belegte dies an Hand zahlreicher Untersuchungen. Zahnärzte in Israel haben betont, daß — im Hinblick auf die fragwürdige Kariesverminderung — mit dem verbreiteten Vorkommen der Zahnfleckung ein zu hoher Preis gezahlt wird.

Die Dentalfluorose ist ein Warnsignal für die Vergiftung des Stoffwechsels, die nicht auf dieses einzelne Symptom beschränkt bleiben kann.

Durchbruchsverzögerung der Zähne infolge Fluorintoxikation

Daß der Zahndurchbruch bei Kindern in Gebieten mit fluorhaltigem Trinkwasser verzögert war, hatte schon ein Mitarbeiter von Dean beobachtet. Inzwischen wurde diese Tatsache von zahlreichen Wissenschaftlern bestätigt. Die Verzögerungszeit beträgt meist 1 − 2 Jahre, gelegentlich auch länger, was sich natürlich bei den Statistiken als "Scheineffekt" erweist. Wo weniger Zähne vorhanden sind, können auch nur weniger kariös werden!

Die angebliche Kariesminderung (durch Verzögerung des Zahndurchbruchs) erweist sich somit als einer der größten Irrtümer.

Kariesentwicklung unter dem Einfluß der Fluoridierung

Der Gesamtbefall durch Karies nimmt in den fluoridierten Gebieten oftmals deutlich stärker zu als in den nicht fluoridierten oder übersteigt diesen sogar.

Beispiele:

Vor dem New Yorker Legislature Hearing am 29.2.1956 gab Dr. Forst, Chef der New Yorker Division of Pupil Personnel Services, bekannt, daß die Newsburgher Kinder 33% mehr beschädigte Zähne sowie Fehlstellungen hatten als in der nicht fluoridierten Vergleichsstadt Kingston.

In Baltimore ist 1964 nach 12jähriger TWF von einem Experten des US−National Institute of Dental Research der Zahnzustand als "jämmerlich" bezeichnet worden.

In Ottawa/Kansas betrug vor Beginn der Fluoridierung die Zahl der kariesfreien Kinder 82,3%. Nach 3 Jahren TWF war die Zahl der kariesfreien Kinder auf 45% gesunken.

In Norrköping/Schweden wurde die TWF nach 10 Jahren eingestellt. Der Kariesbefall betrug 1955 bei den 7jährigen 28,3% und stieg bis 1963 auf 28,8%.

Weitere Beispiele liegen vor.

Parodontose und Kieferanomalien durch Fluoreinfluß

Anhand eines besonders großen Untersuchungsmaterials von jährlich 20000 Kindern mußte die Folgerung gezogen werden, daß Fluor Zahnfleischentzündungen verursacht und die Zähne lockert. Weitere Untersuchungen an zahlreichen anderen Testpersonen zeigten parodontale Schäden (siehe auch "Dokumentation zur Frage der TWF", ZfGW−Verlag, Frankfurt).

Die häufigste Fehlbildung bei Kieferanomalien ist der Schmalkiefer. Über ca. 70% der Kinder haben einen zu schmalen Kiefer mit oder ohne Stellungsanomalien, verbunden mit pathologischer Akzeleration (Längenwachstum), zu schmaler Brust und Becken. Diese durch die sog. "Luxusmangelkost", unserer Industriekost, hervorgerufene Schädigung wird *zusätzlich* durch die Fluormedikation verstärkt als Folge der Störung des Kalk−, Mineral− und Enzymhaushaltes. Dies führt in USA bereits zu 60% Entbindungen durch Kaiserschnitt.

Allgemeine medizinische Aspekte zur Trinkwasserfluoridierung (TWF)

Die Verabreichung eines Medikaments über die Wasserleitung ist etwas, was bisher in der Medizin nicht praktiziert wurde. Es war von jeher dem Arzt vorbehalten, dem einzelnen Kranken eine Arznei zu verordnen, und er war für seine Handlung verantwortlich. Bei der Massenbehandlung der gesamten Bevölkerung über die Wasserleitung wird jeder Bürger getroffen, gleich ob er gesund oder krank, alt oder jung ist, ob er für die unerwünschte oder erwünschte Arznei bezahlt oder nicht. Eigentlich ist dies schon eine groteske Situation.

Man kann die TWF auch nicht als Prophylaxe bezeichnen, da die Karies eben keine Fluormangelkrankheit ist, sondern Symptom eines Ernährungsschadens mit viel weitreichenderen Folgen.

Faßt man die TWF als Therapie auf, so fehlt als notwendige Grundlage jeder Arzneibehandlung die Indikation und die Gegenindikation, ob z.B. Arteriosklerose, Schwangerschaft, Nierenschäden und Allergie vorliegt. Alle diese Patienten würden zwangsweise miterfaßt.

Bei der TWF liegt auch kein übergeordnetes Interesse aus Notstand vor, wie er z.B. bei Seuchengefahren gegeben sein kann, wobei eine – vorübergehende – Einschränkung der persönlichen Rechte berechtigt wäre.

Da das Thema TWF ein so ausschließlich zahnärztliches Reservat ist, kam es nicht zu medizinischen Untersuchungen. So machte Prof. H.C. Hodge von der Universität Rochester darauf aufmerksam, daß keine spezifischen epidemiologischen Studien auf breiter Ebene zum Vergleich des Gesundheitszustands in fluoridierten und nicht fluoridierten Städten vorgenommen wurden, was auch der Toxikologe Carlsson vermißt.

Von den vielen Wissenschaftlern, die auf die Schäden des Gesamtorganismus durch Fluoride hingewiesen haben, sei Prof. Burgstahler von der Universität Kansas genannt, der als erster auf die negativen medizinischen Aspekte der TWF im Sinne des südafrikanischen Forschers Steyn hingewiesen hat. Er nennt vor allem die Störungen der enzymabhängigen Funktionen von Schilddrüse, Bauchspeicheldrüse, ferner die Überempfindlichkeiten und Allergien, wie sie durch Doppelblindversuche von Waldbott eindrucksvoll aufgezeigt wurden, sowie die spezielle Interferenz mit dem Calcium—Metabolismus, die zur Fluoransammlung in den Knochen und Geweben führt. Er gibt auch zu bedenken, daß weit mehr Effekte bekannt werden würden, wenn die Ärzte besser über Fluor Bescheid wüßten und die Patienten über verdächtige Symptome nach Einführung der TWF befragten.

Bemerkenswert ist jedenfalls, daß in der BRD nicht ein einziger namhafter Hygieniker bekannt ist, der für die TWF vorbehaltlos eintritt.

Der Grundsatz, daß die Dosis das Gift mache und daß unter einer bestimmten Grenzmenge jedes Gift harmlos sei, gilt nicht für die Fluorverbindungen, da sie Konzentrations— und Kumulations— (Speicher—) gifte sind. Die Höhe der Dosis allein ist nur für die Unverträglichkeit und akute Vergiftung ausschlaggebend. Für die TWF ist jedoch in erster Linie die Langzeitwirkung und die chronische und allergische Reaktion von Bedeutung. Hier richtet sich die Wirkung nach der Regel: Gesamtdosis x Zeitfaktor x individuelle Reaktion + Synergismus − Ausscheidung.

Im Falle der Fluoride ist keiner dieser Faktoren bekannt oder bestimmbar. Eine Massenmedikation kommt daher nicht in Betracht.

Selbst bei Einhaltung einer Dosis von 0,8 bis maximal 1,2 mg/Tag ist die in der Pharmakologie übliche Sicherheitsmarge des 100— bis 500fachen nicht beachtet, ganz abgesehen davon, daß chronische Schäden bereits bei 0,3 bis 0,4 mg/l F—Gehalt im

Trinkwasser auftreten können. Dies ist abhängig von individueller Reaktion, Ernährungszustand, Klima u.a. Das leicht lösliche Natriumfluorid, wie es bei der TWF verwendet wird, ist in Dosen von 200 bis 700 mg tödlich, bei Kindern evtl. schon bei 50 mg. Bei einem Sicherheitsfaktor von 500 käme man auf 0,4 bis 1,4 mg tägliche Gesamtaufnahme an Fluorid, was 0,2 bis 0,7 mg F entspricht. Die geforderte tägliche Aufnahme von 1 mg Fluoridion allein aus Wasser läge also formal bereits im akut toxischen Sicherheitsbereich. Die amerikanische FDA verlangt daher mit Recht Warnetiketten an Packungen von Tabletten mit mehr als 0,5 mg F−Gehalt.

Die Unsicherheit in der Dosierung kommt auch darin zum Ausdruck, daß von 1953 bis 1961 1,0 − 1,5 mg/l als "optimale Dosis" galt, während sie 1961 auf 0,8 − 1,2 mg/l herabgesetzt wurde, da das starke Auftreten von Dentalfluorose die Einführung der TWF bei der Bevölkerung erschwerte.

Fluoride sind Enzymgifte

Die Beeinflussung zahlreicher Enzyme durch Fluoride ist seit langem bekannt. Sie ist sowohl im Reagenzglas wie am Lebendigen nachgewiesen. Schon 1943 betont die American Medical Association die Wirkung der Fluoride als Enzymhemmer und allgemeines Protoplasmagift. Auf die Gefahren der Enzymvergiftung, die sich bei langzeitiger Zufuhr durch fluoridiertes Trinkwasser besonders bei Säuglingen und Jugendlichen ergeben, hat Geyer unter Zitierung namhafter Autoren hingewiesen. Diese Hemmung der Regulatoren aller Stoffwechselfunktionen tritt schon bei Fluoridgehalten des Trinkwassers weit unter 1 mg/l auf, ist von einer Person zur anderen verschieden und kann eine Schädigung der enzymabhängigen Organe zur Folge haben. Die Affinität der Fluoridionen vor allem zu Calcium−, Magnesium− und Mangan−Ionen erklärt die verschiedenartige Wirkung auf die Enzymfunktionen, die von diesen Ionen abhängig sind.

Als Beispiel für die große Unterschiedlichkeit der individuellen Reaktion seien Untersuchungen von Einwohnern der Stadt Newburgh, N.Y. angeführt, deren Trinkwasser auf 1,0 mg/l Fluoridgehalt gebracht war. Die Blutuntersuchungen ergaben von einer Person zur anderen Unterschiede bis zu 900%.

Besondere Gefahren drohen den Nierenkranken, weil ihre Ausscheidung mehr oder weniger herabgesetzt ist, was übrigens auch auf gesunde Menschen über 50 Jahre zutrifft. Bedrohlich wird die Situation bei fluoridiertem Wasser mit 1 mg/l F−Gehalt für die Dialysebehandlung (künstliche Niere), da in der Regel den Patienten jedesmal 10 − 30 mg F zugeführt werden.

Ausführlicher sind Fälle von Dialyse, Allergien, Nesselausschlägen (Urticaria) durch Fluoride in der "Dokumentation zur Frage der Trinkwasserfluoridierung" beschrieben.

Fehlerhafte Vergleiche

Die Fluorbefürworter bringen zum Beweis der Unschädlichkeit der TWF vergleichende Untersuchungen zwischen fluoridierten und nicht fluoridierten Personen− bzw. Bevölkerungsgruppen. Eine gründliche Nachprüfung zeigt, daß diese Beweise nicht stichhaltig sind, nicht nur in bezug auf die Zahl der Untersuchten, sondern auch in methodischer Hinsicht. Als Beispiel unter vielen seien Untersuchungen von Leone et al. an 116 Personen aus Bartlett/Texas (8 mg/l F im Wasser) angeführt, die mehr als 10 Jahre ansässig waren, mit 113 Personen aus dem benachbarten Cameron (0,5 mg/l F). Die Autoren berichten über keine signifikanten Unterschiede in der Morbidität, woraus sie auf die Unschädlichkeit von Fluormengen bis zu 8 mg/l bzw. /Tag schließen. Gegen diese Schlußfolgerung und die Methodik der Untersuchung sind folgende Einwände zu erheben:

1. Die Probandenzahlen sind zu niedrig. Wenn nur einer von 115 Untersuchten einen Fluorschaden davongetragen hat, sind dies schon rund 1%, d.h. bei 100 Millionen ließe dies auf fast 1

Million Geschädigte schließen. Dies kann nicht Grundlage einer Massenmedikation sein.

2. Die Orte liegen so nahe beieinander, daß eine klare Trennung in der Fluoraufnahme, z.B. aus Nahrungsmitteln, nicht möglich ist. Die ganze Gegend ist außerordentlich fluorreich, so daß die Bewohner von Cameron durchaus ebenso hohe Gesamtfluordosen aufnehmen können wie die von Bartlett.

3. Diese Annahme wird durch die Tatsache bestätigt, daß in beiden Orten die für chronische Fluorintoxikation typischen Schäden gehäuft festzustellen waren, wie arthritische Veränderungen, Taubheit, grauer Star, Knochenveränderungen (21 Fälle). Die Sterblichkeit lag jedoch im fluoridierten Bartlett um 265% höher (betrug also das 3 1/2fache) als in Cameron, weshalb in Bartlett – vermutlich aus diesem Grunde – seit 1953 das Trinkwasser entfluoridiert wird. Weitere Fälle solcher unkritischer Schlußfolgerungen s. in "Dokumentation zur Frage der TWF", ZfGW–Verlag, Frankfurt.

Die TWF in europäischen Staaten

Außerhalb der USA hat die TWF wenig Anklang gefunden. Wenn immer wieder behauptet wird, daß "viele Länder die TWF praktizieren", so sind es in Wirklichkeit durchweg nur kleinste Bevölkerungsanteile. Selbst in Irland, wo die TWF gesetzlich in begrenztem Umfange eingeführt wurde, erhalten nur 30% der Bevölkerung fluoridiertes Wasser. In rund 10 anderen europäischen Ländern handelt es sich um Prozentsätze, die zwischen 0,1% (Finnland) und 6% (Tschechoslowakei) liegen; insgesamt trinken nur knapp 2% der gesamten europäischen Bevölkerung fluoridiertes Wasser.

In manchen Ländern wurden Anlagen wieder stillgelegt, z.B. in Schweden, Norwegen, Schweiz, England.

Frankreich hat die gesetzliche Zulassung der TWF schon im Jahre 1955 abgelehnt. Der Conseil Supérieur d'Hygiène Publique hat betont, daß das öffentliche Leitungswasser nicht als Vehikel für Arzneimittel mißbraucht werden darf; außerdem sei die TWF keine sichere Maßnahme. Die ungenügende Kenntnis des natürlichen Fluoridgehalts der Lebensmittel sei ohnehin ein Hindernis. Professor L. Roquet nannte die TWF "nichts als eine Faulheitslösung".

Italien als Land mit endemischen Fluorosegebieten mußte schon immer an Entfluoridierung denken und lehnte die TWF ab.

Spanien hat ausgezeichnete Fluorforschungen betrieben, ohne sich für die TWF zu erwärmen.

England hat bis heute keine gesetzliche Regelung. 1974 wurde in Anglesey von 2/3 der Gemeinden die Einstellung der TWF gefordert. Nach amtlichen Zahlen hatten 9jährige Kinder vor Beginn der TWF 2,6, nach 19 Jahren TWF immer noch 2,5 DMF—Zähne.

In Dänemark ist 1964 die Fluoridierung des Trinkwassers verboten worden. Der bekannte Pharmakologe K.O. Møller (Kopenhagen) meinte: "Über jene, die dem Trinkwasser Fluorid zusetzen möchten, wird man später den Kopf schütteln."

In Belgien wurde 1965 auf Grund königlichen Dekrets die einzige Versuchsanlage wieder stillgelegt.

In Österreich wurde neuerdings in Folge der hervorragenden Aufklärungsarbeit Ziegelbeckers die Fluortablettenaktion für die Schulkinder eingestellt. Die dafür bereitgestellten jährlichen 20 Millionen Schilling sollen in Zukunft "für vernünftigere Dinge" ausgegeben werden.

Niederlande: Am bekanntesten ist das seit 1953 laufende, aber 1973 eingestellte Experiment in Tiel/Culemborg. Schon 1970 wurde auf Grund der Ablehnung der Bevölkerung in drei Wasserwerken damit wieder aufgehört. In Amsterdam z.B. wurde ein durch alle Instanzen getriebener Prozeß prominenter Bürger mit Unterstützung von Wissenschaftlern und Rechtsexperten 1973 zu deren Gunsten entschieden. 1976 wurde die TWF mit königlichem

Dekret untersagt und damit 4,2 Millionen Menschen endgültig von dieser Zwangsmedikation wieder befreit.

In Schweden ist der 1952 begonnene Versuch in Norrköping 1961 abgebrochen worden. Der Oberste Verwaltungs−Gerichtshof hatte die TWF als nicht vereinbar mit den Gesetzen erklärt. 1971 wurde die TWF vom Parlament wieder verboten.

In der Schweiz ist die vorübergehende TWF in Basel bekannt. Siehe auch Seite 153, 166, 167.

Als Resultat ergibt sich, daß die meisten europäischen Länder die TWF nicht oder in äußerst bescheidenem Maße anwenden.

Beim Europarat setzte das Gesundheitskomitee unter der irrigen Annahme, daß die WHO die TWF eindeutig empfohlen habe, eine Arbeitsgruppe ein, die im November 1971 einen befürwortenden Bericht vorlegte. Das Komitee beschloß jedoch, diesen nicht an die Mitgliedsländer weiterzugeben. Man stand unter dem frischen Eindruck der offiziellen Ablehnung in Schweden. In der Bundesrepublik wurde dieser Bericht dennoch verbreitet. Im Juli 1974 erklärte die Europäische Kommission, keine Ermutigung zur Einführung der TWF geben zu wollen; die wissenschaftlichen Urteile über den Nutzen der Fluoridierung gingen auseinander.

Fluoridmedikation und das Grundgesetz

Professor Dr. Eckard Rehbinder, Jurist an der Universität Frankfurt/Main, schreibt in "Rechtliche Schranken der Trinkwasserfluoridierung":

"Die Zwangsmedikation mit Fluoriden über das Trinkwasser und in gleichem Maße die Kollektiv−Fluoridierung über Tabletten stellt einen Eingriff in das Grundrecht der körperlichen Unversehrtheit und einen Eingriff in das nach Art. 2 Abs. 1 GG gewährleistete Grundrecht auf freie Entfaltung der Persönlichkeit dar.

Nach ständiger Rechtssprechung schützt Art. 2 Abs. 1 GG als lex generalis zu den Spezialgrundrechten die allgemeine Handlungsfreiheit. Da der Staat durch Anordnung der TWF, verbunden mit der Monopolstellung des Wasserversorgungsunternehmens, einen sozialen Zwang zum Genuß fluoridierten Wassers ausübt, greift er auf jeden Fall in die allgemeine Handlungsfreiheit, nämlich die Freiheit, über die Aufnahme von Nahrung, Nahrungszusätzen und Arzneimitteln selbst zu bestimmen, ein."

Ausführliche rechtliche Gesichtspunkte über Lebensmittelrecht, verfassungsrechtliche Fragen, Rechtsfragen aus dem Bundesseuchengesetz, Rechtsfragen aus dem Wasserversorgungsverhältnis sind in der "Dokumentation zur Frage der Trinkwasserfluoridierung" aufgezeigt (ZfGW−Verlag, Frankfurt).

Geschichtliche Entwicklung der Fluoridierung

Die seit mehr als 30 Jahren umkämpfte Fluoridierung (Trinkwasser, Tabletten, Zahnpasten, Speisesalz) ist nicht das Ergebnis medizinischer Forschung, sondern der Interessengemeinschaft verschiedener Industriezweige. Allen voran die Zuckerindustrie, die ein Mittel suchte, die Zahnkaries zu verhüten, ohne den Zuckerkonsum herabzusetzen. Die weiteren Interessenten sind die fluorerzeugenden Industrien; davon Aluminium–, Stahl– und Phosphatindustrie in erster Linie (angeblich soll die Aluminiumindustrie seit den 60er Jahren infolge anderer Herstellungstechniken ausfallen) und die Pharma–Industrie, die mit der Drohung, die Anzeigen zu entziehen, Ärztezeitschriften an der Veröffentlichung kritischer Berichte zur Fluormedikation hindert.

Das gemeinsam geplante "Fluor–Prophylaxeprogramm", das natürlich von offizieller Seite abgesegnet werden mußte, ist einer der massivsten Angriffe auf die Volksgesundheit in der medizinischen Geschichte.

Die eigentliche Fluor–Welle kommt aus den USA und hatte schon eine Reihe von Ländern erfaßt, bevor sie auch in der Bundesrepublik aufgenommen wurde.

So wurde die Propagandamaschine in Gang gesetzt

Dr. Harvey I. Petraborg, Aitkin Minn., USA, schreibt in einem Artikel "Die Trinkwasser–Fluoridierung als gutes Geschäft?":

"Wenn eine Industrie auf Absatzschwierigkeiten stößt, kann sie sich, wie die Zeitschrift 'Life' es beschrieben hat, an ein Institut, das *Mellon–Institut in Pittsburg,* wenden, um neue Absatzmöglichkeiten für ihre Produkte erforschen zu lassen. 1950 saßen die *Aluminium– und Stahlindustrien* Amerikas auf großen Mengen unabsetzbarer Fluorverbindungen. Eine Zeitlang konnten sie diese

Abfälle loswerden, indem sie sie in Flüsse leiteten. Doch im Dezember 1950 wurde die Aluminiumindustrie nach einem großen *Fischsterben,* entstanden durch Natriumfluorid im Columbiafluß, zu einer hohen Strafe verurteilt. Sie mußte neue Verwendungen für ihre Fluoridabfälle finden, die sich täglich häuften. Ein Teil davon ließ sich für *Ratten— und Insektenvertilgung* absetzen; aber das war wenig und löste das Problem nicht. Es wurde daher ein Mann des erwähnten Mellon Institutes, namens Gerald G. Cox, mit der Lösung des Fluorverwertungsproblems beauftragt. Er erinnerte sich, daß Fluor Zahnzerfall verhindern könne, und schlug eine entsprechende Verwendung der Fluoridabfälle vor. Um das zu verwirklichen, mußte er die wissenschaftliche Welt, in diesem Fall die Ärzte und die Zahnärzte, davon überzeugen, *daß Fluor für die Zähne gut und für die Gesundheit harmlos sei.* Was man bis dahin in Fachkreisen an Tatsachen über die Wirkungen des Fluors wußte — Fluor war als *eines der schwersten Gifte bekannt* — mußte begraben werden, und es mußte dem Publikum beigebracht werden, Fluor sei kein Gift, sondern ein notwendiger *Nährstoff.* Das gelang in der Tat. Cox hatte Beziehungen zu führenden Leuten in der Zahnärzteschaft und im Nationalen Forschungsrat (NRC). Diese Leute erhielten von der Industrie namhafte *Forschungsbeiträge.* Es kam tatsächlich so weit, daß das Fluor als ein *Nährstoff* deklariert wurde.

Das *Food & Nutrition Board des Nationalen Forschungsrates* akzeptierte die These, daß das Fluor ein notwendiger Stoff insbesondere für die *Ernährung der Zähne* sei, dies ungeachtet der Tatsache, daß Bevölkerungen mit vollgesunden Zähnen bekannt sind in Gegenden, wo Fluor aus der Natur stammend fast gar nicht gefunden wird.

Es war nicht schwer, auch den *Nationalen Gesundheitsrat* (PHS) für die Sache zu gewinnen, denn die zahnärztliche Abteilung desselben suchte seit langem nach Entdeckungen, die jenen in der Allgemeinmedizin gleichkämen. Oscar Ewing, einer der

Anwälte der Aluminium Company, war Direktor des Wohlfahrtsministeriums (Social Security) der USA und Leiter des Nationalen Gesundheitsdienstes (PHS). So gelang es leicht, den Fluoridierungsgedanken in die Tat umzusetzen und Geld für die Propagierung flüssig zu machen.

Wo es darum geht, für eine Neuerung die Zustimmung wissenschaftlicher Gremien und von Laienorganisationen zu bekommen, besteht der normale Weg darin, das Pro und Contra, das sich aus wissenschaftlichen Untersuchungsergebnissen ergibt, in Versammlungen und Fachjournalen zu diskutieren, bis die Auffassungen sich klären. Dieser Weg ist in diesem Falle umgangen worden. Stattdessen wurden *sogenannte Studienkomitees* gebildet. Diese entstanden unter der Leitung von 1 – 2 Werbefachleuten, die die übrigen Komiteemitglieder einseitig mit Informationen ausschließlich zugunsten der Fluoridierung versahen und jene, welche Zweifel äußerten, als unzuständig, uninformiert und geschäftlich interessiert bezeichneten. Keine dieser sehr vielen Körperschaften und Organisationen hat selbst wissenschaftliche Untersuchungen über die Wirksamkeit oder über die Unschädlichkeit des Fluors durchgeführt.

Dieses Vorgehen erfüllte seinen Zweck so gut, daß eine Lage entstand, in welcher man für die Fluoridierung eintreten mußte, wenn man nicht sein Ansehen verlieren wollte. Beamte des Nationalen Gesundheitsdienstes saßen auch in führenden Stellungen der Weltgesundheitsorganisation (WHO) und traten dort für die Fluoridierung ein. Sie erreichten, daß die WHO sich dafür erklärte, und das wurde zur Grundlage einer weltweiten Kampagne.

So wie die Tabakindustrie wissenschaftliche Untersuchungen für ihre Zwecke anregte und mit mehr als 7 Millionen Dollar Subventionen dotierte, um die Unschädlichkeit des Rauchens zu 'beweisen', erhielten auch hier viele Wissenschaftler und Leiter wissenschaftlicher Körperschaften Forschungsgelder, um zu beweisen, daß die Fluoridierung unschädlich und gefahrlos ist.

Unser Zeitalter spaltet Atome, erforscht den Weltraum und gebiert Wundermittel. Das läßt leicht an die Möglichkeit glauben, daß auch der Zahnzerfall durch eine so einfache Maßnahme wie die Trinkwasserfluoridierung verhütet werden könne. Es wäre ja auch gar zu schön, wenn das wahr wäre, und jedermann würde es nur zu gerne glauben. Sicher haben die Zeitumstände zu der triumphalen Annahme der Fluoridierungsidee beigetragen. Indem überdies die Spitzenleute der führenden Organisationen dafür gewonnen wurden, schlossen sich auch die übrigen Mitglieder jeweils deren Meinungen an und stellten die Sache gar nicht mehr in Frage. Das ging so zu, von oben bis unten, und allenthalben wurde eine Menge Aufklärungsmaterial zur Verfügung gestellt, worin von 65% Kariesreduktion, vom 'Nährstoff Fluorid', von 'Fluormangel im Trinkwasser', von 'Kontrollierter Fluoridierung' usw. beharrlich die Rede war.

Alle diese Behauptungen aber sind unbewiesene Konstruktionen. Das Schlagwort 'unschädlich' stützt sich auf einseitige Untersuchungen von McClure.

Das Schlagwort 'Nährstoff Fluorid' hat keine wissenschaftliche Grundlage, und man kann nicht von Fluormangel im Trinkwasser reden. Dean hat schon 1936 gezeigt, daß Kinder schon bei einem Drittel der empfohlenen Fluorkonzentration *gefleckte Zähne* bekommen können, und ähnliches hat sich neuerdings bestätigt.

Das Schlagwort '65% weniger Zahnfäule' in den Versuchsstädten Newburgh und Grand Rapids ist *endgültig widerlegt* worden durch Forscher der *Universität Melbourne* u.a.

Das Schlagwort 'kontrollierte Fluoridierung' trügt. Zwar kann dem Trinkwasser die sogenannte optimale Dosierung von 1 ppm zugefügt werden, aber die getrunkenen Wassermengen schwanken sehr stark von Person zu Person. *In dem Augenblick, da das Fluorid im Wasser ist, hört die Kontrolle auf.*

Die Art und Weise, wie es in Amerika zur Trinkwasserfluoridierung kam, ist in der Geschichte der Medizin ohne Parallele."

Die Fluor—Entwicklung in der Bundesrepublik nach H. Schöhl.

"Aufsehenerregende Untersuchungen über den Schadfaktor Zucker in den 20er — 40er Jahren (Ganzheitsmedizinische Phase) alarmieren die Industrie, einerseits wegen drohender Absatzeinbußen an Zucker, andererseits lohnender Absatzmöglichkeiten der chemisch—pharmazeutischen Industrie an Fluorpräparaten und Beseitigung eines lästigen Abfallprodukts, nachdem Fluor als Medikament gegen Karies propagiert worden war. Besonders die Aluminiumindustrie sieht darin ein lukratives Geschäft für schädliche Stoffe, deren Beseitigung ihr Schwierigkeiten macht. Es wird ein Plan ausgearbeitet, wie das Produkt Fluor (im Englischen 'Fluoride') eingeführt werden kann, nach marktstrategischen Gesichtspunkten, indem 'Meinungsbildner' der Zahnärzte gewonnen werden (das Papier wurde 1960 bekannt), angefangen beim staatlichen Gesundheitsdienst, Schriftleitern, Hochschullehrern, Verbänden.

Dieses Erfolgsrezept wurde in den 50er Jahren in die Bundesrepublik übertragen. Ende November 1953 gründete H.J. Schmidt die 'Arbeitsgemeinschaft für Fluorforschung und Kariesprophylaxe' (ORCA) mit dem Ziel der Verbreitung der Fluormedikation und der Zeitschrift 'Caries Research' (Editor König). Fördernde Mitglieder waren lt. Verzeichnis vorwiegend die Zucker—, Süßwaren— und Fluorindustrie.

1965 beschließt in Gießen in geheimer Sitzung eine Gruppe von Hochschullehrern, die Fluoridierung der öffentlichen Wasserversorgung (beschönigend 'Trinkwasserfluoridierung' genannt) nach USA—Muster durchzusetzen. Auf der Tagung der Deutschen Zahnärztegesellschaft (DGZMK) 1967 in Wiesbaden sprachen erstmalig *ausschließlich befürwortende Referenten,* annähernd die gleichen, wie in der ORCA und IME. (IME = Informationskreis

Mundhygiene und Ernährungsverhalten, eine PR−Organisation der Zucker− und Ernährungsindustrie). Prof. Rheinwald ('Ich habe im letzten Augenblick davon erfahren') im Auditorium war der einzige, der darauf entgegnen konnte, wurde aber sogleich von 3 − 4 Kollegen am Vorstandstisch niedergeredet.

Gleichzeitig wurden maßgebliche Schriftleiter für die Fluoridierung gewonnen, so Krönke (Deutsche Zahnärztliche Zeitschrift), Drum (Quintessenz), Hartlmaier (Zahnärztliche Mitteilungen), der 1952 in seiner bekannt grobschlächtigen Art auf die 'Fluoridisten' schimpfte, 1963 in gleicher Weise auf die 'unbelehrbaren' Fluorgegner (Heilsapostel, Fanatiker usw.).

Damit ist der Zeitraum, in der die Fluorlobby erfolgreich tätig war, eingegrenzt.

Am 29.11.1971 schreibt Prof. E. Harndt: 'In unserer wissenschaftlichen Organisation, der Deutschen Gesellschaft für Zahn−, Mund− und Kieferheilkunde, wurde die positive Einstellung zur Trinkwasserfluoridierung durch Manipulation herbeigeführt, wobei die Masse der Anwesenden durch die Versammlungsleiter (Krönke, Naujoks) und durch die wirtschaftlichen Organisationen des Bundesverbandes gelenkt wurde.'

Ab 1965 ist die zahnärztliche Fachpresse für kritische Arbeiten weitgehend geschlossen. Auch von den Hochschullehrern wagt keiner mehr, gegen die Fluoridierung aufzutreten. 1971 wird Gins, Schriftleiter der 'Zahnärztlichen Welt', von Naujoks gedroht, wenn er noch einen Beitrag von Schöhl brächte, würden die Hochschullehrer nicht mehr für ihn schreiben.

Bereits 1967 schließt der Bundesverband Deutscher Zahnärzte mit der Vereinigung Zucker ein Abkommen auf gegenseitige Unterstützung ab (ZM 20,974 (1967) 'Süßes Gespräch'). In Veröffentlichungen der Tarnorganisationen (JWT, Edu−Med−Pressedienst, Wissenschaftlicher Informationsdienst) der im Auftrag der Zuckerindustrie arbeitenden Werbeagentur Thompson arbeiten zahnärztliche Hochschullehrer mit. Die 'Prophylaxe−Trias' wird geboren und 1983 von BDZ und Freiem Verband akzeptiert. Die Folgen dieser wirtschaftlich so erfolgreichen Taktik im Gesundheitswesen sind verheerend.

Für die Zahnärzte ab den 60er Studienjahrgängen ist die Fluoridierung zum Dogma geworden, das nicht mehr auf den Wahrheitsgehalt überprüft wird, obwohl sich die Grundlagen der Fluoridierung — mathematisch überprüfbare Statistiken — als gefälscht herausgestellt haben.

Die ärztliche Seite der Zahnmedizin stagniert auf dem Stand von vor hundert Jahren — der Millerschen Plaquestheorie von 1883, die Miller selbst in späteren Jahren abgelehnt hat — ungeachtet der wissenschaftlichen Ergebnisse betreffs des endogenen Faktors der Karies der 20er — 50er Jahre.

Die Scheinprophylaxe der Karies verhindert eine kausale Behandlung der Krankheiten durch isolierte Kohlenhydrate einschließlich der Karies."

Wirtschaftliche Fakten

Wenn man weiß, daß maßgebliche Fluorexperten in der Werbung der Zucker− und Fluorindustrie eine bedeutende Rolle spielen, dann können ihre Fluorempfehlungen wirklich nicht mehr als neutral angesehen werden.

Hier einige markante Beispiele:

1) Der Fluorbefürworter Prof. Yngve Ericsson besitzt Patent Nr. 209 659 und 222 895 für Fluorzahnpasten. Er verteidigt sich mit der Angabe, er hätte sie in eine Forschungsgesellschaft eingebracht. Inhaber dieser Forschungsgesellschaft ist Yngvar Ericsson. Eine Anfrage bei der Regierung zweifelt seine Objektivität an. Gleichzeitig wurde eine öffentliche Klarstellung verlangt über Höhe und Verwendung der Forschungsgelder, die Ericsson von US PHS und evt. anderen Interessenten erhalten hätte. In der Presse wurde er gefragt, ob seine Patentinteressen möglicherweise seine Ansichten als Wissenschaftler beeinflussen.
(Schwedisches Patentregister Nr. 209 659, 222 895) (Per Ragnar, Expressen vom 13.1.1970).

2) Ericssons Patent bei Pepsodent hält einen Marktanteil von 31%. In seinen Forschungsberichten über Untersuchungen an Schulkindern verbindet er Hinweise auf Pepsodent. (Svergies Tandläkarförbund Nr. 1, 17, 1969, Nerikes Allehanda, 2.12.1969 und VI, Nr. 45, 1969).

3) Für Blendax fluor super gab Prof. Naujoks als Direktor der Universitäts−Zahnklinik Würzburg schon in den 60er Jahren seinen Namen her (s. Anzeige S. 70).

4) Der 7. Jahresbericht der Zucker−Forschungs−Stiftung bezeichnet Zucker als Hauptursache des Zahnverfalls. Sie vergibt Forschungsaufträge an Havard School of Public Health (stave) und die Universität Rochester, N.Y. Die zahnärztliche Fakultät löst das Problem des Zahnverfalls ohne Einschränkung des Zuckerver-

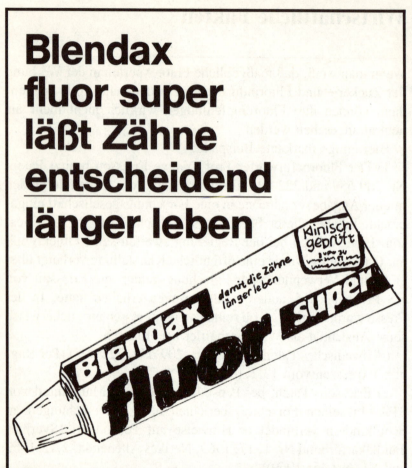

brauchs (d.h. indem sie für die Fluoridierung eintritt). Der Bericht bestätigt, daß diese Stiftung der Urheber der Idee ist, daß Fluoride Zahnverfall verhindern (s. Cox, VI K4, 8, 10, 13, 50, 55, 86) (Midwest Physicians VI K 21. Sugar Research Foundation 1950).

5) Die Aluminium Company of America (Alcoa) bietet Forschungsgruppen Gelder an zur Lösung ihrer Schwierigkeiten betreffs der Verwendung der Fluorabfälle, speziell der Aluminium−, Stahl− und Düngemittelindustrie, die die Atmosphäre vergiften und Vieh− und Pflanzenschäden verursachen. Da die PHS eng mit der Industrie zusammenarbeitet, sind Interessenkonflikte unvermeidlich (Seattle Times, 16.12.1952) (s. Welch 9).

6) Die Trinkwasserfluoridierung auf Basis staatlichen Zwanges (in USA) "wird von der chemischen Industrie als Hauptdurchbruch zur Erschließung neuer Märkte angesehen". Hauptlieferant ist die Phosphatindustrie. (Oil, Paint− and Drug Report, 30.10.1967).

Durch die Wiedergewinnung des Fluors als fluorsilizische Säure machen die Phosphathersteller aus dem ein Geschäft, was andernfalls zur unzulässigen Luftverschmutzung beitragen würde (Black A.P.: Feasibility of Water Fluoridation. J. Amer. Dent. Ass. 65, 588−594, November 1962).

7) Bereits 1943, während die ärztliche und zahnärztliche Presse vor Fluor warnte, bereitete sich die Industrie auf den zu erwartenden Absatz vor.

"ERCO Fluoride schützen wachsende Zähne" − und Dunlop Gummi schützt ERCO's Fabrik. "Die Electric Reduction Co. von Kanada Ltd. hat eine Fabrik gebaut, die täglich über 60 Tonnen Hydrofluorsilizium produzieren wird. Die Fabrik beliefert bereits die Wasserversorgungen von Toronto, Oakville, Belleville, Welland und Picton und exportiert an Städte wie Syracus, Rochester, Pittsburgh und Chicago in den USA. − Früher war Hydrofluorsilizium nur ein gelegentliches Nebenprodukt der normalen Phosphorproduktion in Port Maitland. − Es wurde neutralisiert und einfach weggeschüttet. Jetzt wird es aufbewahrt in gummiverkleideten Spezial−Lagertanks. Es ist tatsächlich so korrosiv, daß die Stahltanks ohne den Gummischutz innerhalb von Stunden zerfressen wären. Die Zukunft für den Absatz von Hydrofluorsilizium sieht ausgezeichnet aus. Mit wachsender Nachfrage erkannte ERCO den Markt und baute die Fabrik." (Dunlop Dimension, März−April−Mai 1966, S. 5).

8) Al Imfeld: "Seit 1953 gibt es die Europäische Arbeitsgemeinschaft für Fluorforschung und Zahnkariesprophylaxe (ORCA). Sie hat sich auf fast missionarische Art für die Fluorwissenschaft eingesetzt. Dahinter jedoch verbirgt sich eine Interessengruppe von Fluorherstellern und Süßwarenproduzenten (etwa Zyma−Blaes AG, Hauptlieferant von Fluor; Alcoa, Alcan, Alusuisse, Coca−Cola etc.). Mit ORCA arbeitet die Fédération Dentaire Internationale (FDI) eng zusammen. Deren Direktor, Dr. J.E. Ahlberg, arbeitet offen mit Dentalindustrien zusammen. Ein weiteres prominentes Mitglied der FDI, zugleich im europäischen Vorstand, Dr. Th. Aggeryd, wurde durch die Firma Medicodent bekannt. Diese zahnärztliche Dienstleistungsfirma ist wiederum mit mindestens vierzehn Aktiengesellschaften und Vereinigungen liiert. Die FDI ist eine beratende Organisation der Weltgesundheitsorganisation WHO. Die Regierungen der Mitgliedsländer haben Empfehlungen an die WHO über die Präsidenten der Nationalkomitees der FDI (z.B. betreffend Fluoridierung) weiterzugeben. Doch die Verfilzung geht bereits bis in die WHO hinein. Als Beispiel: Der Vorsitzende des Fluor−Experten−Komitees, Prof. Yngve Ericsson, besitzt mehrere Fluorzahnpasten−Patente" (s. auch 1).

"Aber die Verfilzung ist global", schreibt Al Imfeld weiter. "In der Bundesrepublik wurde Ähnliches festgestellt. Und wenn es auch jeder weiß − gesagt darf es nicht werden, daß Universitätsprofessoren für eine der größten Werbeagenturen Europas, die Thompson AG, Texte zur Verfügung stellen."

Rudolf Ziegelbecker, Mathematiker und Statistiker am Grazer Institut für Umweltforschung, der die gesamte Fluorforschung unter die Lupe nahm und dabei mehrere statistische Forschungsdaten als "glatten Schwindel" aufdeckte, schreibt: "Dieser Agentur sind u.a. auch der IME—Pressedienst, der Edu—Med—Pressedienst, der Deutsche Medizinische Informationsdienst (der mit dem Verein für Zahnhygiene der Fluorzahnpasten— und Präparate—Hersteller und der ORCA zusammenarbeitet), das action team Wirtschaft & Gesellschaft u.a.m. zuzuordnen."

9) Der Bundesverband Deutscher Zahnärzte hat, wie bereits angeführt, in einer Sitzung vom 21.9.1967 mit der Wirtschaftsvereinigung Zucker ein Übereinkommen auf gegenseitige Unterstützung abgeschlossen (Zahnärztliche Mitteilungen, 21.9.1967, S. 794, "Süßes Gespräch").

Einen entsprechenden Vorschlag machte die Süßwarenindustrie 1976 der Kassenzahnärztlichen Vereinigung Nordrhein, der einzigen KZV, die sich bis zum Ausscheiden ihres Vorsitzenden Knellecken für kausale Maßnahmen gegen die Gebißkrankheiten eingesetzt und kein derartiges Abkommen abgeschlossen hatte. Der "Mangel" soll inzwischen (1982) behoben sein.

10) Der "Verein für Zahnhygiene" wird von 13 Firmen der Zahnbürsten— und Zahnpastenindustrie getragen. Sein Geschäftsführer Friedrich Römer zeichnet 1976 als Redakteur im Edu—Med—Pressedienst. Der Verein befand sich in den Räumen der Werbeagentur Thompson, jetzt in Darmstadt. Der Verein ist Mitglied der Landesarbeitsgemeinschaft zur Förderung der Jugendzahnpflege in Bayern und unterstützt diesen finanziell. (Auskunft KZV Nordrhein vom 11.1.1977).

11) Hartlmaier, bis 31.12.1976 Hauptschriftleiter der "Zahnärztlichen Mitteilungen", dem Standesorgan der Deutschen Zahnärzte, und seit Jahrzehnten einflußreichster Mann des BDZ, ist Leiter des "Deutschen Ausschuß für Jungendzahnpflege". Hartlmaier gehörte bis 31.12.1976 dem Vorstand des "Deutschen

Medizinischen Informationsdienstes" an. Dieser befindet sich mehrheitlich im Besitz der Werbeagentur Thompson. Er hat 1976 für den "Edu—Med—Pressedienst" geschrieben. (Kaufmann, G., Public Relations Service, Schreiben vom 5.1.1977. JWT Edu—Med—Pressedienst 58/76).

Prof. König hat ebenfalls 1976 Beiträge im "JWT Edu—Med—Pressedienst" veröffentlicht. (JWT Edu—Med—Pressedienst 61/76 und 56/76).

Prof. König verhinderte 1976 die Aufnahme der Ernährungsprophylaxe als Regelleistung in den Prophylaxeplan des Freien Verbandes.

König und Marthaler sind verantwortlich für den Prophylaxeplan des BDZ und Freien Verbandes 1982.

12) Vierzig Pfund *Süßigkeiten* im Jahr ißt der Bundesbürger im Durchschnitt — nicht gerechnet, was er sonst noch an Zucker und zuckrigen Getränken zu sich nimmt.

"Der Bundesverband des Süßwaren—Groß— und Einzelhandels hat den Vorschlag einer Süßwaren—Sondersteuer (des Freien Verbandes) schon mit Empörung zurückgewiesen und hat mit den Zahnärzten für Anfang September ein Gespräch verabredet. Das Ziel: Die Zahnärzte sollen nicht weiter den Zucker schmähen, und dafür wollen die Zuckerleute sich an einer gemeinsamen Aufklärungsarbeit beteiligen. Aufklärung heißt hier freilich nicht Aufklärung über die Schattenseiten des Zuckers, sondern heißt nur die Empfehlung zu regelmäßiger Zahnpflege, zu häufigem Ausspülen des Mundes und zur Einnahme von Fluortabletten."

"Einen ersten Vorgeschmack solcher Art von Aufklärung gibt es übrigens schon. Die Werbeagentur Thompson in Frankfurt verbreitet einen Pressedienst, in dem für 'Zahnpflegeräume' in den Schulen plädiert und die Wichtigkeit der Mundhygiene beredt dargestellt wird und wo es von Fluortabletten heißt, sie böten die 'Garantie' für einen 'ausgezeichneten Schutz gegen Karies'. Als Texter für diese Werbeagentur arbeitet unter anderem ein Professor der Zahnmedizin aus dem niederländischen Nijmegen... Daß in diesem Pressedienst von Süßigkeiten und Ernährung nur pro forma am Rande die Rede ist und kein unfreundliches Wort gegen den Zucker fällt, dagegen viele freundliche über das Fluor, ist kein Zufall: Zu den Auftraggebern der Werbeagentur, also zu den Finanziers des Pressedienstes, gehören ein Zuckerkonzern und eine Fabrik für Fluortabletten. Da tarnt sich die Werbung mit Wissenschaft und sagt nicht dazu, von wem sie bezahlt wird."

"Den Zuckerbäckern kann es nur recht sein... und wenn ihnen jemand entgegnet, daß süße Sachen auch schlechte Zähne machen, dann können sie auf die Mundhygiene und auf die Fluortabletten verweisen – und auf den Zahnprofessor aus Nijmegen, der es doch eigentlich wissen muß" (WDR 28.8.76).

13) Thompson gründet Tochterfirma.

J. Walter Thompson GmbH, Frankfurt. Die große internationale Werbeagentur hat unter dem Namen "JWT Corporate Communications GmbH" eine neue Tochtergesellschaft gegründet. Ihr Aufgabengebiet reicht von der Unternehmensberatung in Fragen der Kommunikation bis zur Planung und Umsetzung derartiger Maßnahmen für Unternehmen, Verbände und Institutionen. Nach Ansicht von Alexander Demuth, Geschäftsführer der neuen Tochtergesellschaft, stelle in der Bundesrepublik eine Spezialagentur für Corporate Communications ein Novum dar. Er definiert diesen aus dem Amerikanischen übernommenen Begriff mit "strategisch aufgebauter Kommunikation", die das Ziel verfolge, die Einstellung der Öffentlichkeit gegenüber Unternehmen, Verbänden und Institutionen zu beeinflussen oder zu verändern. Als erster Kunde wurde die Deutsche Bank gewonnen. Die Muttergesellschaft entwickelt seit Jahren die Auslandswerbung für die größte deutsche Bank (FAZ 20.10.81).

14) Der Informationskreis Mundhygiene und Ernährungsverhalten (IME) forderte am 28. 10. 82 die bessere Zusammenarbeit von Zahnärzten und Kinderärzten betreffs Zähneputzen und Fluo-

ridierung auf seiner Tagung in Frankfurt (Hess. Rundfunk 28.10.82).

Wie wird die Öffentlichkeit informiert?

Wir zeigen hier an einigen gravierenden Beispielen, die in ähnlicher Form unzählige Male existieren, wie die Öffentlichkeit über Zahnkariesprophylaxe informiert wird.

Informationsblätter dieser Art werden z.B. bundesweit an alle Eltern von Kindergartenkindern und Schulanfängern verteilt.

Ab 3. Lebensjahr

zweimal täglich Zähneputzen

▼

zweimal jährlich zum Zahnarzt

Schütze Dein Kind
vor drohendem Zahnverfall

Liebe Eltern!

Die Gesundheit ist das höchste Gut Ihres Kindes!

Wir wissen, daß kranke Zähne nicht nur zu schmerzhaften, teilweise lebensbedrohenden örtlichen Komp[li]kationen und Zahnverlust führen können, sondern daß auch schwere Allgemeinleiden, wie Rheumatismu[s,] Magen-, Herz-, Nieren- und Gelenkerkrankungen vielfach als Folgekrankheiten von Zahnschäden anzuseh[en] sind.

Die Zahnfäule — auch Karies genannt — ist heute die verbreiteste Krankheit bei unseren Kleinkindern u[nd] Jugendlichen. Ihre Ursache ist mannigfaltiger Natur. Die heute vielfach einseitige Ernährung führt bei viel[en] Menschen zu Krankheitserscheinungen, die auf einem Unterangebot von wichtigen Wirkstoffen beruhen. [Zu] diesen Wirkstoffen gehört u.a. auch das Spurenelement Fluor, das bei ausreichender Aufnahme für die Zah[n]härtung verantwortlich zu machen ist. Es ist bekannt, daß dieses die Zahnfäuleanfälligkeit wesentlich minde[rt.]

In der Vergangenheit erhielten Tausende von Kindern in vielen hessischen Schulen Fluoriddragees zur Vo[r]beugung gegen die Zahnfäule. Nach einer langjährigen Beobachtung hat sich bestätigt, daß bei vielen Kinde[rn] die Kariesanfälligkeit erheblich zurückging. Auf Grund dieser günstigen Erfahrungen, die auch im übrigen [In-] und Ausland gemacht wurden, beabsichtigt der Hessische Sozialminister, in Gegenden, in denen das Trin[k]wasser einen zu geringen natürlichen Fluorgehalt aufweist, auch weiterhin die Darreichung von Fluorid-T[abletten an Kinder in Kindergärten. Um wirksam zu sein, muß sich die Fluorzufuhr über einen längeren Ze[it]raum erstrecken.

Auch Ihr Kind kann künftig täglich im Kindergarten **kostenlos** die Fluoridtabletten erhalten. Diese habe[n] einen angenehmen Geschmack und werden von den Kindern gern genommen. Da die Gaben genau abg[e]stimmt sein müssen, um zum gewünschten Erfolg zu führen, beachten Sie bitte, daß von Ihrem Kind ke[in] anderes fluorhaltiges Mittel **eingenommen** wird (z.B. fluorangereicherte Milch oder Salz oder Tabletten). D[a]gegen bestehen gegen eine Verwendung einer fluorhaltigen Zahnpasta zur täglichen Zahnpflege, die von auße[n] auf die Zahnoberfläche einwirken soll, und/oder eine Behandlung der Zahnoberflächen mit einer Fluo[r-]Lösung bzw. -Lack durch Ihren Zahnarzt keine Bedenken.

Achten Sie auch auf eine vitamin- und minerlsalzreiche Kost und denken Sie bitte stets daran, daß tägli[ch] zweimaliges Zähneputzen und eine halbjährliche zahnärztliche Kontrolluntersuchung ebenfalls wichtige Vo[r]aussetzungen für die Zahngesundheit sind.

Wenn Sie, liebe Eltern, mit der Teilnahme Ihres Kindes an dieser zur Gesunderhaltung der Zähne wichtige[n] Maßnahme, der Darreichung von Fluorid-Tabletten einverstanden sind, wollen Sie dies bitte durch Ihre Unte[r]schrift auf dem anhängenden Abschnitt bestätigen und denselben von Ihrem Kind im Kindergarten abgeb[en] lassen.

Stadt-
Kreis- Gesundheitsamt: ....

Stadt-
Kreis- Arzt: ....

Der Hessische Sozialminister
Im Auftrage:
gez. Dr. Kubitza

Bitte hier abtrennen!

- -

Vom Inhalt vorstehenden Merkblattes über die Darreichung von Fluorid-Tabletten gegen Zahnkaries haben wir als Sorgebe[rechtigte] rechtigte des Kindes Kenntnis genommen.

Wir sind einverstanden, daß unser Kind

Vorname: .... Zuname: .... geb. am: ....

wohnhaft: Ort: .... Straße: ....

an der für uns kostenlosen Darreichung von Fluorid-Tabletten teilnimmt.

.................................., den .... 19......

....
(Vater)   (Mutter)
Unterschrift der Sorgeberechtigten

Falls nur eine Unterschrift vorhanden ist, wird durch sie ausdrücklich bestätigt, daß der andere Sorgeberechtigte das Me[rk]blatt zur Kenntnis genommen hat und ebenfalls die Darreichung von Fluorid-Tabletten an das Kind wünscht.

Anmerkung:
Aus technischen Gründen können außerhalb des vom Kindergarten gesetzten Termins eingehende Einverständniserklärunge[n] nicht mehr berücksichtigt werden.

Selbst Krankenkassen wie die AOK beteiligen sich an unseriöser und unverantwortlicher Fluorpropaganda, die nicht zu Lasten der Versicherten gehen dürfte, sondern von den Herstellern der Fluoride selbst bezahlt werden müßte.

Beachten Sie, wie stark Fluorid herausgestellt wird. Es steht an 1. Stelle, dann kommt Mundhygiene und zum Schluß als Zugabe die Ernährung.
Unverantwortlich ist die Darstellung "Fluorid, das Rezept der Natur!"
Diese Aussage erinnert stark an die Werbung der Zuckerindustrie, die den chemisch reinen Fabrikzucker ja ebenfalls als ein "Produkt natürlichen Ursprungs" vorstellt. Juristisch ist gegen diese Aussage nichts einzuwenden. Der uninformierte Leser wird dadurch jedoch gezielt fehlinformiert.

Verhütet Zahnschäden — die Zivilisationskrankheit Nr. 1

Damit die Zähne Ihrer Kinder lange gesund bleiben, muß der Zahnschmelz widerstandsfähig gemacht werden.

Fluorid, das Rezept der Natur!

Fluorid ist ein natürlicher Bestandteil aller Lebewesen und kommt in Spuren überall in der Natur vor. Fluorid macht den Zahnschmelz widerstandsfähig. Fluorid ist die wirksame Waffe gegen Karies. Fluorid gibt es als Tabletten (in der Apotheke) und als Gelee (verschreibt der Zahnarzt).

Zahn um Zahn!

Nach jeder Mahlzeit müssen die Zähne gründlich geputzt werden. Nach dem Frühstück, nach dem Abendessen.

Zahn – Guten Appetit!

Mit Obst, Vollkornbrot, Quark, Käse, Schinken, Rohkost... Zuckerhaltige Nahrung u. Süßigkeiten schaden den Zähnen.

Wir möchten, daß Ihre Kinder gesunde Zähne haben.

Drei Dinge braucht der Zahn:

Regelmäßige Fluoridzufuhr.
Richtige Mundhygiene. Zahngesunde Ernährung.

Alle drei zusammen verhüten Zahnschäden maximal. Und wenn Sie außerdem mit Ihren Kindern regelmäßig zum Zahnarzt gehen, haben Sie viel dafür getan, daß die Zähne lange gesund bleiben.

Arbeitsgemeinschaft für alternative Gesundheitspolitik
A-8042 Graz, Peterstalstrasse 29
Tel. 0316/41128

Herrn
Dr. Detlef Balzer, Vorstandsvorsitzender
Wilhelm Heitzer, Stellvertretender Vorstandsvorsitzender

des
Bundesverbandes der Ortskrankenkassen

Kortrijker Straße 1   Zur persönlichen Kenntnisnahme
D-5300 Bonn 2
                              EINSCHREIBEN!

Betr.: Irreführende AOK-Werbung in "Hör zu"   Graz, 12.Jänner 1984

Sehr geehrte Herren,

es dürfte erstmalig in der Geschichte der Krankenkassen sein, daß die
Krankenkassen auf einen ungeheuren "Medikamenten-Schwindel" hereingefallen
sind und selbst für dieses suspekte Medikament - es handelt sich um
"Fluorid, das Rezept der Natur!" - werben.

Wir gehen selbstverständlich davon aus, daß die Krankenkassen ernsthaft
um gesündere Zähne der Kinder bemüht sind.

Gerade deshalb vertrauen wir darauf, sehr geehrte Herren Vorsitzende,
daß unsere Argumente bei Ihnen nicht gleich im Papierkorb landen, sondern
angesichts Ihrer Verantwortung gegenüber den Versicherten und Steuerzahlern selbst dann, wenn Sie aus Gründen der Objektivität diese unseriöse
Fluor-Werbung stoppen und zurückziehen müssen, mit dem gebotenen Ernst
von Ihnen persönlich behandelt werden.

"Fluorid, das Rezept der Natur", wurde bisher nur durch die von ihm
verursachten Schäden bekannt:

in natürlich fluorreichen Gebieten durch seine Zahn- und Skelettschäden
(Zahnfluorose und Fluorose), durch Verkrüppelung der Gelenke (genu
valgum syndrom), durch das "Dorf der jungen Greise" (Türkei) u.v.a.m.

in Betrieben durch berufsbedingte Schäden (Fluorose ist als Berufskrankheit anerkannt) an den Arbeitern und durch die krebserregende Wirkung
vieler Fluorverbindungen und Arzneimittel (siehe z.B.: Chemie und Techno-
logie cyclischer Fluorverbindungen. Schiemann, G. & Cornils, B., Enke
Verlag Stuttgart 1969),

in der Umgebung von Aluminiumhütten und vielen anderen Fluoremittenten
durch sterbende Wälder, schwere Vegetationsschäden, verkrüppelte, lahme
und verendete Kühe, tote Bienen und Singvögel, etc.

in Industriegebieten durch Erstickungsanfälle deutscher Kinder (Pseudo-

Krupp, siehe z. B. "Spiegel" Nr. 2 vom 9. Jänner 1984) durch Schädigung des Blutbildes, etc.

in Fluor-gläubigen Familien durch mit Fluortabletten vergiftete Kinder, etc. Die WHO gibt selbst nur 6-9 mg/kg Kpgw. als tödliche Dosis für Fluorid an,

und Natriumfluorid (NaF), von der AOK Pfalz im "neutralen Emblem" der Arbeitsgemeinschaft Jugendzahnpflege zur Verschleierung der Gefährlichkeit von Fluorid geführt, wurde nicht nur durch seine blutgerinnungshemmende Wirkung (Gefahr für Bluter!), sondern auch durch seine Rolle im Militärschrifttum als "Sabotagegift für perfekten Mord" (Deutsche Akademie für Ärztliche Fortbildung, Greifswald) bekannt.

Es mutet wie ein schlechter Scherz an, daß ausgerechnet die AOK in einem Großinserat in "Hör zu" für dieses "Rezept der Natur" und die Massenanwendung dieses Giftes (durch Gesunde und Kranke, Empfindliche und Unempfindliche, Fluor-Belastete und -Unbelastete, usw.) werben und diese Werbung aus öffentlichen Geldern auch noch finanzieren, während der eigentliche "Zahnkiller Zucker" in einem Nebensatz von sechs Worten an den Rand geschoben wird und Zahnkaries bekanntlich unbestritten gar keine Fluor-Mangelkrankheit ist.

So wie die AOK in ihrem Inserat schreiben, "Fluorid ist ein natürlicher Bestandteil aller Lebewesen und kommt in Spuren überall in der Natur vor", so könnten die AOK dasselbe auch für Blei und Cadmium und viele andere hochtoxische Elemente schreiben.

Sollte man deshalb auch Blei und Cadmium, Arsen und viele andere hochtoxische Elemente zur täglichen Einnahme empfehlen, weil sie irgendeine Wirkung im Körper haben?

Sachlich völlig falsch ist jedenfalls die Behauptung der AOK:
"Fluorid macht den Zahnschmelz widerstandsfähig. Fluorid ist die wirksamste Waffe gegen Karies."

Fluorid macht den Zahnschmelz keineswegs widerstandsfähig, sondern schädigt seine Struktur bei einem Teil der Kinder schon in der empfohlenen Dosis, ätzt ihn an, entkalkt und erweicht ihn destruktiv schon bei den für die Lokalapplikation angewandten Dosierungen, wie wissenschaftlich eindeutig nachgewiesen ist.

Fluorid ist auch nicht die "wirksamste Waffe gegen Karies", sondern überhaupt keine Waffe gegen Karies.

Wie wissenschaftlich eindeutig nachweisbar ist, beruht dieser propagandistisch ungeheuer aufgeblähte Irrglaube auf geradezu dilettantischen, von Zahngesundheitsbeamten und Zahnärzten produzierten "Erfolgsstatistiken", Datenmanipulationen bis hin zu Datenfälschungen, falschen und teils unsinnigen Vergleichen und falschen Schlußfolgerungen aus Experimenten mit unannehmbaren Voraussetzungen und Daten.

Daran ändert sich auch nichts, wenn Institutionen wie das WIdO zuerst eine völlig einseitig zusammengesetzte "wissenschaftliche Kommission" für zahnmedizinische Prophylaxe mit sogenannten "anerkannten Fluor-

Experten" einberufen und dann, einmal festgefahren, sich an Wirkungs-Theorien von Fluorid, die im Grunde auf der Basis der falschen "Erfolgsstatistiken" konstruiert wurden und nicht stimmen, anklammern, und keine kritische Wertung ihres Berichtes mehr vornehmen wollen.

Sehr geehrte Herren, auf S. 36/37 dieser WIdO-Schriftenreihe 4 finden Sie zwei Schaubilder mit "Erfolgen" der Trinkwasserfluoridierung in Basel, die frei erfunden sind.

Die Tatsache ist in der Fachwelt längst bekannt und wird nicht einmal vom Autor dieser Diagramme, dem ehemaligen Leiter der Basler Schulzahnklinik, Dr. Gutherz, dementiert.

Dr. Gutherz kann die Falschheit seiner beiden Diagramme (Abb. 3 und 4 im WIdO-Bericht) auch gar nicht bestreiten, da er selbst in der gleichen Publikation (Sozialmedizinische Aspekte der Trinkwasserfluoridierung ...) zumindest für die 7jährigen Kinder auch die richtigen Daten angegeben hat:

Danach hatten 1966/67 nicht 49% der Kinder gesunde Zähne, sondern nur etwa 13%, also nicht um 45%, sondern um 7% mehr als 1960.

Korrekt wäre es daher gewesen, auch in der Abb. 4 des WIdO-Berichtes so wie schon in der Ab. 3 "fast alles schwarz" zu zeichnen.

Ein weiterer, wissenschaftlich gesehen völlig unsinniger und irreführender Vergleich findet sich in Abb. 2 des WIdO-Berichtes:

Dort wurden unter der täuschenden Überschrift "Die Auswirkungen von natürlicherweise fluoridiertem Trinkwasser ..." an die Kariesbefunde von Kindern, die in einer Basisuntersuchung (fast alle Kinder) 1944/45 in Grand Rapids, Mich., erhoben wurden (ca. 19.000 Kinder), kurzerhand die Kariesbefunde von ein paar hundert Jugendlichen und Erwachsenen die 1960/61 in Rockford, Ill., erhoben worden waren, angestückelt.

Desgleichen wurden an die Kariesbefunde aus selektierten Stichproben von Kindern aus Grand Rapids, Mich., die 1954 (bis 10jährige), 1955 (11jährige) und 1959 (12-16jährige) erhoben wurden (ca. 3.000 Kinder), wobei Grand Rapids seit 1945 künstlich fluoridiert war, die Kariesbefunde von ein paar hundert Erwachsenen aus Aurora, Ill., mit natürlich fluorreichem Trinkwasser (1,2 ppm) aus dem Jahre 1946 angestückelt.

Auf solch unsinniger Vergleichsbasis, man kann diesen von Zahnärzten (sogenannten "anerkannten Fluor-Experten") produzierten Vergleich wohl nur als groben Unfug bezeichnen und das Vorstehende möge nur beispielsweise für viele solche Vergleiche stehen, wurden dann großartige "Wirkungstheorien" zur "Erklärung" der aus solchen Vergleichen abgeleiteten "Kariesreduktionen" produziert, werden dann Empfehlungen für die Beaufschlagung der Bevölkerung mit einer hochtoxischen Substanz zur angeblichen Kariesvorbeugung abgegeben und "Fluorid, das Rezept der Natur!".

Sehr geehrte Herren, bei diesem Sachverhalt schiene es uns überlegenswert, ob nicht einmal einige der sogenannten "anerkannten Fluor-Experten" für ihre falschen Gutachten gerichtlich zur Verantwortung gezogen werden könnten und sollten.

Bezüglich der Abb. 1 im WIdO-Bericht über die Kariesentwicklung bei den Schulkindern in Basel verweisen wir auf unseren beigeschlossenen "Aufruf" mit dem Hinweis, daß die Kariesdifferenz zwischen 1977 und 1961 in Ab. 1 überhaupt nichts über die Ursache und den Einfluß der Trinkwasserfluoridierung aussagt. Man kann aus dieser Darstellung allein nichts über die Faktoren aussagen, die zu dieser Kariesdifferenz geführt haben. Wohl aber ergibt sich aus der Analyse viel weiter gehender Daten und Angaben über die Voraussetzung im Basler TWF-Experiment, daß die TWF keinen nachweisbaren positiven Einfluß auf die Karies gehabt hat.

Sehr geehrte Herren Vorstandsvorsitzende, im Sinne der in dieser Sache dringend gebotenen Objektivität erlauben wir uns, unseren "Aufruf zum Widerstand gegen die programmierte Fluor-Verseuchung unserer Kinder, Mütter, Schwangeren und unserer Umwelt" auch an Sie zu richten und darauf hinzuweisen, daß wirksame Kariesprophylaxe ohne Fluoridierung möglich und sinnvoll und die Zahnkaries ohne (Trinkwasser-) Fluoridierung (auch in Berlin rückläufig ist, während Fluoridierung

1. die Gesundheitskosten nicht dämpft, sondern steigert,

2. zur Kariesvorbeugung und gegen den Zahnverfall nachweisbar unwirksam ist,

3. als Dauermedikation mit Sicherheit schädliche Nebenwirkungen hervorruft und betroffen macht.

Ergänzend zu unserem "Aufruf" erlauben wir uns darauf hizuweisen, daß im Falle der Neueinführung der "Trinkwasserfluoridierung kurzfristig mit durchschnittlich drei Krebstoten zusätzlich auf je 10.000 neu fluoridierte Leute zu rechnen ist.
Ob bei diesen Menschen das Immunsystem durch das Zell- und Enzymgift "Fluor" ausgeschaltet oder bereits vorhandener Krebs mobilisiert wird, ist nicht geklärt.

Wir sehen Ihrer Antwort mit Interesse entgegen und zeichnen mit freundlichen Grüßen

F.d. ARGE für alternative Gesundheitpolitik

Anlagen

Informationen über die Tagespresse und Medien sind in dieser Form die Regel.

Bei der Darstellung "Hallo Zahn! Keine Chance für Karies dank Fluoretten!" handelt es sich um einen farbigen Aufkleber, der für Kinder sehr verlockend ist und ihnen schon rechtzeitig suggeriert, daß Zahngesundheit und Einnahme von Fluortabletten miteinander verknüpft ist.

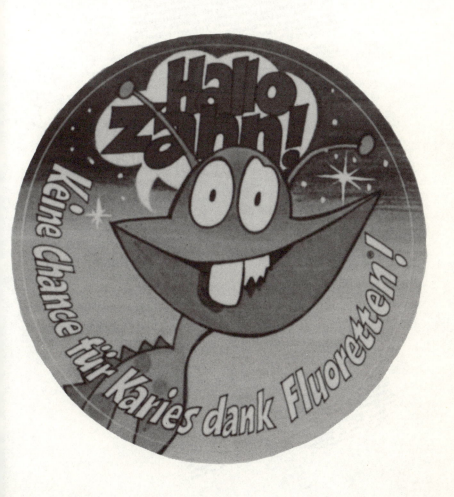

Kinderärzte, Gesundheitsamt und Zahnärzte sind sich einig:

Fluoridpastillen-Verteilung in den Kindergärten unbedingt fortsetzen

Untersuchungen zeigen überall: Karies geht zurück

Landkreis Vechta (hjk) – Die in etwa der Hälfte aller Kindergärten des Landkreises Vechta verteilten Fluoridpastillen zur Vorbeugung gegen Zahnkaries sind für die Kinder in keiner Weise schädlich. Die Warnungen vor einer angeblichen „Giftigkeit" des Fluorids sind schon seit Jahren durch zahlreiche wissenschaftliche Untersuchungen eindeutig widerlegt. Kinder- und Zahnärzte im Landkreis Vechta, die Allgemeine Ortskrankenkasse, die Innungskrankenkassen und das Gesundheitsamt des Landkreises setzen sich sogar für eine Ausweitung der Verteilaktion auf die Grundschulen ein.

In einem Gespräch mit der OV bezeichnete der Leiter des Vechtaer Gesundheitsamtes, Medizinaldirektor Dr. ...

tern ihren Kindern die Pastillen ge ben? Alle Erfahrungen haben g daß die Pastillen nach ein oder Wochen im Sch den und dort verge

Spektakuläre Erfolge bei der Kariesvorsorge

Schlagkräftiges Team verteilt regelmäßig Fluorpräparate

Nur noch jedes vierte Gebiß ist krank / Entwicklung wird sorgfältig beobachtet

VON HARTMUT KACZMAREK

Hochsauerlandkreis. Zufrieden blickt Dr. Schumacher auf die vor ihm liegenden Listen. Die Grafik, die Turmchen Kurven, signalisieren dem Gesundheitsamt

Die Zahlen, die ihm jetzt die Schulzahnärzte vorlegten, waren das Ergebnis einer sorgfältig vorbereiteten A

mäßig genommen werden, ist der Erfolg gesichert."

wohnheiten, insbesondere der Süßigkeitenverbrauch, haben sich in den letzten zwei jahrzehnten nicht verändert, erklärt Dr. Schumacher. Aller-

beugung gegen Zahnbefall ben Sie werden spez Kindergärten tätig Mit seiner

Fluor gegen Volksseuche Karies

Zahnärzte und Kassen fordern Zusatz im Trinkwasser

MÜNCHEN (lb). Eine Anreicherung des Trinkwassers mit Fluoriden haben Zahnärzte und die gesetzlichen Krankenkassen in Bayern gefordert. Mit dieser vorbeugenden Maßnahme hoffen die in einer neuen Landesarbeitsgemeinschaft zusammengeschlossenen Ärzte und Kassenvertreter, die „letzte große Volksseuche" Karies flächendeckend im Freistaat eindämmen zu können.

Das bayerische Innenministerium meint dazu, es bestünde zwar die Möglichkeit, das Trinkwasser in Bayern im Alleingang mit Fluoriden anzureichern. Da aber Nutzen und Risiken fluoridierten Trinkwassers von den Wissenschaftlern sehr abweichend beurteilt werden, könne die Staatsregierung eine derartige Maßnahme nicht einleiten. Auch vom ...in dieser An

ten München und Nürnberg 71 Prozent der Kindergartenkinder der Landeshauptstadt hätten keine Zahnbelage, bei 50 Prozent der Nürnberger Vorschulkinder seien die Zähne gesund, zitierte König entsprechende Untersuchungen.

Scheurlen: Fluorid-Tabletten für Kinder völlig ungefährlich

er. Saarbrücken, 11. Mai (Eg. Ber) Wirksamkeit und Ungefährlichkeit der seit fast 20 Jahren in saarländischen Kindergärten zur Karies-Vorbeugung angebotenen Fluorid-Tabletten haben am Freitag Gesundheitsminister Dr. Rosemarie Scheurlen (FDP), Vorsitzender der Ärztekammer Dr. Werner Röhrs, und Sanitätsrat Dr. ...lung Zahnärzte, unterstrichen.

worden. Die vorbeugenden Fluorid-Gaben kennzeichnete Röhrig (...chon bis Prozent) der Schulanfänger leiden Karies) als einen Teil der Bemühungen im Kampf gegen die „Volksseuche" Karies. Die Gesundheitsaufklärung im Kindergarten solle man jetzt beispielweise Zah...

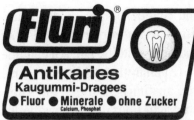

klebt nicht an künstlichen Zähnen und Zahnspangen

98% der Bevölkerung leiden seit ihrer Kindheit unter Karies

Bereits 2 Minuten nach Genuß von Zucker (z. B. Marmelade) aber auch Kohlehydraten (z. B. Brot) setzt die zerstörende Wirkung der sich bildenden aggressiven Säure ein. Minerale (z. B. Calcium) werden dem Zahnschmelz entzogen.

 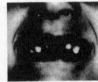

Schluß mit total karieszerstörten Zähnen

Fluri-Antikaries-Kaugummi-Dragees sind nach den neuesten wissenschaftlichen Erkenntnissen der Zahnmedizin ein geeignetes Mittel, die Volksseuche Karies zu bekämpfen.
mindestens 2x täglich Zähne putzen
2x jährlich zum Zahnarzt
und die regelmäßige Anwendung von Fluri-Antikaries-Kaugummi-Dragees garantieren eine optimale Zahnpflege.

Anwendung:
- Bei Karies und zur Kariesprophylaxe
- Zur Desensibilisierung überempfindlicher Zähne
  – Zähne, die auf heiß und kalt oder süß und sauer schmerzhaft reagieren –
- Bei Zahnfleischentzündung (Gingivitis)
- Zur Gesunderhaltung des Zahnhalteapparates
- Zur Vorbeugung gegen Zahnsteinbildung

– Ein Rund-um-Schutz für Ihre Zähne –

Dosierung:
Kinder von 3–6 Jahren täglich 3 Stück
Kinder ab 6 Jahren und Erwachsene täglich 4 Stück
z. B. nach der Mahlzeit, auf dem Schulweg, auf dem Weg zur Arbeit, nach dem Kantinenaufenthalt, anstelle von Naschereien.

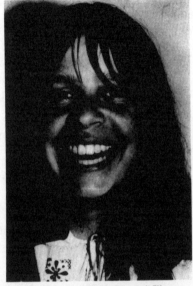

Fluri-Antikaries-Kaugummi-Dragees für gesunde Zähne

- Reinigt die Zähne gründlich
  – ein sauberer Zahn bekommt keine Karies –
- ersetzt durch Calcium und Phosphat den Mineralverlust
  – ein richtig ernährter Zahn bekommt keine Karies –
- härtet den Zahnschmelz durch Fluoreinlagerung
  – ein gehärteter Zahn ist gegen Säureangriffe widerstandsfähig –
- hemmt durch die bakteriostatische Wirkung von Fluor den Stoffwechsel der Bakterien
  – der Zahn muß in einem gesunden Zahnhalteapparat sitzen –
klebt nicht an künstlichen Zähnen und Zahnspangen (nicht für Totalprothesenträger)

Zusammensetzung:
1 Kaugummi-Dragee enthält:
0,553 mg   Natriumfluorid (entsprechend 0,25 mg Fluorid)
150 mg   Calciumcitrat
50 mg   Tricalcium- bis orthophosphat

Originalpackung zu 15 Stück in Ihrer Apotheke

Fluri-Pharma GmbH · 8450 Amberg · Telefon (09621) 842 44

So erfolgt Meinungsbildung und Standespolitik in der Deutschen Zahnärzteschaft. Die Einseitigkeit der Information ist trotz der wenigen Beispiele deutlich genug dargestellt. Die sogenannte Fachpresse, in diesem Fall die ZM (Zahnärztliche Mitteilungen), brachte allein in Heft 5/1984 sechs ausführliche Pro−Fluorid−Informationen und zusätzlich den Bericht über den Fluoridbefürworter Naujoks. Darstellungen dieser Art gelten dann als neueste Erkenntnisse "unabhängiger" Wissenschaftler.

Seit langem wird in den von zahnärztlichen und gewissen ärztlichen Standes− und Berufsorganisationen kontrollierten zahnmedizinischen und medizinischen Medien nur "positive" Meinung publiziert und jede kritische Stellungnahme zur Fluoridierung rigoros unterdrückt, so daß der einzelne Zahnarzt gar keine Möglichkeit hat, sich selbst ein unabhängiges Urteil zu bilden.

Anmerkung:
ZM ist Organ des Bundes der Deutschen Zahnärzte e.V., Bundes−Zahnärztekammer und der Kassenzahnärztlichen Bundesvereinigung. Mitarbeiter in der ZM−Redaktion ist Herr Römer.

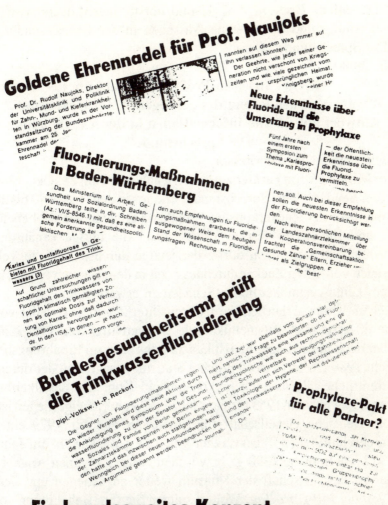

Goldene Ehrennadel für Prof. Naujoks

Prof. Dr. Rudolf Naujoks, Direktor der Universitätsklinik und Poliklinik für Zahn-, Mund- und Kieferkrankheiten in Würzburg, wurde in der Vorstandssitzung der Bundeszahnärztekammer am 25. Ja... Ehrennadel de... teschaft ...

nannten auf diesem Weg immer auf ihn verlassen könnten.
Der Geehrte, wie jeder seiner Generation nicht verschont von Kriegszeiten und wie viele gezeichnet vom ... der ursprünglichen Heimat, ... Königsberg, wurde ...

Neue Erkenntnisse über Fluoride und die Umsetzung in Prophylaxe

Fünf Jahre nach einem ersten Symposion zum Thema „Kariesprophylaxe mit Fluori-
— der Öffentlichkeit die neuesten Erkenntnisse über die Fluorid-Prophylaxe zu vermitteln.

Fluoridierungs-Maßnahmen in Baden-Württemberg

Das Ministerium für Arbeit, Gesundheit und Sozialordnung Baden-Württemberg teilte in div. Schreiben (Az.: VI/5-8546.1) mit, daß es eine allgemein anerkannte gesundheitspolitische Forderung sei ... laktische ...

den auch Empfehlungen für Fluoridierungsmaßnahmen erarbeitet, die in ausgewogener Weise dem heutigen Stand der Wissenschaft in Fluoridierungsfragen Rechnung tra...

nen soll. Auch bei dieser Empfehlung sollen die neuesten Erkenntnisse in der Fluoridierung berücksichtigt werden.
Nach einer persönlichen Mitteilung der Landeszahnärztekammer wird die Kooperationsvereinbarung betrachtet die „Gemeinschaftsaktion Gesunde Zähne: Eltern, Erzieher ...hrer als Zielgruppen, ...die best-

Karies und Dentalfluorose in Gebieten mit Fluoridgehalt des Trinkwassers (3)

Auf Grund zahlreicher wissenschaftlicher Untersuchungen gilt ein Fluoridgehalt des Trinkwassers von 1 ppm in klimatisch gemäßigten Zonen als optimale Dosis zur Verhütung von Karies, ohne daß dadurch Dentalfluorose hervorgerufen wurde. In den USA, in denen — je nach Klim... 1,2 ppm vorge-

Bundesgesundheitsamt prüft die Trinkwasserfluoridierung

Dipl.-Volksw. H.-P. Reckort

Die Gegner von Fluoridierungsmaßnahmen regen sich wieder. Veranlaßt wird diese neue Aktivität durch die Ankündigung eines Symposiums über die Trinkwasserfluoridierung zu dem der Senator für Gesundheit, Soziales und Familie von Berlin gemeinsam mit der Zahnärztekammer Experten nach Berlin eingeladen hatte und das inzwischen auch stattgefunden hat. den hatte und das inzwischen auch stattgefunden hat. Wenngleich bei dieser neuen Antifluoridwelle keine neuen Argumente genannt werden, beeindrucken die ...

Und das Ziel war ebenfalls vom Senator klar definiert, nämlich die Frage zu beantworten, ob die Fluoridierung des Trinkwassers eine wirksame und eine gesundheitspolitische wie auch rechtlich-demokratische Sicht vertretbare Vorbeugungsmaßnahme ist. Hierzu äußerten sich Vertreter der Zahnheilkunde, der Toxikologie, der Hygiene, der Rechtswissenschaft und der Trinkwasserver... einander ...

Prophylaxe-Pakt für alle Partner?

Die Spitzenverbände der Kranken...
... und zwar BKK ...
VdAK haben unterschrieben ...
... dem § 22 auf eine gezielte ...
Förderungsverantwortung hin Zu...
... Gruppenprophy...
... was nicht so schlim...
... Rechtsbedenken ...

Ein bundesweites Konzept zur Koordinierung der Prophylaxe

Die Bundesvereinigung für Gesundheitserziehung e.V. hatte am 14./15. November 1983 zu einem Kooperationsgespräch in Fragen der oralen Prophylaxe nach Bonn eingeladen; den Vorsitz führte Frau Dr. Neumeister, MdB, als Präsidentin der BfGE. Vertreter zahnärztl...

Landes-Jugendpflege-Gesetze oder Richtlinien?

Die Mehrzahl der Teilnehmer war der Auffassung, daß keine neuen Gesetze erforderlich sind — die vorhandenen Empfehlungen ...e wirksa...

Größe — man diskutierte über einen Betrag von DM 60,— pro Stunde, sie sollte sich aus dem praktischen Einsatz ergeben.

Neutralität der Durchführung

Besonders hervorgehoben daß es wichtig sei, für die ge... me Arbeit bzw. Aufgabe st...

Der offene Brief an Prof. Harald Förster macht deutlich, wie widersinnig und falsch seine Aussagen in der Fernsehsendung "Die Sprechstunde" waren.
Nr. 78/80

Offener Brief an Prof. Dr. Harald Förster
Warum Verharmlosung des gestiegenen Zuckerkonsums?
Antwort auf falsche Informationen in der TV—Sendung "Die Sprechstunde"

Sehr geehrter Herr Professor,
vor Millionen von Fernsehzuschauern haben Sie am 28. Okt. 1980 in der Sendung "Die Sprechstunde" erklärt: in den letzten 20 bis 30 Jahren sei der Zuckerkonsum "praktisch unverändert geblieben" — und Sie haben ferner gesagt, wenn die übrige Ernährung ausreichend sei, "dann dürfte der jetzige durchschnittliche Verbrauch von 100 g Zucker durchaus noch in dem Bereich liegen, in dem keine gesundheitlichen Schäden zu erwarten sind".

Nun waren sicherlich die meisten Ihrer Zuschauer weder von Beruf Ärzte noch Biochemiker wie Sie, verehrter Herr Professor, aber doch in der Lage, Statistiken zu lesen. Die im Ernährungsbericht 1980 (S. 54) veröffentlichte Statistik besagt, daß der durchschnittliche jährliche Zuckerkonsum pro Kopf der Bevölkerung von 25 kg im Jahr 1953 bis zum Jahre 1979 enorm angestiegen ist. Die Deutsche Gesellschaft für Ernährung gibt für 1979 einen durchschnittlichen Tagesverzehr von 133 g Zucker an. Im Jahre 1972 waren es noch 90 g. Inzwischen ist nach eigenen Angaben der Zuckerwirtschaft der Konsum weiter angestiegen und liegt *1980 bei 140 g pro Tag.* Worauf stützen Sie Ihre Behauptung von dem praktisch unverändert gebliebenen Zuckerverbrauch und der von Ihnen dafür angegebenen Höhe von 100 g pro Kopf und Tag?

Wenn Sie, verehrter Herr Professor, 100 g "noch in dem Bereich" ansiedeln, in dem keine gesundheitlichen Schäden zu erwarten sind, wie würden Sie dann jenen Professor Harald Förster interpretieren, der in der "Verbraucher—Rundschau" (Okt. 1977)

erklärte: "90 g Zucker pro Tag ist zuviel". Wenn Sie heute 100 g tolerieren, wie erklären Sie sich dann die im Ernährungsbericht 1969 niedergelegte Auffasung des hochgeachteten Seniors der deutschen Ernährungswissenschaft, Prof. Joachim Kühnau, wonach nicht mehr als ca. 60 g pro Tag konsumiert werden sollten. Also *60 g noch unbedenklich* − aber 140 g werden tatsächlich im Durchschnitt verbraucht. Gibt es klinische Untersuchungen, welche z.B. einen 100 g Verzehr am Tag im Gegensatz zur Lehre von Kühnau als unbedenklich bestätigen? Und gibt es wissenschaftlich gesicherte Erkenntnisse oder epidemiologische Untersuchungen, die es erlauben, den tatsächlichen Konsum von 140 g am Tag als nicht alarmierend und nicht schädlich zu bewerten? 47 Ihrer wissenschaftlichen Kollegen haben im Ernährungsbericht 1980 festgestellt: "Mit Unbehagen beobachten wir auch den hohen Konsum von Fett und Zucker". Warum aber befällt Sie kein Unbehagen? Sie und diese Kollegen stimmen im Urteil über den Zucker als Kariesverursacher überein, und sie sagen mit Ihnen auch, daß der Zusammenhang mit anderen typischen Erkrankungen "unbewiesen" sei − aber doch wohl auch nicht widerlegt! Kühnau war anno 1969 präziser. Er schrieb zu den Folgekrankheiten des Zuckers "weder bewiesen noch widerlegt". Wären Sie bereit, einmal das "Hearing" vor dem Unterausschuß für menschliche Ernährung des Senats der USA vom Mai 1973 nachzulesen, bei dem über "die Rolle des Zuckers in der Ernährung, bei der Entstehung von Diabetes und Herzerkrankungen" berichtet wurde? Und nicht zuletzt verdiente Prof. Harald Förster mit seinem 1977 gegebenen Hinweis Ihre Aufmerksamkeit: "Die Folge der zunehmenden Verwendung von leeren Energieträgern kann die Entwicklung von latenten Mangelerscheinungen, trotz offenkundiger Überernährung, sein. Die leeren Energieträger begünstigen das Entstehen von Übergewicht, vor allem dann, wenn sie nicht beachtet werden".
In diesem Sinn mit freundlichem Gruß
Günter Kaufmann, Pressesprecher des Süßstoffverbandes e.V.

Die Gesundheitsaufklärung der Zahnärzte—Organisationen, die 1982 vom Fernsehen ausgestrahlt wurde, spricht ebenfalls für sich.
8.10.1982
Betrifft: Gesundheitsaufklärung der Zahnärzte—Organisationen hier: Fernsehsendung im III. Programm des WDR vom 7.10.82

Unter dem Thema "Gesund im Mund" strahlte das Westdeutsche Fernsehen eine Aufklärungssendung zur Zahngesundheit aus. Die Sendung war breit angelegt. Das gewählte Thema ist deckungsgleich mit dem Generalthema für Öffentlichkeitsarbeit der KZBV, des BDZ und des FVDZ Planungsstabes. Dieses Generalthema wurde in der Zwischenzeit von der Osing—KZV—NR ebenfalls übernommen.

Generaltenor der Sendung:
Zahn—, Mund— und Kiefererkrankungen entstehen ausschließlich durch äußere Ursachen: mangelhafte Zahnhygiene, Daumenlutschen, etc.

Zucker spielt dabei nur insofern eine Rolle, als er die Bildung von Zahnbelägen und milchsäurebildenden Bakterien, durch die der Zahn von außen angegriffen und das Zahnbett von außen bis zur Krankheit belastet wird, fördert.

Das hat aber nur dann, so der von der Sendung vermittelte Eindruck, Schadwirkung, wenn nicht nach dem Verzehr von Zucker und zuckerhaltigen Süßigkeiten die Zähne gründlich (3 Min.) geputzt werden.

Hierzu sollten alle modernen Mittel eingesetzt werden: Kunststoffzahnbürste, elektrische Zahnbürste, Munddusche, Belagfärber, fluorhaltige Zahnpasten, Zahnseide, Zahnzwischenraumreiniger, Fluoride etc. (Vor Naturzahnbürsten wurde sogar ausdrücklich gewarnt).

Herr Prof. Dr. Naujoks, Ex—Präsident der Deutschen Gesellschaft für Zahn—, Mund— und Kieferheilkunde und der Befürworter einer Fluoridmedikation in Deutschland, trat auch in dieser

Sendung wieder nachdrücklich für die Fluoride ein. Er erklärte, daß es keinen Beweis für die Schadwirkung der Fluoride gäbe, daß jedoch zahlreiche Beweise für die Kariesschutzwirkung vorlägen. Wie stets störte es Herrn Prof. Naujoks nicht, daß seine Argumentation unwissenschaftlich ist. Einmal deshalb, weil der, der eine lebens— und organfremde Substanz in Mensch und Tier bringen will, vorher den Nachweis ihrer völligen Unschädlichkeit erbringen muß, und zum anderen, weil namhafteste Wissenschaftler, insbesondere Toxikologen und Statistiker, der von Naujoks vertretenen Meinung *begründete* Gegenbeweise vorhalten.

Insgesamt war offensichtlich, daß diese Sendung auf eine Irreführung der Bevölkerung zielte, denn sie suggerierte: Zucker ja, denn Zahnhygiene und Fluoride schützen vor Zahn—, Mund— und Kieferkrankheiten und endogene (innere) Schadwirkungen des Zuckers sind nicht zu erwarten.

Die in dieser Sendung eingestreute Warnung vor zuviel Zucker war, wie für derartige zahnärztliche Gesundheitsaufklärung typisch, nichts anderes als Alibihandlung, an der auch die eindrucksvollen Bilder des Herrn Prof. Wetzel nichts änderten.

Für Insider wurde klar: Das war eine von Zahnärzten bezahlte Werbesendung für die Zucker—, Süßwaren—, Pharma— und Zahnhygiene—Industrie, wie sie von der Werbeagentur Thompson im Auftrag dieser Industrie und in Zusammenarbeit mit dem Verein für Zahnhygiene, dem Planungsstab für Öffentlichkeitsarbeit der KZV—NR, dem Koordinierungsausschuß für Zahngesundheit und dem Ausschuß für Jugendzahnpflege betrieben wird. Verbindungsmann und Koordinator dieser Art von Aufklärungsarbeit ist ein Herr Römer, der in all diesen genannten Organisationen Schlüsselstellungen einnimmt.

Quellen, Zuflüsse, Filter Der Weg der Information vom Wissenschaftler zum Verbraucher

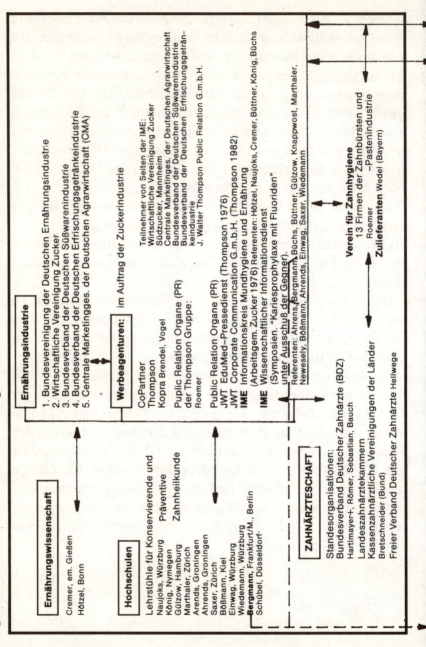

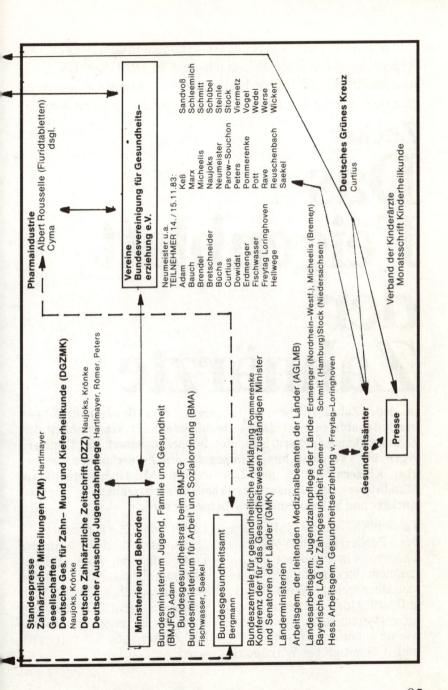

In besonders eindrucksvoller Weise kommt in dem Artikel "Das Feigenblatt der Zahnärzte", erschienen in DIAGNOSEN 8/83, zum Ausdruck, daß letzten Endes alle Fluoraktionen – vollendet getarnt – von der Finanzmacht Zuckerindustrie gesteuert werden.

Zucker
Das Feigenblatt der Zahnärzte

In den »Zahnärztlichen Mitteilungen«, dem Bundeszentralorgan bundesrepublikanischer Zahnärzte lamentiert der Vizepräsident der Zahnärztekammer Nordrhein, der Bonner Zahnarzt Dr. Lemmer, gegen die »Verniedlichungskampagne« des Zuckerkonsums gegenüber Kindern, wie sie laut Lemmer von IME (Informationskreis Mundhygiene und Ernährungsverhalten) im bezahlten Auftrag der Zucker- und Süßwarenindustrie betrieben wird.

Tatsächlich wurde IME von der Public Relations-Agentur Thompson in Frankfurt als Instrument im Kampf gegen die kausalbezogene Gesundheitsaufklärung der Kassenzahnärztlichen-Vereinigung Nordrhein, wie sie in der Zeit zwischen 1976 und 1979 mit großer Wirkung zu Lasten des Zuckerumsatzes – Jahresminus rund 300 Millionen DM – und mit noch größerer Wirkung für die Zahn- und Allgemeingesundheit durchgeführt wurde, eingerichtet: natürlich ebenfalls im bezahlten Auftrag der Zucker- und Süßwarenwirtschaft.

Umsatzsteigerung nach Kooperationsvertrag

Und IME war sehr erfolgreich. Es gelang nicht nur, die kausale Gesundheitsaufklärung der Kassenzahnärzte in Düsseldorf zum Erliegen zu bringen, was zu einem Zucker-Umsatz-Plus von rund 1,5 Milliarden DM pro Jahr führte, sondern die Kassenzahnärztliche Vereinigung schloß auch mit der Wirtschaftsvereinigung Zucker einen Kooperationsvertrag, in dem sie sich verpflichtet, die zahnärztliche Gesundheitsaufklärung mit der Zuckerwirtschaft abzustimmen.

Die Kassenzahnärztliche-Vereinigung Nordrhein (KZV) bestreitet, daß es sich bei diesem Vertrag um einen Kooperationsvertrag handelt. Nach ihren Angaben handelt es sich um einen Vergleich, mit dem ein Rechtsstreit beigelegt worden sei. Die KZV verschweigt jedoch, daß es zwischen ihr und der Wirtschaftsvereinigung Zucker gar keinen Rechtsstreit gegeben hat. Einen solchen gab es nur zwischen der Zuckerfabrik Brühl und der KZV.

Aber was immer der Zuckervertrag der Düsseldorfer Kassenzahnärzte sein mag, tatsächlich stellte die KZV-Nordrhein nach Abschluß dieses Vertrages ihre Aufklärungsarbeit genau auf die Linie um, wie sie von IME betrieben wird: Zahnhygiene und Fluoride schützen vor Karies. Zwar wird mit gelinder Verschämtheit gesagt, daß Zucker Karies verursacht. Aber das geschieht eher und lauter zu den Zahnärzten als zur Bevölkerung hin. Dieser serviert man lieber groß angelegte Rundfunksendungen, in denen der Gesinnungsfreund des Dr. Lemmer, ein Dr. Jochum aus Essen, zu berichten weiß, daß gegen den Verzehr einer ganzen Tafel Schokolade nach dem Essen nichts einzuwenden wäre, wenn hinterher die Zähne geputzt würden. Und der neue Vorsitzende der KZV-Nordrhein wußte zu berichten, daß es keinerlei gesundheitliche Bedenken gegen die Einnahme und Verwendung von Fluoriden in unterschiedlichster Form gäbe.

Gute Zusammenarbeit mit der Zuckerlobby

Der Vorsitzender der Kassenzahnärzte, Herr Osing, und Herr Jochum sagten damit genau das, was IME als »gesichertes Wissen« zu verbreiten versteht.

Und: Vizepräsident Lemmer blieb stumm und zustimmend, als die KZV-Nordrhein ihren

Zuckervertrag schloß. Er blieb stumm und zustimmend als die beiden KZV-Verantwortlichen Osing und Jochum im Rundfunk das Lied von IME »sangen«. Es ist auch nicht bekannt, daß Vize Lemmer etwas dagegen unternommen hätte, daß die Kindergartenaktionen, die die Düsseldorfer Kassenzahnärzte seit 1979 durchführten, ihr Schwergewicht auf Mundhygiene legen und nur am Ende die Bedeutung des Zuckers und der Ernährung ansprechen. Und: Vize Lemmer verschweigt, daß die Idee solcher Kindergartenaktionen den Intensionen von IME entspricht.

Wenn Dr. Lemmer dennoch gegen IME schreibt, und die »Zahnärztlichen Mitteilungen« (ZM) sein Anti-IME-Schreiben erwähnen, muß es dafür Gründe geben. Es wäre mehr als überraschend, wenn sich in derartigen Veröffentlichungen Sorge um die Gesundheit von Kindern ausdrücken würde. Denn Lemmer muß wissen, was die Spatzen von den Dächern pfeifen:

Vor nicht allzulanger Zeit wurde vom Bundesverband der deutschen Zahnärzte, dem Mitherausgeber der »ZM«, die gute Zusammenarbeit mit der Thompson-Werbeagentur, der Erfinderin und Herausgeberin von IME, hoch gelobt. Aus der Sicht der »ZM« erscheint das auch nur konsequent. Denn die »Zahnärztlichen Mitteilungen« sind schon seit vielen Jahren im Bereich ihrer Gesundheitsaufklärung uneingeschränkt auf der IME-Linie: Zahnhygiene, Fluoride und Ernährung; wobei die unterschiedliche Schreibweise zeigt, welche Rangfolge die ZM ihren »aufklärenden« Veröffentlichungen beilegen.

Und daß das so bleibt, erscheint überaus gut abgesichert. Denn der Mann, der personifiziert, was Public Relations-Thompson über IME im hochbezahlten Auftrag der Zucker- und Süßwarenwirtschaft präsentiert, sitzt heute als einflußreicher Mitarbeiter im Zentrum zahnärztlicher Aufklärung: in der Redaktion der »Zahnärztlichen Mitteilungen« und im Planungsstab für Öffentlichkeitsarbeit, dem unter anderen die drei größten Zahnärzteorganisationen, die Kassenzahnärztliche Bundesvereinigung, der Bundesverband der Deutschen Zahnärzte und der Freie Verband Deutsche Zahnärzte, angehören.

Keine moralisch begründete Scheu

Es handelt sich um Herrn Römer. Früher war er Geschäftsführer der Thompson-Werbeagentur und des Vereins für Zahnhygiene zur gleichen Zeit.

Dieser Verein hatte seine Geschäftsräume in den Geschäftsräumen der Thompson-Werbeagentur. Als die frühere Kassenzahnärztliche Vereinigung Nordrhein diesen Sachverhalt veröffentlichte, teilte der Verein für Zahnhygiene mit, Herr Römer sei bei Thompson ausgeschieden, der Verein habe seine Geschäftsräume verlegt und seine Geschäftsverbindungen zu Thompson aufgekündigt.

Dann erschien Herr Römer plötzlich in den ersten Sitzungen des Planungsstabes für Öffentlichkeitsarbeit der bundesdeutschen Zahnärzte. Er wurde als persönlicher Berater des damaligen Vizepräsidenten des Bundes Deutscher Zahnärzte, ein Dr. Sebastian, vorgestellt, und in dem Sitzungsprotokoll des Planungsstabes für Öffentlichkeitsarbeit, das von Dr. Sebastian unterschrieben wurde, war der Verein für Zahnhygiene als Mitwirkender für den Planungsstab aufgeführt. Die Antwort auf die Frage, wie dieser Verein und Herr Römer schon damals in den Planungsstab gekommen waren, blieb Dr. Sebastian bis heute schuldig.

Inzwischen ist Dr. Sebastian Präsident des Bundes Deutscher Zahnärzte. Und offensichtlich ist es seinem Einfluß zuzuschreiben, daß Herr Römer zu den vorgestellten einflußreichen Positionen innerhalb des Schaltzentrums zahnärztlicher »Macht« aufrücken konnte.

Da nicht bekannt ist, daß Herr Römer seine Stellung als Geschäftsführer des Vereins für Zahnhygiene aufgegeben hat, darf geschlossen werden, daß er heute sowohl diesen Verein wie den Bund Deutscher Zahnärzte in Fragen der Gesundheitsaufklärung berät, vertritt und repräsentiert. Damit wäre die Verbindungs- und Einflußlinie Thompson – Verein für Zahnhygiene – Planungsstab erkennbar. Die früher einmal moralisch begründete Scheu des Vereins für Zahnhygiene, weiter mit Thompson zusammenzuarbeiten, weil Thompson bezahlte Public Relations für den Zucker macht, dürfte als überwunden angesehen werden.

Als gemeinsamer Herausgeber verschicken der Verein für Zahnhygiene und der Deutsche Medizinische Informationsdienst e. V. seit etlicher Zeit an alle Zahnärzte die Broschüre »Karies-Prophylaxe«. Und in dieser Broschüre läßt sich in aller Regel das als »gesichertes Wissen« nachlesen, was IME als »gesichertes Wissen« verkauft: Zahnhygiene, Fluoride und Ernährung!

Das kann auch kaum verwundern, denn nach Mitteilungen aus »süß aktuell« soll die Thompson-Werbeagentur inhaltsbestimmende Mehrheiten am »Deutschen Medizinischen Informationsdienst« erworben haben. Unter Beibehaltung des Erscheinungsbildes – leuchtendes Gelb und weiße Umrandung – wurde am 1. Januar 1983 der Titel dieser Broschüre in »Oral Prophylaxe« geändert und als Herausgeber tritt jetzt der Verein für Zahnhygiene e. V. allein in Erscheinung.

Daß hier jedoch nur das »Fell« geändert wurde, der Sinn jedoch behalten werden durfte, dafür ist mehr als der namensgleiche und fluorfreundliche Beirat wieder die Person des Herrn Römer Garant: er war Schriftleiter bei der »Karies-Prophylaxe«, und er ist Schriftleiter bei der »Oral-Prophylaxe«.

Alle sprechen eine Sprache

Wer meint, der Einflußbereich des aus der Thompson-Public Relations-Firma aufgestiegene Herr Römer sei damit erschöpft, der irrt.

Tatsächlich ist der Verein für Zahnhygiene e. V., für den Herr Römer immer noch tätig ist, neben vielen anderen Einrichtungen in einer großen Zahl, wenn nicht gar in allen Landesarbeitsgemeinschaften für Zahnpflege vertreten oder sogar Mitglied.

In diesen Landesarbeitsgemeinschaften sind in aller Regel die für Gesundheit zuständigen Landesminister, die Landesverbände der gesetzlichen Krankenkassen, die Landesverbände der Zahnärzte des öffentlichen Gesundheitsdienstes, die Zahnärztekammern und die Kassenzahnärztlichen Vereinigungen vertreten. Wen wundert es bei dieser Konstellation, daß alle diese Organisationen in Sachen Karies- und Oral-Prophylaxe eine Sprache sprechen: Zahnhygiene, Fluoride und Ernährung.

Gutmeinende könnten meinen, das sei so, weil hinter diesem »Einheitslied« tatsächlich »gesichertes Wissen« stünde. Fehlanzeige: denn ehrliche Wissenschaft weiß, daß das Wissen von heute, der Irrtum von morgen ist.

Tatsächlich dürfte dieses »Einheitslied« gesungen werden, weil es einen starken »Dirigenten« gibt, und die »Sänger« singen mit, obwohl sie wissen, daß die Melodie falsch und der Text zweifelhaft ist. Denn es ist kaum denkbar, daß auch nur einer der Mitsänger die wissenschaftlichen

Arbeiten nicht kennt, die die große gesundheitliche Zweifelhaftigkeit der Fluorid-Medikation belegen. Und ebenso erscheint es undenkbar, daß den Mitsängern die Ergebnisse der mehrjährigen und großangelegten Forschungsarbeit der englischen Zahnärzte unbekannt geblieben sein sollen, die den Beweis erbrachten, daß Zahnhygiene Karies (Zahnfäule) nicht verhindern kann, und die den Leiter dieses Großversuches veranlaßten, öffentlich zu erklären, daß es nur ein Mittel gäbe, der Seuche Karies Herr zu werden: Verzicht auf Zucker!

Zahnärzte wider besseres Wissen

Ob IME der mächtige Dirigent ist, ließe sich nur vermuten. Daß jedoch der Text des »Einheitsliedes« in Sachen Karies- und Oral-Prophylaxe dem Text nur allzu häufig bis auf den Punkt gleicht, den IME in sehr vielen Tönen zu »singen« weiß, ist unübersehbar.

Was wollen also Vizepräsident Dr. Lemmer, wenn er IME »angreift« und die »Zahnärztlichen Mitteilungen«, wenn sie Dr. Lemmers »Angriff« erwähnen? Den Text des »Einheitsliedes« ändern? Mitnichten, wie die Veröffentlichungen der »ZM«, der »Oral-Prophylaxe«, der Landesverbände der Gesetzlichen Krankenkassen, der Verbände der Zahnärzte des Öffentlichen Gesundheitsdienstes, vieler Ministerien, zahlreicher Zahnärztekammer und Kassenzahnärztlichen Vereinigungen leicht belegen.

Da Dr. Lemmer nicht nur einer der entschiedensten Gegner der kausalen Gesundheitsaufklärung der früheren Kassenzahnärztlichen-Vereinigung Nordrhein war, sondern sich auch schon damals öffentlich als strikter Verfechter der kollektiven Fluorid-Medikation zu erkennen gab, drängt sich die Vermutung auf, daß seinem »Angriff« auf IME genau die Bedeutung zukommt, die er den IME-Auftragsbestrebungen vorzuwerfen scheint: Feigenblatt-Funktion. □

Der Fall Knellecken

Weil Dr. Knellecken es gewagt hat, als Vorsitzender der Kassenzahnärztlichen Vereinigung Nordrhein (KZV–NR) in sachbezogenen Veröffentlichungen immer wieder darauf hinzuweisen, daß Zahnkaries vorrangig durch den Verzehr von Fabrikzucker entsteht, wurde er liquidiert.

Es zeigte sich nämlich sehr bald, wie sich echte Gesundheitspolitik in humanitärer und sozialer Hinsicht positiv für den einzelnen Bürger auswirken muß. Die Zahnkaries ging zurück, der Zuckerverbrauch allerdings ebenfalls – zum Ärger der Industrie.

Dr. Knellecken setzte lediglich den Ernährungsbericht 1976 der Bundesregierung in positive berufliche Aktivität um, da ihm der Begriff "Ethik" in der Medizin noch nicht fremd geworden war, wie den meisten seiner Kollegen.

Auf Seite 144 des Ernährungsberichtes der Bundesregierung heißt es: "Die zur Entstehung kariöser Höhlen im Zahn notwendigen Bedingungen sind ganz genau bekannt." Die Bundesregierung läßt diese wissenschaftliche Feststellung dann in allen Einzelheiten darlegen, um auf Seite 146 des gleichen Berichts unter der Zwischenüberschrift "Der wichtigste Einzelfaktor: Häufigkeit der Zuckeraufnahme" folgendes mitzuteilen:

"Seltener Zuckerkonsum, z.B. ein– oder zweimal pro Woche, führt nur zu äußerst geringfügigem Kariesbefall."

Ganz unmißverständlich wird die Bundesregierung im folgenden Absatz der gleichen Veröffentlichung:

"Allein bei den rund 5 Millionen Schulkindern der Bundesrepublik Deutschland entstehen infolge des steigenden Zuckermißbrauchs im Jahr rund 15 Millionen Kavitäten in den Zähnen... Das Abbrechen ganzer Zahnwände nach kariöser Zerstörung großer Dentinpartien und die Infektion des Zahnwurzelkanals ist bis zum Alter von 50 Jahren noch immer die Hauptursache des Zahnverlustes. *Es wäre eine irreführende Beschönigung, wenn man nicht ganz klar darauf hinweisen würde, daß dieses Zerstörungswerk die direkte Folge häufigen Zuckerkonsums ist."*

Und um gar keinen Zweifel und auch keinen von gewissen Wirtschaftszweigen so sehr gewünschten Ausweg offenzulassen, hält die Bundesregierung auf Seite 147 ihres Ernährungsberichtes fest, daß die enormen Unterschiede im Kariesbefall zwischen natürlich lebenden Menschen (Beispiel: Südatlantikinsel Tristan da Cunha) und zivilisiert lebenden Menschen "nicht auf genetische Faktoren zurückgehen", sondern daß weltweit der Anstieg des Kariesbefalls in Zusammenhang steht mit dem Anstieg des Zuckerkonsums.

Der folgende Bericht "Demokratische Inquisition" erschien in DER NATURARZT 10/1983. Es wurde bewußt auf ausgedehnte Darstellungen (z.B. die Millionengeschäfte einiger Kollegen, die gegen Dr. Knellecken ausgesagt haben) verzichtet.

Weil er sich für die Gesundheit einsetzte, wird sein Leben zerstört. Demokratische Inquisition

1976 wurde der Düsseldorfer Zahnarzt Dr. E. Knellecken zum Vorsitzenden der Kassenzahnärztlichen Vereinigung Nordrhein (KZV–NR) gewählt. Dieser Vereinigung müssen lt. Gesetz alle Zahnärzte angehören, die Kassenpatienten behandeln wollen. Diese Vereinigungen haben die Pflicht, die Versorgung der sozialversicherten Bevölkerung mit Zahnbehandlung sicherzustellen. Das kostet immer mehr Geld. Darüber klagen alle politischen Kräfte. Sie lasten die Schuld Ärzten und Zahnärzten an. Darum werden deren Honorare fortlaufend real gesenkt, und die Behandlung der Kranken wird in immer unsinnigere bürokratische Bestimmungen gepreßt.

Unter Vorsitz von Dr. Knellecken ging die KZV–NR daran, das zu ändern. Sie machte klar, daß die Behandlungskosten deshalb steigen, weil Zahl und Schwere der Krankheiten zunehmen. Will man Kosten senken, müssen Zahl und Schwere der

Krankheiten abnehmen.

Bei den Zahn–, Mund– und Kieferkrankheiten ist das ziemlich einfach. Denn Karies (Zahnfäule) entsteht nur durch Fabrikzukker. Sogar die Bundesregierung vertritt diese Ansicht. Sie schrieb in ihrem Ernährungsbericht 1976 "ohne Zucker keine Karies".

Das meinte die KZV–NR auch. Sie machte sich daran, diese einfache Wahrheit unters Volk zu bringen. Sie tat das mit Methoden, mit denen die Industrie sonst zum Konsum ihrer Produkte verführt. Die Wirkung war enorm. Der Zucker– und Süßigkeitenabsatz sank in Nordrhein um rund 300 Millionen Mark im Jahr.

Die Zuckerindustrie machte mobil

Das machte die Zuckerindustrie mobil. Zuerst versuchte sie, die KZV–NR auf ihre Linie zu ziehen. Diese heißt: Zucker ja, denn Zahnpflege und Fluoride schützen vor Karies. Die KZV–NR unter Vorsitz von Dr. Knellecken lehnte dieses Ansinnen der Zuckerindustrie ab. Es ist nicht wahr, daß Zahnpflege und Fluoride vor den Schadwirkungen des Zuckers schützen.

Dann wurde versucht, Dr. Knellecken zu kaufen. Ihm wurden hohe Summen steuerfrei in Schweizer Franken angeboten. Er lehnte ab.

Darauf zeigte die süße Wirtschaft, was sie kann. Wissenschaftliche Gesellschaften, Krankenkassen, Hochschullehrer, Gewerkschaften, Bauernverbände, Industrie– und Wirtschaftsverbände, Ministerien, Werbeagenturen, Presse, Funk und Fernsehen und sogar eigene zahnärztliche Berufsorganisationen und deren Zeitschriften wurden in Aktion gesetzt, um die Gesundheitsaufklärung der KZV–NR über die Schadwirkung des Zuckers zu stoppen.

Als das nicht gelang und auch die Klage der Zuckerfabrik Brühl gegen die Gesundheitsaufklärung nichts nützte, wurde mit härteren Bandagen gekämpft. Auf geheimnisvolle Weise gelang es, etliche Mitglieder aus Knelleckens eigenem KZV–Vorstand gegen ihn aufzubringen. Allen voran ein Dr. Koll, Zahnarzt aus

Köln. Er war Dr. Knelleckens Stellvertreter. Mit von der Partie war dessen Jugendfreund Walter Wirtz, ein Autohändler aus Köln, der durch Dr. Koll zum Hauptgeschäftsführer der KZV−NR avanciert war. Zusammen mit weiteren Zahnärzten aus dem KZV−Vorstand fielen sie Dr. Knellecken in den Rücken. Sie behaupteten, er habe sich in Millionenhöhe an den Zahnärztegeldern für die Gesundheitsaufklärung bereichert. Dr. Koll erklärte, Dr. Knellecken habe sich rund um die Uhr kriminell betätigt. Beweise legten sie nicht vor. Sie hatten nur eine *Schwarze Mappe*. In ihr waren nur anonym die mündlichen Anschuldigungen schriftlich wiederholt. Es gab kaum ein Delikt, das darin Dr. Knellecken nicht vorgeworfen wurde. Dr. Koll und seine Helfershelfer sorgten für den Umlauf dieser Mappe.

Dr. Knellecken trat vom Vorsitz der KZV−NR zurück. Die Vertrauensbasis in diesem Vorstand war zerstört. Einen Mehrfrontenkrieg zu führen, ging über seine Kraft.

Dr. Koll übernahm als Stellvertreter die Führung der KZV−NR. Er stellte die Gesundheitsaufklärung ein. Im Rundfunk erklärte er, ohne Schaden für seine Zähne täglich eine Tafel Schokolade zu essen. Im Fernsehen warf er Dr. Knellecken vor, mindestens 2 bis 3 Millionen Mark aus dem Fond für Gesundheitsaufklärung in die eigene Tasche gewirtschaftet zu haben.

Der Zahnarzt de Cassan, auch aus Köln, erstattete zusammen mit einem Dr. Hansberg aus Mönchen−Gladbach, beide Mitglieder des KZV−Vorstandes, Anzeige gegen Dr. Knellecken beim Generalstaatsanwalt für NRW. Der aufsichtsführende Minister des Landes Nordrhein−Westfalen schloß sich an. Die *Schwarze Mappe* mit den unzähligen anonymen Anschuldigungen ging an die Staatsanwaltschaft. Vorher schon waren anonyme Anzeigen gegen Dr. Knellecken bei der Steuerfahndung erfolgt.

Eine öffentliche Hetzkampagne begann
Presse, Funk und Fernsehen griffen das Thema auf. Mit Schlag-

zeilen und äußerst polemischen Berichten und Meldungen wurde Dr. Knellecken verurteilt, bevor ein Gericht tätig gewesen war. Die Hetzkampagne gegen Dr. Knellecken hielt fast 2 Jahre an. Der Schaden für die Praxis des Dr. Knellecken war groß. Sie geriet in die roten Zahlen.

Dr. Koll erklärte öffentlich, man werde Knellecken *"physisch, psychisch und wirtschaftlich fertigmachen"*.

Privatdetektive wurden gegen Dr. Knellecken eingesetzt. Sie recherchierten und beschatteten ihn, Freunde und Bekannte. Sie tun es noch. Staatsanwaltschaft und Steuerfahndung wurden gegen Dr. Knellecken tätig. Hausdurchsuchungen, Beschlagnahmungen, Einvernahme unzähliger Zeugen wurden im großen Stil durchgeführt. Immer war dafür gesorgt, daß Presse, Funk und Fernsehen davon erfuhren und polemisch darüber berichteten.

Trotz dieser Hetze wurde Dr. Knellecken überraschend zum Landesvorsitzenden des Freien Verbandes Deutscher Zahnärzte gewählt. Er war bei den Zahnärzten sehr beliebt, weil er sich nachdrücklich auch für deren Belange eingesetzt hatte. Das führte zu einer wilden Hetzkampagne seiner eigenen Berufsverbände. Die eigene Zahnärztekammer, die KZV—NR unter ihren neuen Herren, der Bundesvorstand des Freien Verbandes Deutscher Zahnärzte stellten sich gegen ihn und seine Arbeit. Der Vorstand der Kassenzahnärztlichen—Bundesvereinigung schloß ihn aus. Er verlor dadurch seine Stellung als Stellvertretender Bundesvorsitzender. Dabei hatte Knelleckens erfolgreiche Arbeit den *Regierungswechsel* in diesem Bundesorgan erst möglich gemacht.

Harald Körke, ein Spitzenwerbetexter, der früher für die Zuckerindustrie gearbeitet hatte, war ganz auf die Seite der Gesundheitsaufklärung getreten, wie sie die KZV—NR zur Amtszeit Dr. Knelleckens durchführt hatte. Er verfaßte das Buch *Zähne gut — alles gut*. Er schrieb an den Freien Verband Deutscher Zahnärzte, daß ihm schon zu Beginn des Jahres 1978 ein Führungsmann der Zucker— und Süßwarenindustrie geraten hatte:

"Harald, laß den Knellecken sausen. Der ist in ein paar Monaten weg vom Fenster." Der Zuckermann behielt recht. Anfang 1979 war Dr. Knellecken als KZV—Vorsitzender weg vom Fenster. Woher wußte der Zuckermann das schon Anfang 1978?

Auch andere haben weit vor Knelleckens Rücktritt gewußt, daß er abgeschossen würde. Von einem Zahnarzt Bieg aus Bremen war zu hören, daß im Bundesvorstand der SPD Einmütigkeit darüber bestanden haben soll, den Dr. Knellecken abzuschießen. Und ein Dr. Will, ebenfalls Zahnarzt in Köln, der sich auf die Seite von Dr. Koll geschlagen hatte, machte im Sommer 1978 davon reden, daß auf den Knellecken Dinge zukämen, aus denen ihn, wenn überhaupt, nur ein Staranwalt herausholen könne. Er wisse das von Prof. Dr. Schulte, dem damaligen Vizepräsidenten des Bundesverbandes der Deutschen Zahnärzte.

Diese Voraussagen stimmten. Aber es kam noch schlimmer. Die heute fast achtzigjährige Mutter des Dr. Knellecken wurde mit anonymen Anrufen und Pamphleten eingedeckt. Sie war im *Dritten Reich* zusammen mit ihrem Mann, weil aktive Christen, verfolgt worden. Ihre Existenz wurde zerstört. Ihr Mann kam ins KZ. Er kam nicht zurück. Das saß tief. Und sie war hoch verletzlich. Als man sie in übler Weise in Sachen ihres Sohnes belästigte, erkrankte sie schwer. Sie hat sich davon nie wieder richtig erholt.

Drohungen und Gewalt

Eine über 20 Jahre in der Praxis von Dr. Knellecken tätige Mitarbeiterin wurde von ihr unbekannten Männern so traktiert, daß sie ihre Tätigkeit aufgab. Dr. Knellecken erhielt Morddrohungen und Mordwarnungen. Letztere waren ernst gemeint. Er verließ daraufhin seine Praxis. Zwei Tage darauf wurde vor seiner Praxistür die Briefträgerin von bewaffneten Männern überfallen. Nur, weil er nicht da war, kam Dr. Knellecken der laut schreienden Frau nicht zu Hilfe. Sollte er ihr zu Hilfe kommen, um in dem Handgemenge erschossen zu werden?

Unbekannte drangen mit Gewalt in die Wohnung von Menschen ein, die in diese Sache verwickelt wurden. Sie durchkämmten alles mit professioneller Systematik und schleppten alles weg, was irgendwie mit den Zahnärzten und deren Gesundheitsaufklärung zu tun haben konnte.

Einer der Betroffenen wurde unter Druck gesetzt. Er sollte sich gegen Dr. Knellecken stellen. Er tat es nicht. Wenige Zeit später fand er seinen kleinen Sohn bewußtlos und blutüberströmt auf einer verkehrsstillen Spielstraße. Niemand konnte ihm sagen, was dem Jungen passiert war. Der Junge selbst auch nicht. Das Kind hatte eine schwere Gehirnerschütterung und erhebliche Platzwunden am Kopf, im Gesicht und am Körper. War es ein Unfall? Oder war es mehr als ein Unfall?

Unbekannte drangen mit Nachschlüsseln in Knelleckens Praxis und Wohnung ein. Sie entwendeten wichtige Unterlagen. Von wem hatten sie die Nachschlüssel?

Während Dr. Knellecken einen Freund und dessen Familie besuchte und sich in deren Wohnzimmer unterhielt, drangen Unbekannte geräuschlos in die abgeschlossene Wohnung ein. Sie stahlen alles, was sich im Jacket von Dr. Knellecken befand. Das Jacket hing in der Diele. Sie entkamen unbemerkt mit ihrer Beute. Die Wohnungstür war nicht beschädigt.

Dr. Bruker bewahrte seinen Schriftwechsel mit dem von Dr. Knellecken in einem Stehordner auf. Dieser befand sich im Schrank seines Büros. Unbekannte stahlen diesen Stehordner aus dem Schrank und Büro. Sie hinterließen keine Spuren.

Patienten des Dr. Knellecken bekamen anonyme Schreiben. Ihr Inhalt sollte das Vertrauen zu dem Zahnarzt Dr. Knellecken zerstören. Wer hatte woher die Namen und Anschriften dieser Patienten?

Das und vieles andere ereignete sich drei Jahre lang. Dann erhob die Staatsanwaltschaft (STA) Anklage. Sie warf Dr. Knellecken Untreue ohne persönliche Bereicherung und die Abgabe einer falschen eidesstattlichen Versicherung vor. Die Untreue sollte darin bestehen, daß Dr. Knellecken als KZV−Chef Ausgaben für PR−Arbeiten der Zahnärzte veranlaßt haben soll, die in dieser Form nicht aus Geldern der KZV bezahlt werden durften, sozusagen Zweckentfremdung öffentlicher Gelder.

Bei der angeblich falschen eidesstattlichen Versicherung ging es nicht darum, daß Dr. Knellecken *inhaltlich* einen Falscheid geleistet hatte. Der Inhalt der eidesstattlichen Versicherung, die Dr. Knellecken in einem Prozess gegen den *Spiegel* zugunsten der Zahnärzte abgegeben hatte, war richtig. Nein, es ging lediglich darum, daß das Abgabedatum auf dieser Versicherung geändert worden war. Niemand wußte von wem. Dr. Knellecken sollte die Änderung veranlaßt haben. Das behauptete und bezeugte *nur* der Jugendfreund von Dr. Koll, Walter Wirtz, der zum Hauptgeschäftsführer der KZV−NR avancierte Autoverkäufer aus Köln.

Niemand sonst konnte das bezeugen. Dennoch: weil Wirtz es behauptete *und* bezeugte, erhielt Dr. Knellecken eine Geldstrafe. Er selbst weiß nichts davon, den Walter Wirtz veranlaßt zu haben, das Datum zu ändern. Er hatte dazu auch keine Veranlassung.

Vom Vorwurf der Untreue sprach das Landgericht Düsseldorf den Dr. Knellecken frei. Es stellt fest, daß er gar nicht getan haben konnte, was die STA ihm vorwarf.

Gegen diesen Freispruch legte die STA Düsseldorf Revision beim Bundesgerichtshof ein. Dr. Knellecken tat das gleiche wegen der Geldstrafe.

Befremden über Verfolgungseifer

Der Generalbundesanwalt, also die höchste Anklagebehörde der Bundesrepublik, lehnte es ab, die Revision der STA Düsseldorf vor dem Bundesgerichtshof zu vertreten. In einem Schriftsatz erklärte er, die Revision der STA sei völlig unbegründet. Er drückte sein Befremden über den Eifer aus, mit dem die STA Düsseldorf den Dr. Knellecken verfolgt. Er sagte, daß ihm in seiner langjährigen Praxis als Generalbundesanwalt noch nie eine so umfangreiche Revisionsschrift von einer STA vorgelegt worden sei wie die der STA Düsseldorf. Sie war 69 Seiten lang. Der Generalbundesanwalt beantragte dann auch die Zurückweisung der Revision der STA Düsseldorf und die Bestätigung des Freispruches von Dr. Knellecken. Der Bundesgerichtshof folgte dem Antrag des Generalbundesanwaltes. Er wies die Revision der STA Düsseldorf zurück und bestätigte durch Urteil den Freispruch des Dr. Knellecken. Der Senat wies in seiner Urteilsbegründung darauf hin, daß der Freispruch nicht nur aus rechtlichen Gründen, sondern auch aus dem Tatsächlichen heraus richtig war. Der Freispruch ist damit rechtskräftig.

Äußerst bemerkenswert war, was die Juristen miteinander in der Beratungspause des Bundesgerichts besprachen. Sie taten es so laut, daß die Zuhörer es hören mußten. In Kurzform gebracht war der sinngemäße Inhalt dieser Gespräche: Die Verfolgung des Dr. Knellecken ist politisch motiviert. Er wurde als KZV–Chef zu unbequem. Darum mußte er von diesem Posten weg. Denn die unter seinem Vorsitz durchgeführte Tätigkeit der KZV–NR war dabei, die *politische* Zielsetzung, die das Bundesarbeitsministerium mit dem Krankenversicherungs–Kostendämpfungs–Gesetz (KVNG) verfolgte, zu unterlaufen und umzukehren. Das Haus Ehrenberg wünschte deshalb den Abschuß des lästigen KZV–Vorsitzenden. Dabei sei der Vorwurf der Untreue ein probates und den Bundesjuristen wohl bekanntes Mittel. Das wurde gegen Dr. Knellecken mit Erfolg eingesetzt. Es wurde zudem dafür gesorgt, daß für Dr. Knellecken ein Nachfolger *gewählt* wurde, der der Verwirklichung der politischen Vorstellungen des Hauses Ehrenberg nicht mehr im Wege stehen würde. Soweit in etwa der Inhalt der Gespräche.

Rückkehr zur alten Manipulierbarkeit

Daß der Nachfolger von Dr. Knellecken, ein Zahnarzt Osing aus Benrath bei Düsseldorf, den Wunschvorstellungen des ehemaligen Hauses Ehrenberg entspricht und damit der Landesregierung in NRW genehm ist, dürfte augenfällig sein. Er brachte nicht nur die zur KZV−Amtszeit des Dr. Knellecken rein gesetzlich ausgerichtete Gebühren− und Vertragspolitik wieder zurück auf die früher übliche Unterwerfungs− und Anpassungslinie, er schloß auch mit der Wirtschaftsvereinigung Zucker eine Vereinbarung, in der sich die KZV−NR verpflichtet, ihre *neue Gesundheitsaufklärung* mit der Zuckerindustrie abzustimmen. Das tut die KZV auch. So erklärte im Namen der KZV−NR ein Dr. Jochum aus Essen im Rundfunk, gegen den täglichen Verzehr einer ganzen Tafel Schokolade nach dem Essen sei nichts einzuwenden, wenn hinterher die Zähne geputzt würden. Der anwesende Dr. Osing widersprach dem nicht. Er meinte sogar, und das ebenfalls in dieser Rundfunksendung, gegen die Anwendung der Fluoride gäbe es keine gesundheitlichen Bedenken. Früher, zur Amtszeit Dr. Knelleckens, teilte er als Mitglied des KZV−Vorstandes die gegenteilige Meinung.

Verständlich, daß sich bei einer solchen veränderten Haltung der KZV−NR der Absatz von Zucker und Süßigkeiten steigerte. Seit Knelleckens Abschuß stieg er jährlich um 1,5 Milliarden DM. Die Zuckerindustrie hat erreicht, was sie wollte. Dennoch werden die Verfolgungen des Dr. Knellecken fortgesetzt. Vermutlich sollen die Hintermänner und die Mitwirkenden am Abschuß des Dr. Knellecken vor rechtlichen Folgen geschützt werden. Denn offensichtlich wieder aufgrund politischer Weisung hat die STA Düsseldorf eine neue Anklage gegen Dr. Knellecken erhoben. Wieder wirft sie ihm Untreue *ohne* persönliche Bereicherung vor, zudem Bestechlichkeit und Steuerhinterziehung. Sie tut das, *ohne* für ihre Anschuldigungen auch nur *einen* Beweis vorzulegen. Sie erhebt den Vorwurf der Untreue sogar, obwohl ihr eine Grundsatzentscheidung des Bundesgerichtshofes vorliegt, aus der hervorgeht, daß Dr. Knellecken sich als KZV−Chef gar nicht anders verhalten konnte und durfte, als er es getan hat. Sie übersieht außerdem bewußt, daß die KZV–Verträge, die sie wider besseren Wissens als widerrechtlich hinstellen möchte, nicht von Dr. Knellecken zu verantworten sind. Diese Verträge wurden vom inzwischen verstorbenen Rechtsberater der KZV–NR, dem Rechtsanwalt Dr. Schwering, konzipiert, und der Gesamtvorstand der KZV–NR hat sie in Kraft gesetzt.

Obwohl von allen an der KZV–Gesundheitsaufklärung zur Amtszeit des Dr. Knellecken beteiligten Firmen eidesstattliche Versicherungen vorliegen, daß Dr. Knellecken von ihnen kein Geld gefordert und auch keines bekommen hat, behauptet die STA, er habe sich mit DM 66 000,-- bestechen lassen. Sie legt für die Behauptung *keinen* Beweis vor. Die STA erhebt den Vorwurf der Steuerhinterziehung, obwohl das Finanzgericht in Düsseldorf festgestellt hat, daß die behaupteten Steuerhinterziehungen weder vom Finanzamt noch von der Steuerfahndung bewiesen worden sind. Außerdem setzt sich die STA über Zeugenaussagen und eidesstattliche Erklärungen von Mitarbeitern aus der Praxis des Dr. Knellecken hinweg. Diese haben unabhängig voneinander erklärt, und zwar für einen Zeitraum von fast 25 Jahren, daß in der Praxis des Dr. Knellecken *alle* Einkünfte verbucht und versteuert worden sind.

Allem Anschein nach soll die von Dr. Koll geäußerte Drohung, nach der Dr. Knellecken psychisch, physisch und wirtschaftlich fertig gemacht werden soll, um jeden Preis verwirklicht werden. Tatsächlich ist Dr. Knellecken schon seit langem nicht mehr in der Lage, die enorm hohen Kosten der Abwehr der gegen ihn gerichteten Verfolgungen zu bezahlen. Diese Kosten gehen inzwischen in die Hunderttausende. Dr. Knelleckens Praxis erholt sich von der langdauernden Hetzkampagne zu langsam, um diese Summen aufzubringen. Soweit sein Vermögen nicht von den Behörden weggepfändet wurde, hat er fast seinen ganzen Besitz beleihen müssen, um die Kosten in etwa aufzubringen. Ohne die Hilfe selbstloser Freunde hätte aber selbst dieses Geld nicht ausgereicht.

Dr. Knellecken steht darum nicht nur bei den Darlehensgebern hoch in Schuld. Die Forderungen seiner Anwälte kann er nur noch in kleinen Raten abzahlen. Da aber noch kein Ende der gegen ihn gerichteten Verfolgungen zu sehen ist, braucht er dringend Geld, um seine Feinde abzuwehren und seine Rehabilitierung weiter durchzusetzen.

Nachtrag

Dr. Koll, der Rädelsführer der berufsinternen Intrige gegen Dr. Knellecken, hat mit 50 Jahren seinen Beruf aufgegeben. Er privatisiert in der Schweiz. Es hält sich hartnäckig das Gerücht, daß er für seinen *Dolchstoß* zwei Millionen kassiert haben soll.

Dr. Hansberg, einer, der mit dafür sorgte, daß die Strafanzeige gegen Dr. Knellecken beim Generalstaatsanwalt eingebracht wurde, hat sich ebenfalls vorzeitig aus seinem Beruf zurückgezogen. Er lebt in Kanada. Dort hat er eine Farm gekauft.

Dr. de Cassan, der Dr. Knellecken anzeigte, soll ebenfalls in Kanada eine Farm gekauft haben. Noch lebt und arbeitet er in Köln und gefällt sich darin, weitere Menschen durch Strafanzeigen unglücklich zu machen. Dabei dürfte er es nur dem politischen Hintergrund zu danken haben, daß gegen ihn Ermittlungen wegen nachgewiesener Steuerhinterziehung, Urkundenfälschung und Veruntreuung, alles begangen als Geschäftsführer des Freien Verbandes Deutscher Zahnärzte Nordrhein, eingestellt wurden.

Dr. Osing, Dr. Knelleckens und dem einstigen Hause Ehrenberg genehmer Nachfolger, der enge berufliche und persönliche Beziehungen zu dem verstorbenen Kreml−Chef Breschnew unterhielt, tut, was man von ihm erwartete. Er verwaltet mit administrativer Strenge bürokratisch entartete Verträge und setzt deren Einhaltung gegenüber den Zahnärzten unnachgiebig durch. Seine monatlichen Aufwandsentschädigungen wurden kurz nach seinem Amtsantritt von etwa DM 4000,--, die Dr. Knellecken erhielt, auf DM 10000,-- erhöht.

Den Vogel von allen schoß der Hauptgeschäftsführer Walter

Wirtz ab. Gegen den erklärten Willen der Vertreterversammlung der KZV−NR sprach der Vorstand der KZV−NR unter Vorsitz von Dr. Osing ihm eine Alters− und Hinterbliebenenpension zu, deren versicherungsmathematischer Wert sich mit 16,5 Millionen Deutsche Mark berechnen läßt!
Dr. Hans Berger

Einzelne Aktivitäten von Dr. Knellecken
...und so kam der Stein ins Rollen...

Weil er eine Vereinbarung zwischen der Kassenzahnärztlichen Vereinigung Nordrhein und der Wirtschaftsvereinigung Zucker nicht billigte, machte Dr. Knellecken sich unbeliebt. Sein weiterer unermüdlicher Einsatz für die Volksgesundheit, der auszugsweise wiedergegeben ist, wurde ihm zum Verhängnis. Die finanziellen Möglichkeiten der mächtigen Industrie geben einem einzelnen Kämpfer kaum eine Chance. Dr. Knellecken wurde wirtschaftlich und gesundheitlich in den Ruin getrieben, denn ein Mann dieses Formats ist Sand im Getriebe der reibungslos funktionierenden Multikonzerne.

Nachdem Dr. Knellecken ausgeschieden wurde, kam nachstehender Vertrag zustande:

ENTWURF
VEREINBARUNG

zwischen der KZV Nordrhein
und der Wirtschaftsvereinigung Zucker

Präambel

Im Interesse einer sachlichen Aufklärung der Bevölkerung zur Verhinderung von Zahnkrankheiten sind die Parteien übereingekommen, in Zukunft soweit als möglich zusammenzuarbeiten.

Insbesondere werden die Parteien in der Öffentlichkeit gegenseitige Angriffe unterlassen. In diesem Sinne und zur Beendigung des Rechtsstreites 7 K 3482/78 Verwaltungsgericht Düsseldorf wird folgendes vereinbart:

1. Das Verfahren vor dem Verwaltungsgericht Düsseldorf wird durch Vergleich der Parteien beendet. (Die Frage der Kostenlast wird vorläufig offengelassen).

2. Die KZV Nordrhein unterläßt im Rahmen ihrer Öffentlichkeitsarbeit Aussagen, die bei den medizinischen Laien den Eindruck erwecken könnten, daß der Verzehr des Zuckers die Entstehung von allgemeinen Körperschäden und/oder Krankheiten verursacht.

Soweit es Zahnkrankheiten betrifft, wird die KZV – sofern und soweit in diesem Zusammenhang der Zucker angesprochen ist – ihre Öffentlichkeitsarbeit in sachlicher Form und unter Berücksichtigung gesicherter Erkenntnisse der medizinischen Fachwelt betreiben, wobei der Aspekt der unzureichenden Zahnpflege besonders berücksichtigt wird.

3. Die Wirtschaftsvereinigung Zucker wird auch in Zukunft jegliche extrem unsachlichen Werbeaussagen für Zucker unterlassen. Sie wird ihre Aussagen in sachlicher Form und unter Berücksichtigung gesicherter Kenntnisse der medizinischen Fachwelt machen.

4. Die Parteien kommen überein, sich mindestens einmal jährlich zu treffen, um einen Gedankenaustausch über die beiderseitigen Werbe– bzw. PR–Maßnahmen durchzuführen. Bei dieser Gelegenheit werden die Parteien prüfen, ob und inwieweit eine gemeinsame Arbeit im Interesse der Zahngesundheit durchführbar ist.

Folgende Anzeigen und Texte entstanden während der Amtszeit von Dr. Knellecken als Vorsitzender der KZV–Nordrhein und machten die Zuckerindustrie mobil.

Professor Dr. Rudolf Gunzert   6000 Frankfurt/Main

Herrn
Schulzahnarzt, Medizinaldirektor
Dr. N. Finke
Kreuz-Str. 54 a

4670 Lünen

Sehr geehrter Herr Dr. Finke,

Ihr an Herrn Dr. Knellecken in Düsseldorf gerichtetes Schreiben vom
08.12.1977 kam vor kurzem auf meinen Schreibtisch. Den dritten Absatz
widmen Sie meiner Person; allerdings nicht in Form einer wissenschaftlichen Entgegnung, sondern schlicht und ergreifend beleidigend und
abwertend.

Wenn Sie meinen, daß ich als Leiter des Wahlamtes der Stadt Frankfurt
am Main noch Zahlen lesen konnte, kann ich Sie beruhigen - ich kann
es auch heute noch! Im übrigen wäre es wohl richtiger gewesen, wenn
Sie als Berufsbezeichnung nicht Leiter des Wahlamtes angeführt hätten,
denn ich habe als Nebenamt sui generis - durch Jahrzehnte von dem
zuständigen Innenminister ernannt - die Aufgaben des geschäftsführenden
Wahlleiters wahrgenommen. Dazu muß man allerdings auch Zahlen lesen
können. Über den Unterschied der beiden Funktionen wird Sie jeder wahl-
rechtskundige Jurist gerne belehren.

Sachlich möchte ich ausdrücklich betonen, daß mir auch heute noch keine
wissenschaftliche Arbeit bekannt ist, die in wissenschaftlich einwand-
freier Form die Fluor-Hypothese beweist. Alle mir bekannten Veröffentlichungen sind mit schweren statistischen Mängeln behaftet und erfüllen
daher nicht die Voraussetzungen für eine Verifikation. Ich wäre Ihnen
zu großem Dank verpflichtet, wenn sie mir Arbeiten nennen könnten,
die den Vorbedingungen der statistischen Kausalforschung entsprechen.
Da ich seit längerer Zeit eine Professur innehabe, die von dem Ministerium
mit "Statistische Methoden der empirischen Sozialforschung" bezeichnet
ist und diese Disziplin seit Jahrzehnten in Vorlesungen und Übungen
vertrete, glaube ich, mir die nötige Sachkunde zutrauen zu können.
Als Ergänzung sei beiläufig gesagt, daß ich seit sehr langer Zeit persönliches ordentliches Mitglied des Internationalen Statistischen
Instituts bin, eine Auszeichnung, die durch internationale Abstimmungen
zustande kommt.

Zu meiner Verwunderung unterstellen Sie, daß ich noch nicht auf die
Ziegelbecker'schen "Spezialmethoden in der Statistik" gestoßen bin.
Die Arbeiten des Herrn Ziegelbecker auf dem fraglichen Gebiet sind
mir selbstverständlich wohlbekannt; ich halte sie für ausgezeichnet
und beispielhaft für die Probleme der statistischen Logik des Vergleichs.

Rätselhaft ist mir, was Ihr Hinweis auf die Ermittlung der Karies durch
Röntgenbilder bedeuten soll.

Auf Ihre beleidigenden Äußerungen gegenüber Professor Wagner erspare
ich mir, einzugehen.

Mit verbindlichen Empfehlungen

(Professor Dr. Rudolf Gunzert)

Zähne – Spiegel der Gesundheit.
Eine Information der Zahnärzte Nordrheins.

Wenn Sie mehr Gesundheit wollen, müssen Sie weniger Zucker essen. So einfach ist das.

Industriezucker verursacht Karies. Und Karies kann unter anderem Herzkrankheiten verursachen, Rheuma, Allergien. Weniger Industriezucker – weniger Karies. Weniger Karies – mehr Gesundheit. So einfach ist das.

Leider ist es nicht so einfach. Zucker zieht sich wie ein Spinnennetz über Ihr gesamtes Leben. Limonaden und viele Fruchtsäfte, Eiscremes, Kuchen, Fertigteige und Tomatenketchup liefern Ihnen Zucker und damit Karies ins Haus.

Marmelade kann rund 50 % Zucker sein. Obstkonserven sind meistens mit Zucker gesättigt. Instant-Schokoladenpulver und süße Brotaufstriche für Kinder sind oft mehr Zucker als alles andere.

Was Sie tun können, um das Zuckernetz zu zerreißen? –

Erstens: Kaufen Sie gesundheitsbewußter ein. Schauen Sie auf die Packung. Lesen Sie die Zusammensetzung. Das, wovon am meisten drin ist, muß an erster Stelle stehen.

Zweitens: Lassen Sie sich nicht von der Zuckerindustrie verdummen. Zucker ist nicht gesunde Energie und Freude, sondern Droge und Krankheit. Dagegen hilft auch Zähneputzen nichts.

Drittens: Sehen Sie in Ihrem Zahnarzt den Verbündeten im Kampf gegen die Volksseuche Karies. Gehen Sie zweimal im Jahr zu ihm.

**Zähne gut – alles gut.
Ihr Zahnarzt in Nordrhein.**

Zähne – Spiegel der Gesundheit.
Eine Information der Zahnärzte Nordrheins

Gegen Karies helfen keine Pillen. Sondern nur: Gesünder leben.

Karies wird durch Industriezucker hervorgerufen. Dieser Zucker wirkt nach Auffassung führender, unabhängiger Wissenschaftler nicht nur von außen auf die Zähne ein. Er wirkt außerdem endogen. Das heißt: Er bringt von innen her den Kalziumhaushalt durcheinander. Anfälligkeit gegenüber Karies wird danach durch den Abbau von Kalzium in den Zähnen hervorgerufen.

So gesehen sind alle Maßnahmen, die nicht den Kalziumhaushalt in Ordnung bringen – selbst regelmäßiges gründliches Zähneputzen – reines Flickwerk. Sie behandeln nicht die Ursachen, sondern die Auswirkungen. Und es kann sogar sein, daß Sie beispielsweise durch Fluortabletten den Teufel mit dem Beelzebub austreiben, denn es gibt Anzeichen, nach denen Fluor die Krebsrate erhöht.

Die einzige sinnvolle Maßnahme ist daher eine gesündere Lebensweise. Im Fall der Karies heißt das: Deutlich weniger Zucker in den Nahrungsmitteln, deutlich mehr Obst, Gemüse, Vollkornbrot und Milcherzeugnisse. Und gehen Sie vorsorglich zweimal im Jahr zum Zahnarzt. Ihr Zahnarzt ist Ihr unbestechlicher Verbündeter in Sachen Gesundheit. Wo andere unter dem Druck der Sachzwänge schweigen und beschönigen müssen, nennt er die Dinge beim Namen. Und der Name für Karies heißt: Zucker.

**Zähne gut – alles gut.
Ihr Zahnarzt in Nordrhein.**

Zähne – Spiegel der Gesundheit
Eine Information der Zahnärzte Nordrheins.

Zurück zur Vernunft

Wenn in einem Staat immer mehr Leistungen der ärztlichen Versorgung von den Kassen bezahlt werden müssen: Was tut man, wenn's zu teuer wird? Ganz klar: Man klagt diejenigen an, die durch Mehrarbeit diese Leistungen erbringen. Völlig logisch, nicht wahr, daß einige wenige für die Fehlentscheidungen anderer aufkommen müssen.

Dennoch – die Zahnärzte Nordrheins glauben, daß die Mehrzahl aller Menschen bei klarer Überlegung nicht bereit ist, solche Gedankengänge mitzumachen. Letztenendes steht damit eine bis heute in Europa vorbildliche zahnärztliche Versorgung auf dem Spiel.

Die Zahnärzte Nordrheins möchten Ihnen deshalb zeigen, wie man nicht an den Symptomen kuriert, sondern die Ursache der Kostenschraube bekämpft – den Weg zurück zur Vernunft. Sie haben zu diesem Thema ein Buch herausgebracht: "Zähne gut – alles gut". Lesen Sie im folgenden einen Abschnitt daraus:

Zähne gut – alles gut.

Wie Du ißt, so Du bist.

Die Menschen früherer Jahrzehnte wußten nicht viel von Vitaminen, Spurenelementen und Mineralstoffen. Von Kalorien hatten sie nur indirekt gehört: Wenn Ihnen der Magen knurrte, wußten sie, daß sie schnell welche brauchten. Gewiß hatten diese Menschen auch ihre Gesundheitsprobleme. Hygienemangel, Ärztemangel – wir wollen nicht von der guten alten Zeit reden. Jedoch Zahnkrankheiten waren damals selten. Die Menschen aßen einfache, gesunde Kost, und wenn sie die vielen lebensbedrohenden Klippen der Kindheit und Jugend umschifft hatten, erreichten sie oft ein hohes Alter in voller Gesundheit. Noch heute treffen Sie solche Menschen in abgelegenen, meist bäuerlichen Gegenden Europas. Wenn wir uns ihre Ernährung genauer ansehen, fällt uns folgendes auf: Milch, Brot, Butter, Käse und Eier dominieren. Fleisch wird mäßig gegessen. Einfache Gemüse kommen täglich auf den Tisch. Früchte sind eine tägliche Selbstverständlichkeit. Zucker ist ein Luxusartikel. Für Konserven ist kein Geld vorhanden.

Sie sollten sich jetzt einmal den Spaß machen – falls Sie das überhaupt noch spaßig finden können – und sich an Ihren letzten Großeinkauf im Supermarkt erinnern. Oder schauen Sie in Ihren Abfalleimer und zählen Sie die leeren Konservendosen. Es ist ziemlich sicher, daß Sie einen großen Teil Ihres Geldes für diätetisch wertlose Dinge ausgegeben haben. Und schlimmer: Indem Sie Ihrer Familie diese Dinge anbieten, entziehen Sie Ihrem Mann, Ihren Kindern und sich selbst mit jeder Mahlzeit, mit jedem Bissen jene Stoffe, die zur Gesundheit unbedingt notwendig sind.

Mit anderen Worten: Sie geben Ihr Geld für Dinge aus wie Karies, Vitaminmangel, Mineralstoffdefizit und ähnliches.

Wir laden Sie ein, dieses Kapitel und das ganze Buch zu Ende zu lesen. Denn Gesundheitsvorsorge führt zurück zur Vernunft.

Zähne gut – alles gut.
Ihr Zahnarzt in Nordrhein.

Zähne – Spiegel der Gesundheit
Eine Information der nordrheinischen Zahnärzte

Zwar ist Gesundheit nicht alles, aber weil ohne Gesundheit alles nichts ist, haben wir Zahnärzte ein Buch für Sie schreiben lassen.

Harald Körke: **Zähne gut – alles gut.**

Ziel dieses Buches:
>Mehr Gesundheit für Sie – weniger Sozialkosten für alle!

Weil aber nicht alle dieses Buch kaufen können, sich jedoch jeder mehr Gesundheit wünscht, sollen Sie wesentliche Teile unseres Buches in Ihrer Zeitung lesen können.

4. Zähne – Spiegel der Gesundheit? (II)

Erinnern Sie sich: Zahnkrankheiten sind kein unvermeidbares Schicksal. Diese Ansicht wird von einer Minderheit vertreten. Zu welcher Seite tendieren Sie?
>Zur Mehrheit? – Zur Minderheit? –

Was die Minderheit meint, klingt ziemlich erschreckend. Wenn es stimmt, daß die Zähne der Spiegel der Gesundheit sind, dann lebt die Mehrheit mit einer Zeitbombe im Mund. Und jeder, der seinen Zähnen keine oder geringere Bedeutung beimißt, befindet sich in ständiger Gefahr, seine Gesundheit zu verlieren.
Wenn auf der anderen Seite die Mehrheit recht hat, brauchte man sich keine besonderen Sorgen zu machen. Zähne hätten dann allenfalls eine kosm. Bedeutung, u. über das Maß an Zahnkosmetik könnte jeder selber nach seinem Gutdünken entscheiden.
Ausnahmsweise möchten wir einmal die Mehrheitsmeinung auf völlig undemokratische Weise mißachten. Wir beglückwünschen Sie, wenn Sie zur Minderheit gehören. Wir hoffen, daß dieses Buch dazu beiträgt, die bestehenden Mehrheitsverhältnisse zu ändern. Wir gehen davon aus, daß die Mehrheit hier und heute nur so denkt und handelt, weil es ihr an Unterrichtung und Aufklärung gefehlt hat.
Zähne sind tatsächlich der Spiegel der Gesundheit.
Weston A. Price ist der amerikanische Zahnarzt, den wir bereits im vorangegangenen Kapitel erwähnt haben. Er gehörte zu den Pionieren jener Denkschule, die den Zusammenhang zwischen Zahngesundheit und Gesundheit schlechthin erforscht haben. Eines seiner aufrüttelndsten Erlebnisse hatte er, als er eines Tages an das Krankenbett eines Kindes gerufen wurde. Es handelte sich um einen 4 1/2jährigen Jungen, der seit 8 Monaten an immer häufiger auftretenden Krämpfen litt. Er war völlig abgezehrt, wies eine ausgebreitete Zahnkaries auf und hatte heftigen bronchialen Husten. Bei einem Krampfanfall vor mehr als zwei Monaten war er im Zimmer gefallen und hatte sich ein Bein gebrochen. Das Bein war in Gips, aber der Bruch war auch nach 60 Tagen noch nicht geheilt, wie eine Röntgenaufnahme zeigte. Die Ernährung des Jungen bestand aus Weißbrot und Magermilch, während er zur Heilung des gebrochenen Knochens u.a. eine an Kalk, Phosphor und Magnesium reiche Nahrung nötig gehabt hätte. Seine Krämpfe gingen auf den niedrigen Kalkgehalt seines Blutes zurück. Die Behandlung durch Price bestand in einer Änderung der Ernährung. Der Junge erhielt an Stelle des weißen Brotes einen Brei aus frisch gemahlenem Vollweizen, statt Magermilch Vollmilch und zu jeder Mahlzeit einen Teelöffel vitaminreicher Butter. Schon in der ersten Nacht nach dieser Mahlzeit schlief das Kind erstmalig ohne Krämpfe. Die Krämpfe wiederholten sich auch nicht, die Wiederherstellung ging mit Riesenschritten vorwärts, und der Beinbruch heilte im Laufe eines Monats vollständig. Sechs Wochen nach Einführung der vollwertigen Kost konnte man den Jungen beim Spiel mit anderen Kindern mühelos über einen Zaun klettern sehen. (»Gefährdete Menschen« von Albert Haller.)
Und hier sind die Schlußfolgerungen, die Sie aus dieser Geschichte ziehen können: **Jeder Mensch bedarf einer ständigen Zufuhr von Vitaminen, Spurenelementen und Mineralstoffen, um gesund zu bleiben.** Eine Ernährung, die sich mit dem bloßen Kalorienzählen zufriedengibt, ist wertlos.

Diagnosen aus Gesundheits– und Gesellschaftspolitik erschienen regelmäßig.
Herausgeber: Kassenzahnärztliche Vereinigung Nordrhein
Düsseldorf, den 19.1.1977

Bundesrepublik – Österreich:
Zensur statt Argumente?

Diese Frage stellt Rudolf Ziegelbecker vom Institut für Umweltforschung Graz in einer Mitteilung darüber, daß der kompromißloseste Vertreter einer Kariestherapie mit Fluoriden, Professor Dr. Naujoks, Würzburg, brieflich beim österreichischen Bundeskanzler, Herrn Dr. Bruno Kreisky, gegen die wissenschaftliche Tätigkeit des Grazer Umweltinstitutes sowie gegen die des Herrn Ziegelbecker interveniert hat.

Nach eigenen Veröffentlichungen haben Ziegelbecker und das Grazer Institut den Nachweis geführt, daß die Berichte über die karieshemmende Wirkung der Fluoride und der gesundheitlichen Unbedenklichkeit der Fluoride statistischen Nachprüfungen nicht standhalten.

Ziegelbecker vermutet, daß die Intervention Professor Naujoks beim österreichischen Bundeskanzler darauf gerichtet ist, einen der erfolgreichsten wissenschaftlichen Gegner auf unwissenschaftlichem und wenig demokratischem Weg aus dem Feld zu schlagen.

Das Institut hatte, nach Mitteilungen von Herrn Ziegelbecker, Herrn Professor Naujoks wiederholt eine öffentliche Diskussion über das Für und Wider der Fluoridtherapie angeboten, ohne daß Professor Naujoks auf dieses Angebot eingegangen sei.

Kein Wunder, daß Herr Ziegelbecker als Vertreter des Grazer Institutes das für ihn ungewöhnliche Verhalten des Professors als einen Versuch wertet, die in demokratischen Rechtsstaaten garantierte Freiheit der Forschung, Lehre und Meinungsäußerung zu unterlaufen.

Zu der Intervention von Professor Naujoks schrieb Herr Ziegelbecker seinerseits einen Brief an den österreichischen Bundeskanzler, der in Auszügen als Anlage beigefügt ist.

Ing. Rudolf Ziegelbecker   8042 Graz
                                            Peterstalstr. 29

                                            Graz, 2. Dezember 1976

Hern
Bundeskanzler Dr. Bruno Kreisky
P e r s ö n l i c h
Bundeskanzleramt
Ballhausplatz 2

1010 Wien

Sehr geehrter Herr Bundeskanzler,

aus Deutschland wurde ich benachrichtigt, daß ein Zahnärzte-Präsident bei Ihnen gegen mich interveniert hat.

Ich bitte Sie - etiam altera pars audiatur - auch meine Stellungnahme zur Kenntnis zu nehmen:

Derartige Interventionen sind nicht die ersten, die gegen mich geführt werden, Ursache hierfür sind letzten Endes meine Forschungsergebnisse, die den Erfolg und die Unbedenklichkeit der Massenmedikation mit Fluoriden als angebliches Mittel zur Kariesvorbeugung in Frage stellen.

Ich nehme für mich

        das Recht auf Freiheit der Forschung und
        das Recht auf Freiheit der Meinungsäußerung

in Anspruch.

In diesem Sinne habe ich meine Ergebnisse wiederholt auf internationalen Fachkongressen und auch im österreichischen und deutschen Fersehen vertreten.

Als Beispiel für meine Arbeiten sende ich Ihnen meinen Vortrag anlässlich eines Fluorsymposions im September 1973 in Lindau (Bodensee), wo ich Ko-Referent zu einem WHO-Experten und führenden Fluorbefürworter war (siehe Anlage 1, Seite 53-106 des beigeschlossenen Buches von Prof. Dr. Dr. Rheinwald).

Bei meinem Vortrag waren einige hundert Zahnärzte, in der Mehrzahl
Fluorbefürworter, sowie europäische Prominenz auf diesem Gebiet, anwesend.
Doch hat niemand auch nur den Versuch unternommen, meine Ergebnisse
zu widerlegen.

Vielmehr wurde nachher versucht, die Drucklegung des Buches zu verhindern,
sein Erscheinen totzuschweigen, und in einer Sondersitzung den
Veranstalter des Symposions und Präsidenten der Landesärztekammer Baden-
Württemberg, Herrn Prof. Dr. Dr. Rheinwald, abzusetzen.

Als Anlage 2 übermittle ich Ihnen ein Schreiben von Prof. Dr. Dr.
Rheinwald an das österreichische Gesundheitsministerium in Zusammenhang
mit einer Intervention des Ministeriums gegen Prof. Rheinwald.

Die Massenmedikation mit Fluoriden wird heute nur mehr von einem Teil
der Zahnärzteschaft vehement vertreten.

In den Niederlanden wurde 1953 die Trinkwasserfluoridierung eingeführt,
von der zuletzt ca. 4,3 Millionen Menschen erfasst waren. Im September
d. J. zog nun die Regierung aus medizinischen und rechtlichen Gründen
die Genehmigung zurück und stellte diese Massenmedikation ein. Damit
können 4,3 Millionen Niederländer wieder Wasser ohne Fluorzusatz trinken.

Wie Sie dem Schreiben eines niederländischen Arztes entnehmen können
(Anlage 3), spielten meine Ergebnisse in der Diskussion eine wichtige
Rolle.

Ein ähnlicher Schritt bezüglich der Fluortablettenaktion in Österreich
würde der Gesundheit der Kinder und den Steuerzahlern nur förderlich
sein, viele Unglücksfälle könnten vermieden werden (in Oberösterreich
starb z. B. Ende Juni d. J. ein Kind eines Lehrerehepaares nach Vergiftung
mit Zymafluor-Tabletten).

Im Gegensatz zu den beiden oben ganannten Zahnärzteorganisationen
vertreten in der BRD die Vorstände des Bundesverbandes Deutscher Zahnärzte
und der Deutschen Gesellschaft für Zahn-, Mund- und Kieferheilkunde
(deren Präsident Prof. Naujoks eine öffentliche Diskussion auf Uni-
versitätsboden ablehnte) weiterhin vehement die Fluoridierung.

In diesem Zusammenhang warf Prof. Dr. Gunzert dem Bundesverband Deutscher
Zahnärzte vor, eine Wissenschaftslogik mit Stand am Ausgang des Mittelalters zu vertreten (Anlage 4).

Prof. Dr. Gunzert ist Berufsstatistiker mit dem Spezialgebiet der
Validierung (Prüfung der Aussagekraft von Veröffentlichungen) und Direktor
des Institutes für Sozialforschung an der Johann-Wolfgang-Goethe-
Universität in Frankfurt/Main. Er war in der Vergangenheit mehrmals
mit dem Fluoridierungsproblem befasst und ist mit diesem vertraut.

Das Fluoridierungsproblem selbst ist weitgehend kein medizinisches,
sondern ein statistisches Problem (siehe auch Anlage 4, Schreiben von
Prof. Gunzert vom 29. September 1975).

Diesbezüglich ist zweifellos richtig, daß meine Argumente die Fluor-
aktionen weltweit in Frage gestellt haben.

Ich vertrete aber die Auffassung, daß Intervention und Zensur keine geeigneten Instrumente sind, um Sachargumente zu unterdrücken und zu widerlegen, die manchmal unbequem sind und Hergebrachtes in Frage stellen.

In diesem Sinne möchte ich die neue Intervention gegen mich zum Anlass nehmen, um Sie, sehr geehrter Herr Bundeskanzler, zu bitten, sich als Politiker für die Herstellung der leider auch in Österreich dringend notwendigen Freizügigkeit der Fluordiskussion zu verwenden.

Sollten andere, Ihnen gewichtig erscheinende Argumente gegen mich vorgebracht werden, bitte ich um diesbezügliche Information und Anhörung.

Mit vorzüglicher Hochachtung

gez.: Rudolf Ziegelbecker

Bericht in Diagnosen aus Gesundheits— und Gesellschaftspolitik 12.10.77
Herausgeber: Kassen—Zahnärztliche Vereinigung Nordrhein, 4000 Düsseldorf, Lindemannstr. 38—42
Bedenken gegen Trinkwasserfluoridierung!
Schwere Bedenken gegen die immer wieder propagierte Trinkwasserfluoridierung äußerte Professor Dr. med. habil. K.—H. Wagner, Direktor des Instituts für Ernährungswissenschaft II der Justus—Liebig—Universität in Gießen:

1. Die Schadwirkung des Fluorions auf den Zellstoffwechsel erklärt sich aus seiner blockierenden Wirkung auf zahlreiche Enzymsysteme, die organspezifische Funktionen ausüben.

2. Stoffwechselschäden, die in fluorendemischen Gebieten auftreten, sind beschrieben, jedoch wegen der angeblich geringen Karieshäufigkeit in diesen Gebieten nicht berücksichtigt worden.

3. Die Folgerung, daß eine Trinkwasserfluoridierung (1 mg/l) einen kariesverhütenden Effekt besitzt, ließ sich nach Überprüfung der vorliegenden Statistiken (Vereinigte Staaten von Amerika, Österreich, Schweiz, Bundesrepublik Deutschland) nicht bestätigen.

Festzustellen ist, daß unter Trinkwasserfluoridierung die Dentition um 1 — 1 1/2 Jahre verzögert und das Auftreten der Karies nicht reduziert, sondern zeitlich verschoben wurde.

4. Das hohe Bindungsvermögen der Fluoride an das Calcium bewirkt Spongiosierungsprozesse am Knochen (lange Röhrenknochen, Wirbelkörper), Schmelzhypoplasie (mottled enamel) an den Zähnen, Ablagerungen von Calciumfluoriden in Herz, Gefäßsystem und Nieren sowie Überempfindlichkeitsreaktionen (Allergien).

5. Länder, die die Trinkwasserfluoridierung nicht durchführen, sind Schweden, Dänemark, Belgien, Norwegen, Frankreich, Italien, Spanien und die Niederlande.

Referat Öffentlichkeit

**Diagnosen aus Gesundheits— und Gesellschaftspolitik
berichtet am 13.12.1978
Herausgeber: KZV—NR, 4000 Düsseldorf, Lindemannstr.
38 — 42
USA: Gericht verbietet Trinkwasser—Fluoridierung!**

Mit sofortiger Wirkung muß das Water Department von West View, Pittsburgh, Pennsylvania, USA, die Trinkwasser—Fluoridierung einstellen. Mit der Begründung, daß durch die Trinkwasser—Fluoridierung die Gesundheit und Sicherheit der Bevölkerung bedroht wird, verfügte das einzelstaatliche Gericht für Zivil— und Strafsachen unter Vorsitz von Richter John. B. Flaherty jun. am 16.11.1978 in erster Instanz das Verbot der Trinkwasser—Fluoridierung.

Spitzenwissenschaftler aus der ganzen Welt waren als Zeugen geladen, unter ihnen die führenden und namhaftesten Befürworter der Kariesprophylaxe mit Fluoriden. Von den Wissenschaftlern, die die Fluoridierung befürworten, war *keiner* in der Lage, die bewiesenen Feststellungen von Professor Dr. Ali Mohamed, Biologe und Zytogenetiker an der Universität von Missouri, Kansas— City, zu widerlegen, daß schon 1 mg Fluorid auf 1 Liter Wasser genetische Schäden anrichtet. Ebenso erging es den Wissenschaftlern des U.S. amerikanischen nationalen Krebsinstitutes, der Universität Oxford, des Royal College of Physicians, der Royal Statistical Society und der Universität Rochester: Keiner von ihnen konnte die Feststellungen der beiden U.S.—Amerikaner Dr. John Yiamouyiannis und Dr. Dean Burk widerlegen, nach denen in Städten mit fluoridiertem Trinkwasser nachweisbar mehr Menschen im Alter von 45 Jahren und darüber an Krebs sterben als in nicht fluoridierten Städten (Krebssterbe—Plus von 4 — 5%). Außerdem mußte das beklagte Water Department vor Gericht eingestehen, daß die vom Nationalen Krebsinstitut der USA vorgelegten "Gegenbeweise", die von den Professoren Sir Richard Doll und Dr. Leo Kinlen, Oxford Universität, und Dr. P.D.

Oldham und Dr. D.J. Newell von der Royal Statistical Society erstellt worden waren, auf fehlerhaften und unvollständigen Daten beruhen und damit unbrauchbar sind.
Quelle: National Pure Water Association, News Flash, aus November 1978

In SELECTA 29 erschien am 18. Juli 1977 folgender Artikel:
SCHULE:
Zucker—Prohibition?
Die Zahnärzte des Landes Nordrhein—Westfalen wandten sich in einem offenen Brief an den Gesundheitsminister des Bundeslandes, *Friedhelm Farthmann*. Sie wünschen, daß an allen Schulen der Region ein Zuckerverbot ausgesprochen wird. Der Verkauf von zuckerhaltigen Lebensmitteln und Getränken müsse untersagt werden, denn Zucker "schadet der Gesundheit unserer Kinder und dient nur dem Profit der Süßwarenindustrie".
Die Zahnärzte verweisen auf die Stadt Basel. Dort hat sich in nur 13 Jahren die Zahl der Kinder mit einem völlig gesunden Gebiß von 8 auf 38% erhöht. Zum Baseler Programm gehört es, daß den Kindern in der Schule keine Süßigkeiten mehr angeboten werden, sondern Pausen—Mahlzeiten, "die gesund und zahnfreundlich zugleich sind". Es gibt in der Stadt außerdem sog. Prophylaxehelferinnen, die den Kindern in Kindergärten und Schule zeigen, wie man zweckmäßig die Zähne pflegt. G.R.(Selecta 29 v. 18.7.77)

An den
Bundesminister für Ernährung,
Landwirtschaft und Forsten
Postfach 140270

5300 Bonn 1
                        12.4.1978   Dr. Kn/Kr

Sehr geehrter Herr Minister!

Entschuldigen Sie bitte, daß ich erst heute den Eingang Ihres Briefes bestätigen kann.

Auf Ihre marktpolitischen Ausführungen möchte ich im einzelnen nicht eingehen. Ihre Aussage jedoch, daß Zucker ein Erzeugnis ist, das zur Aufrechterhaltung der Lebensfunktionen des Körpers unentbehrlich ist, verdient eine Stellungnahme.

Diese möchte ich mit einer Frage beginnen: Wenn, wie Sie schreiben, Fabrikzucker zur Aufrechterhaltung der Lebensfunktionen des Körpers unentbehrlich ist, bitte ich Sie, mir mitzuteilen, wie es den Menschen in ihrer jahrmillionenlangen Entwicklung möglich gewesen ist, die Lebensfunktionen ihres Körpers ohne Fabrikzucker aufrechtzuerhalten? Denn auch Ihnen wird bekannt sein, daß Fabrikzucker als Massenerzeugnis - gemessen an der Menschheitsentwicklung - ein Erzeugnis mit "Sekunden-Vergangenheit" darstellt. Und wieso kommt es, daß - wenn Fabrikzucker zur Aufrechterhaltung der Lebensfunktionen des Körpers unentbehrlich ist - eine der wichtigsten Lebensfunktionen des Körpers, nämlich die Kaufunktion, überall optimal funktioniert hat und noch funktioniert, wo es keinen Fabrikzucker gibt? Und wie erklären Sie es außerdem, daß bei reichlichem Verzehr des Fabrikzuckers eine der wichtigsten Lebensfunktionen des Körpers, nämlich die Darmfunktion, nicht aufrechterhalten werden kann? Erst nach rigorosem Absetzen des Fabrikzuckers läßt sich diese wichtige Lebensfunktion des Körpers wiederherstellen und - bei fortdauernder Vermeidung des Fabrikzuckers - aufrechterhalten.

Ohne Frage haben Sie recht, daß der statistisch ausgewiesene Pro-Kopf-Verbrauch allein noch kein Maßstab für gesunde oder falsche Ernährung ist. Darauf hat bereits Professor Yudkin hingewiesen. Er zeigte, daß es bei einem bestimmten statistischen Mittelwert des Fabrikzuckerverzehrs große Personengruppen geben muß, die pro Tag zwischen 250 und 500 g Zucker verzehren. Leider befinden sich unter diesen Personen viele Kinder.

Ihre Meinung, daß mit Mundhygiene und Zahnpflege letztlich der Volksgesundheit auf lange Sicht besser gedient sei als mit einer drastischen Einschränkung des Fabrikzuckerverzehrs, übersieht belegte wissenschaftliche Arbeitsergebnisse. Ich erinnere hier nur an die Arbeiten des Japaners Katase und an die wissenschaftlichen Veröffentlichungen des deutschen Professors Dr. Häupl. Beide belegten - neben vielen anderen - daß die tägliche Aufnahme von Zucker weit unterhalb der statistischen verzehrten Mittelmenge, die Sie angeben, endogen nicht nur im Knochen,

sondern ebenso in der Zahnsubstanz setzt. Wie wollen Sie diese
mit Mundhygiene und Zahnpflege beheben?

Ihr Satz, nach dem Sie möchten, "daß freie verantwortungs- und gesundheitsbewußte Bürger selbst bestimmen, was sie und ihre Kinder essen oder trinken dürfen", liest sich sehr schön. Sicher läßt er sich auch politisch sehr gut verwenden. Nur: Meinen Sie nicht, daß eine der unabdingbaren Voraussetzungen dafür, frei, verantwortungs- und gesundheitsbewußte Entscheidungen über Ernährung treffen zu können, eine objektive Aufklärung über das Für und Wider einer solchen Ernährung ist? Von einer solchen objektiven Aufklärung scheint mir unsere Gesellschaft meilenweit entfernt zu sein.

Denn wenn ich die unendliche Zahl der Verführungen zum gesundheitszerstörenden Genuß ins Verhältnis setze zu den verschwindend geringen Bemühungen um sachgerechte Aufklärung, kann ich nicht erkennen, wie die Bürger dieses Landes frei, verantwortungs- und gesundheitsbewußt selbst bestimmen können, was sie und ihre Kinder essen und trinken dürfen.

Mit freundlichen Grüßen

(Dr. Knellecken)

(Entnommen aus WZ vom 22.11.78)

Dr. Eduard Knellecken (KZV):

Zucker ist ein Zerstörer

Die Zuckerfabrik Brühl bei Köln will der Kassen-Zahnärztlichen Vereinigung Nordrhein ihre Aufklärung der Bevölkerung über die Gefahren des Industriezuckers durch ein Gericht verbieten lassen. In ihrer Klage gesteht die Zuckerfabrik Brühl jedoch selbst zu, daß Zucker

- gesundheitsschädlich sei,
- an der Entstehung von Herz- und Gefäßleiden beteiligt sei,
- an der Entstehung von Magen- und Darmkrankheiten beteiligt sei,
- die Zuckerkrankheit verursache,
- ein Vitaminräuber sei,
- ein Kalkräuber sei,

indem sie diese Feststellung nur dann mit einem Verbot belegt wissen will, wenn nicht "gleichzeitig gebührend auf die positive Bedeutung des Zuckers für die menschliche Ernährung" hingewiesen wird.

Nicht einmal die "positive Bedeutung des Zuckers für die menschliche Ernährung" ist wissenschaftlich haltbar. Nicht ein Gramm Industriezucker benötigt der menschliche Organismus nach Feststellungen der international renommierten Ernährungswissenschaftler Prof. Menden (Gießen) und Prof. Yudkin (London) – um nur zwei zu nennen. Denn Industriezucker ist reine Saccharose, der Mensch aber braucht Glukose, wie sie in Getreide und Obst enthalten ist.

Die Zuckerfabrik Brühl erwähnt in ihrem Verbotskatalog wohlweislich nicht die Tatsache, daß Industriezucker der wichtigste Kariesverursacher ist.

Dazu heißt es im Ernährungsbericht 76 der Bundesregierung: "Allein bei den rund fünf Millionen Schulkindern der Bundesrepublik Deutschland entstehen infolge des steigenden Zuckermißbrauchs im Jahr rund 15 Millionen Kavitäten in den Zähnen... Es wäre eine irreführende Beschönigung, wenn man nicht ganz klar darauf hinweisen würde, daß dieses Zerstörungswerk die direkte Folge häufigen Zuckerkonsums ist."

Die kariesverursachende Wirkung des Zuckers ist wissenschaftlich erwiesen. Auch der Zusammenhang zwischen steigenden Ausgaben für Zucker und steigenden Zahnbehandlungskosten ist belegbar: 1966 gaben die Deutschen fast 3,7 Milliarden DM für Zucker und Süßigkeiten aus, zehn Jahre später waren es schon rund 7,5 Milliarden, eine Steigerung um rund 103 Prozent. In diesen Zahlen sind zuckerhaltige Nahrungsmittel, Genußmittel und Getränke nicht eingerechnet. Im gleichen Zehnjahreszeitraum stiegen die Ausgaben der gesetzlichen Krankenversicherungen im Bereich der KZV Nordrhein für konservierend-chirurgische Zahnbehandlungen – also im wesentlichen für Kariesbehandlungen – von rund 180 Millionen auf rund 295 Millionen DM, also um ca. 64 Prozent. Die Wirkungskette: Mehr Zucker – mehr Karies – mehr Krankenkassenkosten ist also schon statistisch belegbar. Aus dieser Feststellung erwächst der KZV Nordrhein – wie alle anderen Kassen-Zahnärztlichen Vereinigungen – die Verpflichtung zur gesundheitspolitischen Aufklärung der Bevölkerung. Gemäß § 368 der Reichsversicherungsordnung ist eine Kassen-Zahnärztliche Vereinigung im Rahmen ihres Sicherstellungsauftrages verpflichtet, die ausreichende kassenzahnärztliche Versorgung der sozialversicherten Bevölkerung zu gewährleisten. Sowohl die Anzahl der zu den Kassen zugelassenen Zahnärzte als auch die finanziellen Mittel der sozialen Krankenversicherung sind jedoch begrenzt. Eine Kassen-Zahnärztliche Vereinigung kann den ihr übertragenen Sicherstellungsauftrag deshalb nur dann erfüllen, wenn sie etwas gegen das ständige Ansteigen der Zahn-, Mund- und Kiefererkrankungen unternimmt. Aus der Kenntnis des Zusammenhangs zwischen steigendem Zuckerkonsum und steigenden Kariesbehandlungskosten erwächst somit der Kassen-Zahnärztlichen Vereinigung die Verpflichtung, auf die Einschränkung des Zuckerkonsums als eine der wirkungsvollsten Kostendämpfungs-Maßnahmen hinzuweisen.

Außer dem Sicherstellungsauftrag zwingt aber auch das Wirtschaftlichkeitsgebot der Reichsversicherungsordnung die Kassen-Zahnärztliche Vereinigungen, kostentreibende Faktoren bei der Gesunderhaltung der Bevölkerung im Rahmen ihrer Möglichkeiten auszuschalten. Der zunehmende Verzehr von Zucker und zuckerhaltigen Nahrungs- und Genußmitteln muß die Haltbarkeit auch der kunstvollsten zahnärztlichen Behandlung immer weiter verkürzen. Gerade sehr kostenaufwendiger und hochwertiger Zahnersatz, wie er von den gesetzlichen Krankenversicherungen seit den letzten Jahren gewährt wird, hält bei reichlichem Zucker- und Süßigkeitengenuß zeitlich nur sehr viel kürzer. Die enorme finanzielle Belastung der Krankenversicherungen steigt dadurch noch mehr. Auch das Wirtschaftlichkeitsgebot verpflichtet die Kassen-Zahnärztlichen Vereinigungen also, auf die gesundheitsgefährdenden und zahnzerstörenden Wirkungen des Zuckers öffentlich aufmerksam zu machen.

Im Rahmen ihrer gesundheitspolitischen Aufklärung, in der die Warnung vor den Gesundheitsgefahren des Zuckers nur einen Teilbereich darstellt, hat die Kassen-Zahnärztliche Vereinigung Nordrhein deshalb vier Forderungen aufgestellt, die alle zwar auch den Industriezucker betreffen, jedoch nicht allein auf ihn angewendet werden sollen:

1. Wegfall aller Steuererleichterungen und Subventionen für gesundheitsschädigende und krankheitsverursachende Produkte.

2. Aufdruck einer Warnung auf die Packungen gesundheitsgefährdender Produkte.

3. Einführung einer Krankheitssteuer auf gesundheitsgefährdende Produkte, die zu hundert Prozent den Krankenkassen zugute kommen sollen.

4. Ausgabe eines Scheckheftes zur Gesundheitsvorsorge, anhand dessen dem Versicherten bei Nachweis ausreichender Vorsorge ein Bonus auf seine Beitragszahlungen eingeräumt werden kann.

In diesen vier Forderungen sieht die Kassen-Zahnärztliche Vereinigung Nordrhein die einzige Möglichkeit, die Kosten für Krankheitsbehandlung in den Griff zu bekommen, ohne daß das Maß an Gesundheitsvorsorge für den einzelnen Versicherten reduziert werden muß. Die Behandlung von Krankheiten wird in absehbarer Zeit unbezahlbar, wenn Zahl und Schwere der Erkrankungen weiterhin so zunehmen wie bisher.

(Entnommen aus WZ vom 22.11.78)

Dr. Bollmann (Zuckerindustrie)

Bedenkliche Aufklärung

Seit etwa zwei Jahren betreibt die Kassenärztliche Vereinigung Nordrhein unter ihrem Vorsitzenden Dr. Knellecken mit hohem finanziellem Aufwand eine öffentliche "Aufklärungskampagne". Den Zwangsmitgliedern der Vereinigung werden dafür 0,8 Prozent der vergüteten Honorare einbehalten, woraus sich ein Aufkommen von 7,7 Millionen DM im Jahr ergibt. Begründet und gerechtfertigt – auch gegenüber widerspenstigen Mitgliedern und dem die Rechtsaufsicht führenden Sozialminister in Düsseldorf – wird diese Kampagne mit der Notwendigkeit, die Zahngesundheit durch Aufklärung zu verbessern, um den gesetzlichen Auftrag der Vereinigung erfüllen zu können.

Verfolgt man die Kampagne im einzelnen, stellt sich jedoch bald heraus, daß die Aufklärung der Bevölkerung über Fragen der Zahngesundheit bestenfalls eine unter mehreren Zielsetzungen ist. An erster Stelle steht durchaus das Ziel, die Kassen-Zahnärzte aus der Schußlinie zu befreien, in die sie in der Öffentlichkeit durch immer größere Honorarforderungen und reichlich hohe Einkommen geraten sind. Auch den "Gefahren", die ihren Einkommen und ihren unabhängigen Stellungen von seiten des Gesetzgebers oder der Krankenkassen drohen, soll damit begegnet werden.

Nun wäre es zu begrüßen, daß eine kassenzahnärztliche Vereinigung Gesundheitsaufklärung betreibt, selbst wenn dies als Vorwand zur Verteidigung bestimmter Standesinteressen geschieht. Eine solche Aufklärungsarbeit muß aber dem modernen Stand der Wissenschaften entsprechen und darf sich nicht auf erweislich unwahre oder unbewiesene Behauptungen stützen.

Dies trifft jedoch leider für die Kampagne der KZV Nordrhein zu. Sie diffamiert den Zucker und die meisten zuckerhaltigen Waren, aber auch viele andere Produkte unseres modernen Nahrungsmittelangebotes und macht sie ohne Rücksicht auf gegenteilige wissenschaftliche Erkenntnisse nicht nur für den beklagenswerten Zustand der Zähne, sondern auch für alle möglichen sonstigen Krankheiten verantwortlich. Als Beispiel sei nur die Behauptung aufgeführt, Zucker sei ein Kalkräuber.

Es ist verständlich, daß sich die betroffenen Wirtschaftskreise mit diesen unwahren Behauptungen und rufschädigenden Kampagnen auseinandersetzen müssen.

Zunächst wurde versucht, in persönlichen Kontakten und Gesprächen Herrn Dr. Knellecken und seine Mitstreiter davon zu überzeugen, daß derartige Methoden weder der Volksgesundheit noch dem Interesse der Zahnärzte dienen. Es hat sich jedoch gezeigt, daß Herr Dr. Knellecken soliden wissenschaftlichen Argumenten nicht zugänglich ist und fantastischen Ideen einer Art "Reformhausdiät" anhängt, die heute für breite Kreise der Bevölkerung weder praktisch möglich noch zumutbar ist. In einem weiteren Stadium der Auseinandersetzung haben sich die Dachverbände der Ernährungswirtschaft zusammengetan und einen Offenen Brief an die nordrhein-westfälischen Zahnärzte gerichtet, um sie auf die Fragwürdigkeit bestimmter Behauptungen und Empfehlungen in der Anzeigenkampagne der KZV Nordrhein hinzuweisen.

Dieser Offene Brief machte offenbar einen gewissen Eindruck. Die Reaktion war dann aber, daß nach der Sommerpause die in neuer Form gestalteten Anzeigen sich um so stärker auf Angriffe auf den Zucker und zuckerhaltige Waren konzentrierten. Zucker wurde als "Droge und Krankheit" bezeichnet und seine Hersteller als "Krankheitsanbieter". Auch die übrigen unwahren Behauptungen, wie zum Beispiel, daß Industriezucker maßgeblich an der Entstehung der Zuckerkrankheit sowie von Herz- und Gefäßkrankheiten beteiligt sei, sollen zweifellos weiterhin verbreitet werden.

Wir haben es deshalb für notwendig gehalten, uns hiergegen auch auf dem Rechtsweg zur Wehr zu setzen, und die Zuckerfabrik Brühl hat beim Verwaltungsgericht in Düsseldorf Klage gegen die KZV Nordrhein auf Unterlassung verschiedener unwahrer Behauptungen erhoben. Wir möchten in dieses schwebende Verfahren nicht eingreifen, hoffen jedoch zuversichtlich, daß auch einer Körperschaft des öffentlichen Rechts, die nicht den im Wettbewerbsrecht geltenden klaren Regeln unterworfen ist, gewisse Grenzen bei der Durchführung und Gestaltung einer "Aufklärungskampagne" gezogen werden. Es wäre traurig um unsere Rechtsordnung bestellt, wenn wichtige Volksnahrungsmittel sowie ihr Hersteller und Anbieter beliebig diffamiert werden könnten.

(Entnommen aus WZ vom 22.11.78)

Offener Brief an die Zahnärzte Nordrhein-Westfalens

Sehr geehrte Damen und Herren,

seit geraumer Zeit inseriert die Kassenzahnärztliche Vereinigung Nordrhein mit Millionenaufwand in der Tages- und Publikumspresse. In diesen Inseraten wird, ständig eskalierend, eine Vielzahl von agrarischen Produkten und Erzeugnissen der Ernährungswirtschaft als "schädlich" und "krankheitsverursachend" bezeichnet.

In jüngster Vergangenheit werden darüber hinaus zahlreiche Ernährungsratschläge verbreitet, die im Widerspruch zu den Erkenntnissen der Wissenschaft stehen. Die aufgestellten Behauptungen, die Sie als Arzt in dieser Form sicherlich nicht billigen können, werden im Namen der Kassenzahnärztlichen Vereinigung Nordrhein und in Ihrem Namen aufgestellt.

Zum Beispiel:

"...auf keinen Fall Schweinefleisch und Wurst, fabrikatorisch gemästetes Geflügel oder durch 'Dunkelkerker der Kälber gewonnenes' weißes Kalbfleisch".

"Was nicht auf den Frühstückstisch gehört: Wurst, Speck, Marmelade, Sirup, Weißbrot und Brötchen."

"Alles, was Sie während der Schwangerschaft an Konserven, Marmeladen und denaturiertem Mehl zu sich nehmen, führt Sie und Ihr Kind zu Krankheiten."

Diese Verunsicherung der Verbraucher wird aus Ihren Beiträgen finanziert. Sie beeinträchtigt das Vertrauen der Bevölkerung in Ihren Berufsstand und ist geeignet, weite Kreise der Öffentlichkeit gegen die Belange der Zahnärzte einzunehmen. Wir glauben nicht, daß dies in Ihrem Sinne ist und haben es für richtig erachtet, dieses Schreiben an Sie persönlich zu richten. Wir meinen, Sie sollten es nicht hinnehmen, daß durch unwissenschaftliche Argumentation Ihr ärztliches Ansehen geschädigt wird.

Werner Böker
Vorsitzender der Bundesvereinigung der Deutschen Ernährungsindustrie

C. Freiherr Heeremann
Präsident des Deutschen Bauernverbandes

Lorenz Falkenstein
Präsident des Deutschen Raiffeisenverbandes

Günter Döding
2. Vorsitzender der Gewerkschaft Nahrung, Genuß, Gaststätten

Zahnärzte warnen:

Außer Karies auch Kreislauf – Erkrankungen

Bei Ruf nach Schule ohne Zucker schlugen die Hersteller zurück

Mit Klage auf Unterlassung –

"Schon spürbare Absatzeinbußen"

Von HANS–JÜRGEN PÖSCHKE
Der erbitterte Streit hat einen süßen Grund: Zucker. Die nordrheinischen Zahnärzte sehen durch ihn "die gesunde Zukunft unserer Kinder" gefährdet, die Zuckerindustrie indes fürchtet um Absatz und guten Ruf ihres Schlecker–Produktes. Nach Monaten betonter Zurückhaltung haben die Hersteller unter dem Druck der hartnäckigen Anti-Zucker-Kampagne der Kassen-Zahnärztlichen Vereinigung Nordrhein (KVZ) jetzt zum energischen Gegenschlag ausgeholt: stellvertretend für den Rest der Betroffenen und mit finanzieller Rückendeckung ihrer Bundesvereinigung klagt die Zuckerfabrik Brühl beim Düsseldorfer Verwaltungsgericht gegen die Zahnärzte auf Unterlassung "jeglicher gegen den Zucker und Zuckerprodukte gerichteten Öffentlichkeitsarbeit".

Ein am Dienstag dieser Woche nachgeschobener Antrag auf einstweilige Anordnung soll die Zucker-Gegner möglichst rasch zum Schweigen bringen. Vorstandsvorsitzender Bollmann von der klagenden Firma: "Das Maß ist voll, es mußte etwas passieren!"
Die "spürbaren Absatzeinbußen" der letzten beiden Jahre, so Bollmann, seien nicht zuletzt eine Folge der zahnärztlichen Aktivitäten. Ohnehin habe die Branche unter der allgemeinen Diät- und Schlankheitswelle zu leiden, da das "unentbehrliche Nahrungsmittel Zucker" pauschal als Dick- und Krankmacher verteufelt werde. Dabei schrecke man auch vor der Verbreitung von Halb- und Unwahrheiten nicht zurück. Bollmann: "In jüngster Zeit wird der Zucker gar in die Nähe von Drogen gerückt."

Die Millionenanklage bricht zusammen
Verfahren gegen Dr. Knellecken wurde eingestellt

VON WOLFGANG LARMANN

Düsseldorf. Die Anklagefront gegen den angeblichen Millionenbetrüger Dr. Eduard Knellecken bröckelt immer mehr ab. Nachdem die Düsseldorfer Staatsanwaltschaft den in weiten Teilen der deutschen Presse verbreiteten Vorwurf der Veruntreuung von Verbandsgeldern in Millionenhöhe inzwischen als „wahrscheinlich strafrechtlich überhaupt nicht relevant" bezeichnete, stellte sie mittlerweile ein weiteres Verfahren gegen den Zahnärztefunktionär ein.

Noch im Mai des vergangenen Jahres hatte sie eine spektakuläre Durchsuchung von Wohnung und Praxis des Dr. Knellecken für richtig gehalten, worüber die Deutsche Presse-Agentur verheißungsvoll berichtete: „Über das Ergebnis der Aktion wurde noch nichts mitgeteilt." Inzwischen hat sich herausgestellt, daß gar nichts mitzuteilen war. Schlichte Ursache: Dr. Knellecken war unschuldig.

Darum ging es: Knellecken war in den Verdacht geraten, eine Zahnärzte-Verbandszeitung mit Namen „Dent-inform" gefälscht zu haben. In dem Blättchen aus Stuttgart, das Zahnärzten Baden-Württembergs und Funktionären zugesandt wurde, war Dr. Knellekken üblicherweise als völlig fehlgeleiteter Sachwalter der zahnärztlichen Interessen nach den — sehr handfesten — Regeln der Standeskunst gezeichnet worden.

Eines Tages aber erschienen Ausgaben von „Dent-inform", die den Spieß, zur Überraschung aller, umkehrten.

Nicht Dr. Knellecken war plötzlich Zielscheibe der Attacken, sondern ausgerechnet einige seiner erklärten Gegner innerhalb der Zahnärzteschaft.

Verkehrte Welt — also was lag näher, als Knellecken spontan der Urheberschaft zu zeihen. Wie die Düsseldorfer Staatsanwaltschaft aber jetzt mitteilen mußte: Ergebnis Fehlanzeige.

Das hätte sie wesentlich früher vom Düsseldorfer Anwalt Dr. Knelleckens, Reinhold Vester, erfahren können. Dieser hatte schon im vergangenen Jahr die Wohnungsdurchsuchung spontan als unberechtigt bezeichnet. Vester: „Es bestand überhaupt kein dringender Tatverdacht." Vielmehr wäre die Vermutung nicht von der Hand zu weisen, daß die Anklagevertreter bei dieser Gelegenheit Unterlagen gesucht hätten, die sie schon bei der ersten Durchsuchung vergeblich gesucht hatten.

So sieht es mit der spektakulär angekündigten strafrechtlichen Verfolgung des Zahnärztefunktionärs derzeit recht kärglich aus. Bisher konnte sich die Düsseldorfer Staatsanwaltschaft lediglich zu einer minimalen Teilanklage aufraffen, die einen Betrag von 71 000 DM umfaßt. Auf die mehrfach angekündigte „Millionenklage" wird sie wahrscheinlich ganz verzichten. Um so verwunderlicher, daß NRW-Sozialminister Friedhelm Farthmann als Leiter der Aufsichtsbehörde der KZV, sogar die vorzeitige Inhaftierung Knelleckens gefordert hatte.

Der Artikel "Kariesprophylaxe mit Fluoriden?" von Dr. E. Knellecken ist vor allem deshalb beachtenswert, weil er von einem Zahnarzt geschrieben ist, der das Zahnkariesproblem aus *ganzheitlicher* Sicht betrachtet und nicht nur den Teilbereich Zahn sieht.

Kariesprophylaxe mit Fluoriden?
E. Knellecken, Düsseldorf (aus Zahnärztl. Welt/Reform Heft 7)
　Mit dem Auftreten und Vordringen der Zivilisation breiten sich Zahnkrankheiten, insb. die Karies, und Kiefererkrankungen aus. Es kann fast davon gesprochen werden, daß Karies und Parodontopathien, hat die zivilisatorische Entwicklung erst einmal eingesetzt, sich wesentlich schneller entwickeln als die Zivilisation selbst.
　Das hier Gesagte ist nichts Neues. Es wird seit vielen Jahrzehnten beobachtet.
　W. *Price,* amerikanischer Arzt und Zahnarzt, wollte es genau wissen. Er reiste über viele Jahre in die Gebiete der Welt, die bis dahin von der Zivilisation nur tangiert oder überhaupt noch nicht berührt wurden.
　Ganz gleich, ob er die Eskimos im Norden Kanadas, die Ureinwohner Australiens, die in entlegenen Gebirgszonen lebenden Schotten oder Schweizer Bergvölker aufsuchte, ob die Indianer am Amazonas oder in Neufundland, immer fand er gleiche Untersuchungsergebnisse:
　Praktische Kariesfreiheit und das fast völlige Fehlen von Parodontopathien, Kiefermißbildungen und Zahnfehlstellungen. Das war jedoch nicht alles: Immer konnte *Price* feststellen, daß diese Menschen von sehr robuster Konstitution, enormer körperlicher Leistungsfähigkeit und von bemerkenswert ausgeglichener Wesensart waren.
　Beachtenswert fand *Price,* daß diese ungewöhnliche Allgemeingesundheit auch dann erhalten blieb, wenn sich diese Men-

schen in ihren äußeren Lebensgewohnheiten, in Kleidung, Wohnung und Arbeit, den Gepflogenheiten zivilisierter Menschen angepaßt hatten, jedoch ihre Urväterernährungsweise beibehielten.

Erst wenn diese sog. "Primitiven" die Ernährungsgewohnheiten ihrer Vorfahren aufgaben und sich auf zivilisatorische, d.h. fabrikatorisch geänderte Nahrungs– und Genußmittel umstellten, traten Karies, Parodontopathien, Kiefermißbildungen und Zahnfehlstellungen auf.

Die vorher große körperliche Leistungsfähigkeit ließ meist schon in der ersten zivilisatorisch ernährten Generation nach, die sichtbaren Konstitutionsmerkmale, wie z.B. breit angelegter Kiefer, gedrungener fester Körperbau, breite Becken etc., verschwanden fließend zugunsten typischer akzeleratorischer Konstitutionssymptome.

Parallel mußte *Price* regelmäßig eine Veränderung der charakterlichen Eigenschaften registrieren. Von der Ausgeglichenheit, Gastfreundlichkeit und Zuverlässigkeit ein deutlicher Wandel zur Unausgeglichenheit, verminderter Freundlichkeit und schwankender Zuverlässigkeit.

Von seinen Forschungsreisen zurückgekehrt, machte *Price* Behandlungsversuche bei Kindern. Er gab ihnen eine Kostform, die weitgehend der entsprach, die er bei den "Primitiven" gefunden hatte. Ergebnis: deutliche Reduzierung der Karies — und sogar Stillstand schon begonnener Karies.

Was *Price* auf seinen Forschungsreisen fand, bestätigte der bekannte Schweizer Zahnarzt *Roos* aus der zivilisatorischen Entwicklung des Gomsertals. Parallel mit dem Ausbau der Verkehrsverbindungen im Gomsertal lief die Umschaltung der Ernährungsgewohnheiten der Einwohner dieses Tales von Urkost auf zivilisatorische Genußnahrung. Damit Verfall der Zahngesundheit, der bemerkenswerten körperlichen Leistungsfähigkeit und — von *Roos* ganz besonders hervorgehoben — erschreckender Zerfall der einstmals hohen Kulturstufe.

Tierfütterungsversuche, die von renommierten Wissenschaftlern, wie *Kollath, Proell, Euler, McCarrison, Novotny* und vielen anderen angestellt wurden, bestätigten die Forschungsarbeiten von *Price* und *Roos:*

Erhielten die Tiere eine Nahrung, die chemisch und physikalisch möglichst unverändert blieb, waren und blieben Zähne, Periodontien, Kieferknochen und die allgemeine Konstitution der Tiere bei optimaler Gesundheit. In der Verhaltensweise zeigten die Tiere ihrer Rasse gemäße typische Verhaltensformen. Sie waren von relativer Friedfertigkeit.

Wurde die Kostform auf zivilisatorische Nahrung umgestellt, traten immer primär Zahnschäden und Parodontopathien, dann Kiefermißbildungen, Zahnfehlstellungen, Veränderungen des Skelettsystems und, das wird übereinstimmend berichtet, Veränderungen in der Verhaltensweise der Tiere auf.

Am deutlichsten sagt es *McCarrison:* "Gab ich meinen Versuchstieren die gleiche Nahrung, die der Durchschnittsengländer zu sich nimmt: Weißbrot, Margarine, Tee, Marmelade, gebratenen Speck, Eier, gekochtes Gemüse etc., erinnerte mich nach einiger Zeit das Verhalten dieser Tiere an das Verhalten englischer Unterhausabgeordneter."

Das alles läßt verbindlich darauf schließen, daß mit dem Übergang von sog. Urväterkost auf zivilisatorische Genußnahrung chronische Mangelzustände entstehen, die sich offensichtlich primär an den Zähnen und am Zahnhalteapparat bemerkbar machen. Unter Berücksichtigung des bisher Gesagten erscheint es verwunderlich, daß die *Millersche* Säuretheorie entstehen und sich solange dominierend behaupten konnte. Denn, selbst wenn sie eine Erklärung für die Entstehung der Zahnkaries abgibt, findet sich in ihr keine Erklärung für die Entstehung der Parodontopathien, der Kiefermißbildungen und Zahnfehlstellungen.

Wie stark die Zweifel an der umfassenden Richtigkeit der

Millerschen Theorie sein müßten, beweisen allein schon die Arbeiten von *Novotny:*

Er injizierte seinen Versuchstieren Zuckerlösungen und erzeugte damit durchgreifende Karies. *Novotny* vermied also das, was nach *Miller* Ursache der Karies ist: Die Entstehung der von *Miller* herausgestellten Milchsäurekonzentration im Munde. Es kamen überhaupt keine konzentrierten Kohlenhydrate mit den Zähnen der Versuchstiere in Kontakt.

All dessen ungeachtet bauen die Befürworter der Kariesprophylaxe mit Fluoriden auf der *Millerschen* Theorie auf. Ihre Argumente formulierten *Oelschläger* und *Rheinwald* in ihrer Arbeit "Welche Gründe sprechen gegen eine Trinkwasserfluoridierung in der Bundesrepublik Deutschland?" wie folgt:

"Die feststellbaren Kariesverzögerungen sind darauf zurückzuführen, daß vor allem im Zahnentwicklungs− und im Zahnbildungsalter F−Ionen gegen einen Teil der OH−Ionen im Apatit ausgetauscht werden. Der sich bildende Hydroxylfluorapatit ist säureresistenter als Hydroxylapatit".

Anzunehmen, daß Karies eine Fluormangelerkrankung ist, daß also Hydroxylapatit im natürlichen Verhältnis des Zahnes pathologisch, das sich bildende Hydroxylfluorapatit nach Gabe von Natriumfluorid jedoch physiologisch ist, kann ausgeschlossen werden, weil in Gebieten, in denen das Trinkwasser praktisch kein Fluor enthält, Menschen mit kariesfreien Gebissen leben, die außerdem weder Parodontopathien noch Kiefermißbildungen kennen und zudem von optimaler Gesundheit sind *(Schnitzer, Cremer, Proell).*

Tatsächlich ist dieser Austausch der F−Ionen gegen OH−Ionen im Apatit ein typisches pathogenetisches Symptom, welches aus der Entstehung der Knochenfluorosen bekannt ist. So schreibt der südafrikanische Pharmakologe *Steyn* in "Once more Fluoridation": "Die schädliche Fluorwirkung auf den Knochen entsteht dadurch, daß der natürliche Hydroxylapatit des Knochens allmählich mehr und mehr, auf Grund der starken Affinität des Fluorions zum Kalzium, von einem Schleier von Fluorapatit überzogen wird, wodurch die normalen Stoffwechselvorgänge in der Knochensubstanz behindert werden, und zwar schon bei Fluorkonzentrationen von 2,6 bis 10 ppm pro Liter".

Und tatsächlich scheint es diese ausgesprochene "Giftwirkung" des Fluors zu sein, welche eine Verzögerung des Karieseintrittes bewirkt.

Der renommierte Schweizer Kariesforscher *Charles Leimgruber* schrieb in einem Brief an *Heinrich Hornung* folgendes: "Fluoridwirkung und Schädigung des im Aufbau begriffenen Zahnschmelzes beim Kinde sind identisch. Das Fluorion schädigt Fermente, welche den normalen Stoffwechsel steuern, vor allem das Ferment Enolase, welches für den Ablauf der Glykolyse unentbehrlich ist. Das Fluorion entzieht der Enolase das darin enthaltene Magnesium, worauf die Enolase denaturiert und vollständig inaktiviert wird. Dadurch kommt es bei der Schmelzbildung im Zahnkeim zur Anhäufung von Zwischenprodukten, die den Ausbruch der Initialreaktion der Zahnkaries hinauszögern, bis sie aufgebraucht sind (fluorbedingte zusätzliche Kariesverzögerung). Gleichzeitig kommt es aber zu mehr oder weniger schweren Schmelzmißbildungen, weil natürliche Vorgänge gehemmt oder unterbrochen werden".

Leimgruber schreibt weiter:

"Wenn in Kassel infolge der Trinkwasserfluoridierung der Beginn der Schmelzkaries klinisch verzögert wurde, dann konnte dort die Latenzzeit durch die präeruptive Dämpfung der Glykolyse verlängert werden, wodurch Schmelzhypoplasien (Schmelzunterentwicklungen) mit Sicherheit entstanden sind. Darüber ist keine Diskussion möglich."

Leimgruber läßt keinen Zweifel, auch nicht zur Wirkung der endogenen Fluoridierung des Trinkwassers. Er sagt wörtlich: "Die Karieslatenzzeit kann mittels endogener Fluoridierung nur durch die gleichzeitige Störung eines physiologischen Reaktionsablaufes künstlich verlängert werden, was unweigerlich mit dem Preis von sichtbaren oder unsichtbaren, jedoch stets vorhandenen Schmelzmißbildungen bezahlt werden muß. Nachdem diese Tatsache bekannt ist, muß man die endogene Fluoridierung zum Zwecke der Kariesbekämpfung während der Amelogenese mit der fahrlässigen Erzeugung von permanenten Schmelzhypoplasien gleichsetzen."

Dean, einer der Hauptbefürworter der Trinkwasserfluoridierung und Experte der Weltgesundheitsorganisation, mußte bestätigen, was *Leimgruber* sagte:

"Sichtbare Schmelzflecken, also die äußeren Zeichen der Schmelzhypoplasie, treten in 15% aller Fälle bei den Kindern auf, die Trinkwasser mit einer Fluorkonzentration von 1,0 ppm erhalten." (Niederschrift über die 82. Congress Hearings on Fluoridation, Seite 1648.) Grundsätzlich war wohl auch kaum anderes zu erwarten. Lösliche Fluorverbindungen, wie sie zur Trinkwasserfluoridierung und für die Fluortablettenaktion empfohlen werden, sind zweieinhalb mal giftiger als Arsen *(Moeller).* Sie sind Fermentgifte, die schon bei 1 mg pro Liter Trinkwasser Fermente des Organismus schädigen, damit also Grundfunktionen des Lebens beeinträchtigen *(Schnitzer).* Das, was Schnitzer über die Giftigkeit schrieb, bestätigen nicht nur, wie gezeigt, *Leimgruber,* sondern *Gordonoff, Moeller, Steyn, Eichholtz* u.v.a.

Einen besonders deutlichen Beweis für diese hohe Giftigkeit des Natriumfluorids lieferten die Biologen *J. Berry* und *W. Trillwood.* Diese wiesen nach, daß menschliche und tierische Zellkulturen in ihrem normalen Wachstum schon gehemmt werden, wenn Natriumfluorid in einem Zehntel der zur Trinkwasserfluoridierung empfohlenen Konzentration dem Wasser zugesetzt wird. Die Wachstumshemmung betrug bei 0,1 ppm bei menschlichen Zellen 13,2%, bei 1,0 ppm (identisch mit der Konzentration der Trinkwasserfluoridierung) 15,4%, bei 10 ppm 27,7%.

Die Versuche von *Berry* und *Trillwood* liefen unter Voraussetzungen, die in der wissenschaftlichen Welt allgemein Gültigkeit haben. Dennoch, oder gerade deswegen kamen sie, wie wieder *Schnitzer* berichtet, dem amerikanischen öffentlichen Gesundheitsdienst sehr ungelegen. In kluger Voraussicht ließen darum *Berry* und *Trillwood* ihre Untersuchungsergebnisse durch Kontrolluntersuchungen bestätigen. Beauftragt mit diesen Kontrolluntersuchungen wurde die Time−Lapse−Research−Foundation. Es wurden äußerst sorgfältige und unanfechtbare Untersuchungsbedingungen gewählt. Besonders gesichert wurden die Untersuchungen durch die Einschaltung renommierter wissenschaftlicher Berater. Leiter dieser Untersuchungen war *Jonathan Forman,* Arzt aus Columbus, Ohio, ursprünglich Pathologe, z.Z. Präsident des American College of Allergists und gleichzeitig Generaldirektor der Internationalen Correspondence of Allergists. *Forman* war für diese Aufgabe prädestiniert. Er hatte sich seit 1950 für die Fluoride und deren Rolle als Spurenelement in der Biologie interessiert. Er hat außerdem eine Bibliografie über die Fluorliteratur publiziert.

Das Ergebnis dieser Untersuchung ist in einem farbigen mikroskopischen Zeitrafferfilm dokumentiert, der aus 24000 Aufnahmen besteht, die im Abstand von jeweils genau 39 Sekunden gemacht wurden. Es ergab sich u.a. folgendes:

Natriumfluorid richtet in einer Konzentration von 1 : 30 Millionen − das ist die Natriumfluoridkonzentration im Blut von Menschen, die mit der empfohlenen Dosierung von 1,2 ppm fluoridiertes Trinkwasser trinken − Schaden an Zellen an, die außerhalb des Körpers in Kulturen wachsen. (Es wurden Bindegewebszellen verwendet wegen deren besonderen Bedeutung für den Stoffwechsel.)

Zunächst wird eine vorübergehende Belebung der Zellaktivität sichtbar. Bald jedoch folgt eine deutliche Verlangsamung der normalen Aktivitäten, weil die Fluorionen beginnen, die Zellen zu schädigen. Die Zellvermehrung wird deutlich behindert. Dann schwellen die Mitrochondrien im Zellkörper auf. Das Material im Zentrum des Lebens, dem Zellkern, verdichtet sich als Zeichen der Schädigung. Die Zellmembran schwillt an, wodurch die Nahrungsaufnahme verhindert wird. Dann schrumpfen die Zellen ein. Sie teilen sich nicht mehr. Die meisten Zellen sterben ab.

Wie klug diese Kontrolluntersuchungen waren, erwies sich bald: Der amerikanische öffentliche Gesundheitsdienst hat einen Auftrag an die *Armstrong*-Forschungsgruppe gegeben, um die Versuche von *Berry* und *Trillwood* zu entkräften (Wendepunkt Nr. 7/1965, Seite 336).

Die Untersuchungen von *Armstrong*, offensichtlich auftragsgemäß geliefert, scheinen Veranlassung dafür gewesen zu sein, daß z.B. *Henschler* sich berechtigt fühlte, zu schreiben: "Tatsächlich handelt es sich bei den Forschungsergebnissen von *Berry* und *Trillwood* um experimentelle Irrtümer." Die im Film festgehaltenen und jederzeit reproduzierbaren Kontrollergebnisse der Time−Lapse−Research−Foundation finden keine Erwähnung. In welch gefährlichem Irrtum die Befürworter der Trinkwasserfluoridierung befangen sein könnten, lassen die Untersuchungen von *Lionel Rapaport,* Universität von Wisconsin, USA, vermuten: An Hand offizieller Statistiken des öffentlichen Gesundheitsdienstes und in Zusammenarbeit mit den örtlichen Gesundheitsbehörden zeigte er auf, daß der Mongolismus bedeutend häufiger in Gebieten mit natürlichem fluorhaltigem Wasser vorkommt als in Gegenden, in welchen wenig oder kein Fluor im Wasser enthalten ist.

Ch. Karry vom Middlefield−Hospital in Knowl, England, ergänzte die Arbeitsergebnisse von *Rapaport*. Er stellte fest, daß mongoloide Kinder ein ungewöhnlich häufiges Vorkommen von "mottled teeth" (gefleckte Zähne) aufweisen, wobei 25 − 50% der Zahnoberflächen in Mitleidenschaft gezogen sind.

Rapaport stellte bei Wässern, die 1,0 bis 2,6 ppm Fluorid enthalten, 71,59 Fälle von Mongolismus pro 100 000 Geburten fest, gegenüber 34,15 Fällen in Städten, deren Wasser 0,1 ppm oder weniger Fluorid enthält.

Wie zu erwarten war, stießen auch die Untersuchungen von *Rapaport* auf Widerspruch. So meint z.B. *Henschler,* Würzburg, in "Toxikologische Aspekte der kollektiven Fluoranwendung", daß *Berley,* USA, die Arbeiten von *Rapaport* über den Zusammenhang von Fluor und Mongolismus "zweifelsfrei widerlegt" habe.

Wie zweifelsvoll diese zweifelsfreien Widerlegungen zu sein scheinen, erweisen folgende Arbeiten:

1. *Bilichew,* Moskau, stellte an 110 Kindern, die fluoridiertes Trinkwasser erhielten, fest, daß eine Schädigung der nervösen Reflexe auftrat.

E. Anderson, New York, der diese Arbeiten von *Bilichew* auf dem Vitalstoffkongreß in Luxemburg 1967 bekanntgab, bestätigte die Versuche von *Bilichew. Anderson* wiederholte sie bei weißen Mäusen, die fluoridiertes Trinkwasser in der vorgeschriebenen Konzentration erhielten. Die Versuchstiere zeigten die gleichen nervösen Reflexstörungen wie die Versuchskinder von *Bilichew.*

2. *Eichholtz,* Ordinarius für Pharmakologie an der Universität Heidelberg, erbrachte zusammen mit seinen Mitarbeitern *Riverson* und *Klinke* den Beweis, daß Fluor ein Antagonist des Jods und des Kalziums ist. ("Das kalkulierte Risiko der Polyphosphate" in Therapeutische Umschau 20/1963, H. 3, 93 – 99, Verlag Hans Huber, Bern.)

Eichholtz bestätigte damit die Arbeiten des bekannten Pharmakologen der Universität Bern, *Gordonoff,* und die Feststellungen von *Steyn,* Südafrika. Schon *Gordonoff* hatte den Nachweis erbracht, daß Fluor ein Gegenspieler des Jods ist. Die physiologische Funktion der Schilddrüse, die durch Jod gesteuert wird, kann demnach durch dessen Antagonisten Fluor gestört werden und eine krankhafte Entartung dieses Organs (z.B. Kropfbildung) bewirken. Dieses um so mehr, als nach *Eichholtz* schon kleinste

Fluormengen ausreichen, um — über längere Zeit verabreicht — Veränderungen des Schilddrüsengewebes zu erzeugen.

Eichholtz ließ bei dieser isolierten Betrachtung der Fluorwirkung den erschwerenden Umstand der toxischen Gesamtsituation sogar völlig außer Betracht.

Selbst eine 50%ige Kariesreduzierung bei Jugendlichen bis zum 14. Lebensjahr, die von den Befürwortern der Kariesprophylaxe mit Fluoriden stets ins Feld geführt wird, könnte bei einem vorsichtigen Arzt nur sehr schwer die Bedenken ausräumen, welche durch die bisher aufgezeigten Gegenargumente gegen die Fluorprophylaxe auftreten müssen.

Wie schwer die Bedenken gegen die Trinkwasserfluoridierung sind, wird deutlich in der Schwäche der Argumente für die Fluoridierung, wie sie *Leimgruber* aufgezeigt hat: Er behauptet und beweist nicht weniger, als daß durch die Trinkwasserfluoridierung oder sonstige Fluoridierungsmaßnahmen lediglich eine Verzögerung im Eintritt der Karies bewirkt werden kann. Es kommt also nicht zu einer Reduzierung der Karies, sondern lediglich zu einer Verlängerung der Karieslatenzzeit.

Gestützt auf amtliche amerikanische Unterlagen von den ältesten amerikanischen Fluoridierungsexperimenten in Grand Rapids und der Kontrollstatistik in dem nicht fluoridierten Muskegon zeigt er auf, daß zwischen dem 6. und 15. Lebensjahr die Kinder der fluoridierten Zonen weniger Karies aufweisen als die gleichaltrigen Kinder in nichtfluoridierten Zonen. Nach dem 15. Lebensjahr jedoch ist die Kariesfrequenz beider Kindergruppen nicht nur gleich, sondern es zeigt sich bei den Kindern aus den fluoridierten Zonen ein höherer Anstieg als bei den Kindern aus nicht fluoridierten Zonen.

Das, was *Leimgruber* aus amerikanischen Unterlagen einwandfrei nachwies, offenbarte sich in Chile:

Dort wird seit mehr als 15 Jahren in großem Stil die Trinkwasserfluoridierung durchgeführt. Lt. *Anderson,* New York, wird diese Fluoridierungsmaßnahme durchgeführt, obwohl die tägliche Nahrung der Bevölkerung mehr als die optimale Menge natürlichen Fluors enthält. Das Ergebnis nach 15 Jahren: Die Kariesfrequenz steigt weiter. *Anderson* sagt wörtlich: "Die einzigen Nutznießer dieser großangelegten Fluoridierungsmaßnahmen waren die Hersteller und die Händler des Natriumfluorids und die neue, große Organisation, die mit der Durchführung der Trinkwasserfluoridierung beauftragt wurde." (Protokoll des 13. Vitalstoff−Konventes in Luxemburg, Sept. 1967.) Ähnliches berichtete *G. Huzsar*, Budapest, auf dem gleichen Konvent in Luxemburg aus der Tschechoslowakei: Obwohl nach Angaben der Befürworter der Fluoridierung in Orten mit mehr als 10jähriger TWF die Karies zwischen 60 bis 90% (?) zurückgegangen sei, konnte bis heute nicht e i n e (!) zahnärztliche Planstelle eingespart werden. Kommentar überflüssig.

Rheinwald, Oelschläger und *Naumann* begründen ihrerseits weitere Bedenken gegen die Prophylaxe mit Fluoriden damit, daß nach ihrer Auffassung die Einhaltung der optimalen Konzentration nicht sicherzustellen ist. Am Institut für Tierernährung in Hohenheim wurde eine Methode der Fluorbestimmung entwickelt, welche die bisher möglichen Fehlerquellen ausschließt. Mit Hilfe dieser Methode wurde in sehr umfangreichen Untersuchungen festgestellt, daß in den Lebensmitteln, die aus normalem Anbau und Handel stammen, Fluorkonzentrationen, gemessen in Milligramm pro kg Frischgewicht, von erheblicher Konzentration sein können. So wurden in polierten Erbsen 14,06 mg und in poliertem und geschältem Reis 10,67 mg Fluor pro Kilogramm Frischgewicht gefunden.

Praktisch gibt es keine Nahrungsmittel, die kein Fluor enthalten.

Ganz besonders hoch ist der Fluorgehalt in See− und Süßwasserfischen. Die heute sehr verbreiteten Mineralwasser weisen je nach Herkunft Fluorgehalte zwischen 0,13 und 2,13 mg/l auf.

Außerdem muß nach *Rheinwald* und *Oelschläger* zusätzlich berücksichtigt werden, daß gerade bei Kindern, die heute sehr viel Mineralwasser und Limonaden auf Mineralwasserbasis trinken, die gemeinhin als zulässig genannte Fluorkonzentration erheblich überschritten wird. Dabei blieb noch unberücksichtigt, daß in Fluorimmissionsgebieten auf Kulturpflanzen, die z.T. für menschliche und tierische Ernährung Verwendung finden, Fluorkonzentrationen nachgewiesen wurden, die bis zu 11 300 mg Fluor pro kg Trockensubstanz reichen.

Naumann, Berlin, Wasserfachmann, schreibt in "Die Einstellung zur Fluoridierung des Trinkwassers in der Bundesrepublik Deutschland" wörtlich: "In der 3. Medical—Dental Conference on Evalution of Fluoridation 1959 in New York wurde aus der Praxis einer größeren Anzahl von Wasserwerken berichtet, daß die Untersuchungsergebnisse in den Rohrnetzen nur bei 25 bis 30% der Proben innerhalb der von der WHO geforderten Grenzen blieben. Der Fluoridgehalt schwankte infolge Adsorption an der Rohrwand, Desorption und Aufwirbelung der Wandbeläge zwischen 0 bis 1,6 mg/l F. Über ähnliche Verhältnisse hat 1957 der damalige Direktor der Wasserwerke in New York, *Arthur C. Ford,* berichtet. Eine auch nur annähernd konstante F—Konzentration läßt sich dem Verbraucher demnach überhaupt nicht zuführen."

Am Rande sei vermerkt, daß die wiederholt publizierte Behauptung, daß nur deutsche Wasserfachleute die Einhaltung optimaler F—Konzentrationen im Trinkwasser anzweifeln, damit widerlegt ist.

Vollends unverständlich wird die Forderung nach einer allgemeinen Trinkwasserfluoridierung unter Berücksichtigung der Tatsache, daß auch die Fluoridierungsbefürworter einräumen, daß die von ihnen angenommene Hauptwirkung des Fluors bei Jugendlichen zwischen 3 und 6 Jahren auftritt. Warum dann das gesamte von den Wasserwerken abgegebene Wasser fluoridiert werden soll, bleibt unverständlich, weil doch nur knapp 3% des Gesamtwassers als Trinkwasser Verwendung finden und nicht einmal 1% von den angesprochenen Kindern direkt konsumiert wird. Unökonomischer geht es wirklich nicht.

Aber Risikofreiheit und Ökonomie scheinen nicht mehr gefragt. Wie wäre es anders zu erklären, daß die Befürworter der Trinkwasserfluoridierung die Forschungsergebnisse des Schweden *Åslander* nicht aufgegriffen und genauso gründlich geprüft haben, wie die angeblich positive Wirkung des Natriumfluorid.

Åslander berichtet über 100%ige Kariesfreiheit bei Kindern, die zu einer normalen zivilisatorischen Genußkost vom embryonalen Entwicklungszustand an bis ins Erwachsenendasein täglich wenige Gramm gereinigtes Knochenmehl erhielten.

Die Nichtbeachtung dieser sicher risikofreien Methode ist um so erstaunlicher, als viele Arbeiten, so die von *Schweigart* und *Geyer*, die Erkenntnis geradezu aufdrängen, daß die Allgegenwart aller Elemente dann optimal wirksam wird, wenn sie in natürlichen Verbänden dem Organismus zugeführt werden.

Wie umfassend dieser Begriff des natürlichen Verbandes zu werten ist, wird extrem deutlich an *Åslanders* Arbeiten: Er konnte zwar eine 100%ige Kariesfreiheit erzielen, aber Parodontopathien, Kiefermißbildungen und Zahnfehlstellungen waren bei ihm so wenig zu vermeiden wie bei der sog. Kariesprophylaxe mit Fluoriden.

Damit schließt sich der Kreis dieser Betrachtung. Dort, wo die Menschen aus Wissen oder Intuition eine Ernährungsform wählten und wählen, die den Gesetzen des Lebens entspricht, haben sie eine weitgehende Garantie für eine Gesundheit, wie sie den Hochzivilisierten nicht mehr bekannt ist.

Dort, wo der Hochzivilisierte aus Besserwissen oder verlorenem Instinkt Teilerkenntnisse anstelle des Ganzen setzt, wird schon bald offenbar, daß eine Täuschung mit einer ganzen Serie von weiteren Schädigungen eingekauft wurde.

Verfasser: Dr. E. Knellecken, Düsseldorf

Trinkwasserfluoridierung

Wenn Sie das Buch bis hierher gelesen haben, sind Sie eigentlich ausreichend informiert und wissen genügend über Pro und Contra Fluoridierung.

Wir möchten jedoch noch im Rahmen der ausgezeichneten "Dokumentation zur Frage der Trinkwasserfluoridierung" (Herausgeber: DVGW e.V., Eschborn) darauf näher eingehen. An dieser Stelle sei Herrn Dr. Merkel vom Deutschen Verein von Gas- und Wasserfachmännern e.V. (DVGW) noch einmal ausdrücklich gedankt für seine Genehmigung, die Dokumentation für dieses Buch verwenden zu dürfen. Diese exakt zusammengetragenen wissenschaftlich fundierten Fakten haben maßgeblich dazu beigetragen, daß die Trinkwasserfluoridierung bisher nicht bundesweit eingeführt wurde.

Bemerken möchten wir noch, daß in der grundsätzlichen Frage der Fluoridierung kein Unterschied gemacht werden kann zwischen Verabreichung von Tabletten und der Trinkwasserfluoridierung. Die entscheidenden Gesichtspunkte haben für beide Fragenkomplexe volle Gültigkeit.

Der nachfolgenden Presseinformation der Kassenzahnärztlichen Vereinigung Nordrhein ist zu entnehmen, daß das Bundesgesundheitsamt in Berlin die Trinkwasserfluoridierung bereits 1978 aus schwerwiegenden Gründen abgelehnt hat. Es verwundert, daß die Trinkwasserfluoridierung für Berlin zur Zeit wieder diskutiert wird.

Bundesgesundheitsamt lehnt Trinkwasserfluoridierung ab: Gesundheitsrisiko im Kollektiv

Eine Anreicherung unseres Trinkwassers mit Fluoriden zur Vorbeugung gegen die Karies, die Zahnfäule, hat das Bundesgesundheitsamt in Berlin abgelehnt. Wesentlicher Grund: Es könne nicht ausgeschlossen werden, daß jemand zuviel Fluorid zu sich nimmt und dadurch gesundheitliche Schäden erleidet.

"Berichte aus fluoridreichen Gebieten mahnen zu einer gewissen Vorsicht. In einer solchen Gegend wurden bei drei Milligramm Fluorid pro Liter Wasser an 3 700 Schulkindern bereits 60 Prozent ausgeprägte Zahnfluorosen gefunden", heißt es in dem Bericht. "Bei einem Milligramm Fluorid pro Liter sieht man als erstes Zeichen einer beginnenden Fluorose bei sechs bis zehn Prozent der Kinder und Jugendlichen gesprenkelte Zähne, bei 1,5 Milligramm Fluorid pro Liter sind es schon 30 Prozent."

Zahnfluorose ist eine braune Verfärbung oder Verfleckung des Zahnschmelzes. Doch das Bundesgesundheitsamt sieht noch weitere Gesundheitsgefahren durch zu starke Fluoridkonzentrationen: "Mehr als drei Milligramm Fluorid pro Liter Wasser führen neben stärkeren Veränderungen der Zähne bereits zum Beginn einer Einlagerung in die Knochen und zu Störungen der Kalzium− und Phosphat−Bilanz."

Das Bundesgesundheitsamt zitiert ein Beispiel von Freiwilligen, denen drei Monate lang täglich fünf Milligramm Natriumfluorid verabreicht wurden, was etwa zwei bis drei Milligramm Fluorid pro Liter Trinkwasser entspräche. Bei diesen Freiwilligen seien eindeutig Zeichen erster Veränderungen beim physiologischen Auf− und Abbau der Knochen beobachtet worden.

Fluorid zur Vorbeugung gegen Karies kann deshalb nur vom behandelnden Arzt im Einzelfalle angewendet werden, geht aus dem Bericht des Gesundheitsamtes hervor. Eine kollektive Anwendung birgt zu große gesundheitliche Risiken. (Presseinformation der KZV−NR Nr. 46/78).

Warum Trinkwasserfluoridierung?
Der Grund der Propaganda liegt in der Absicht, die behördliche "Gesundheitsvorsorge" auf bequeme Weise zu erzwingen und zwar unter Ausschaltung der persönlichen Eigeninitiative sowie der ärztlichen Mitwirkung und Überwachung. Als Begründung

wurde früher oft die Überlastung der Zahnärzte angeführt, die laut Mitteilungen auf dem Zahnärztetag 1974 nicht mehr besteht. Man verweist allerdings darauf, daß bestimmte andere Methoden der Fluorprophylaxe einen zeitraubenden und kostspieligen zahnärztlichen Einsatz erfordern, z.B. die sog. Zahnpinselung mit Fluoridsalzlösung oder die Applikation von sog. Fluorlacken, oder daß bei noch anderen Methoden, wie Fluortabletten, fluoridierter Milch, fluoridiertem Speisesalz, Zahnpasten, Mundwässern, die notwendige regelmäßige Anwendung von seiten des Patienten selbst nicht gesichert sei. Die Tatsachen sprechen allerdings nicht für eine arbeitsmäßige Entlastung der Zahnärzte in fluoridierten Gebieten; nach amtlichen amerikanischen Statistiken und nach den Berichten des Basler schulärztlichen Dienstes haben dort nämlich der Kostenaufwand für zahnärztliche Leistungen sowie auch die Zahl der Zahnärzte deutlich zugenommen.

Die Ausdrucksweise, daß mittels der TWF eine Kariesprophylaxe zu erreichen ist, erweckt falsche Erwartungen und lenkt die Bevölkerung von der eigentlichen Prophylaxe ab. Von wirklicher Vorbeugung im Sinne der Verhütung der Karies kann keine Rede sein; selbt nach Angaben der Befürworter der TWF ist stets nur eine mehr oder weniger weitgehende Einschränkung des Kariesbefalls bei Kindern und Jugendlichen zu erreichen.

Karies ist eben keine Fluormangelkrankheit, woran schon 1950 der ungarische Kariesforscher Adler keinen Zweifel zulassen wollte, sondern eindeutig Zeichen einer Fehlernährung mit denaturierten Kohlenhydraten (raffinierten Zuckern, Auszugsmehlen).

Die toxische Gesamtsituation —
Steigende Umweltbelastung durch Fluoridierung

Bereits im Jahre 1956 hat der Pharmakologe und Toxikologe Prof. *Eichholtz* von der "toxischen Gesamtsituation" gesprochen. Er schreibt: "Chemische Stoffe, die gleichzeitig im lebendigen Körper vorkommen, können sich gegenseitig in der Wirkung verstärken; eine Steigerung auf das Vielfache ist beschrieben worden. Die Einzelwirkungen der vielen chemischen Stoffe, die in unsere Lebensmittel hineinfließen, vermehrt um die Drohungen, die sich aus der Unzahl der möglichen Kombinationen ergeben, vermehrt um das, was wir an Giften mit der Atemluft und durch die Haut zu uns nehmen, vermehrt um die Strahlenwirkungen führten zu dem, was wir als toxische Gesamtsituation bezeichnen."

Die Wirkungen der Umweltverunreinigungen auf den Menschen sind außerordentlich komplex. Zu den zahlreichen Chemikalien, die in unseren Lebensraum infolge der zivilisatorischen Aktivität der Menschen mit ständiger Beschleunigung und Massierung eindringen, gehören auch die Fluorverbindungen, die von Natur aus nur in schwer löslichen Bodenmineralien auftreten, aber mehr und mehr durch den fabrikatorischen Aufschluß in Aluminiumhütten, Stahlwerken, Düngemittelherstellungsbetrieben und dgl. mit dem Menschen in Berührung kommen und infolge der Nahrungskette sogar bis in seine Lebensmittel gelangen. Auch sonst sind heute Fluorverbindungen in für den Laien wenig bekanntem Umfang in Gebrauch, z.B. bei Arzneimitteln, Kosmetika, in der Agrikulturchemie (Biozide, Düngemittel), in der Textil— und Kunststoffchemie. Besonders die schwer beherrschbaren Gasemissionen sind geeignet, in der Biosphäre des Menschen die toxische Gesamtsituation erheblich zu verschärfen.

N. Zöllner hat berechnet, daß täglich 1,8 kg "Umwelt" durch den menschlichen Körper hindurchgehen.

In den USA ist schon in den 30er Jahren auf Grund von Krankheiten bei Weidevieh, später in Europa (auch Deutschland) die enorme Gefährlichkeit von Fluoremissionen, die zur F—Anreicherung in den Pflanzen führen, nachgewiesen worden, woraus sich Vorschriften für die Reinigung der Fabrikabgase gemäß Reinheitsstandards, aber auch das Problem der lukrativen Verwendung der zurückgewonnenen Fluorverbindungen ergaben. Vielfach gab es wegen solcher Viehschädigungen und umfangreicher Fischsterben durch fluorhaltige Abwässer auch Verurteilungen von amerikanischen Fabrikbesitzern, was man offensichtlich leichthin in Kauf nimmt, weil die Fluorentfernung viel teurer ist. Die bekannten Großvergiftungsfälle im belgischen Maastal und in Donora/Pennsylvanien durch Fluorabgase zeigen die u. U. auch für den Menschen bestehenden unmittelbaren Gesundheitsrisiken. Im gleichen Zeitabschnitt wurde amerikanischen Forschern immer deutlicher, daß die vielfach bei der Bevölkerung auftretende Zahnfleckung (mottled enamel) auf höhere Fluoridgehalte der örtlichen Trinkwässer zurückzuführen und als sichtbares Anzeichen einer Fluorose zu betrachten waren. Daß gefleckte Zähne oftmals weniger von Karies befallen waren, führte dann überhaupt zu der Annahme eines Fluormangels in der menschlichen Kost und zu der Idee einer künstlichen Fluoridierung fluorarmer Leitungswässer, der sog. Trinkwasserfluoridierung.

Merkwürdigerweise wird in der Öffentlichkeit wenig über die Fluorgefahr bekanntgegeben, obwohl z.B. Fluorwasserstoff um das Mehrhundertfache giftiger als Schwefeldioxyd ist und Fluor mengenmäßig an der Spitze der Giftemissionen steht: Von 1966 bis 1974 stieg die Emission an gasförmigen Fluorverbindungen in der Bundesrepublik Deutschland von 9 500 auf fast 12 500 t F. Hier muß allein für die Aluminiumindustrie im Laufe der 70er Jahre mit einer Verdreifachung des Flußmittelbedarfs gerechnet werden. Jedenfalls bestehen die zu Beginn der TWF−Aktion um 1945 als maßgeblich betrachteten Umweltverhältnisse, die die Theorie von einem Fluormangel in der menschlichen Kost aufkommen ließen, längst nicht mehr. Die Internationale Gesellschaft zur Erforschung von Zivilisationskrankheiten und Vitalstoffen hat es auf ihrem Konvent im Jahr 1970 so ausgedrückt: "Die Frage, ob Fluor überhaupt zugeführt werden soll, wird mehr und mehr abgelöst von dem Problem, die Bevölkerung vor einem Zuviel an Fluor durch die gefährliche Zunahme dieses Giftes in der Atemluft, der Nahrung und dem Wasser zu schützen. Auch der amerikanische

Verbraucheranwalt R. Nader betonte, daß nicht Fluormangel, sondern Fluorüberschuß das Problem sei.

In den 70er Jahren wurde in der Schweiz die Aprikosenernte durch Einwirkung von Fluor vernichtet. Der Verlust eines Bauern betrug in einem Jahr 135 000 kg. Verantwortlich dafür machte er die Walliser Werke, die pro Jahr mindestens 450 t Fluorverbindungen in Form von Gas oder Staubpartikeln abgeben, 90 t davon als Fluorwasserstoff. Dieser bildet z.B. in Regenwasser gelöst die schärfste Säure, die bekannt ist. Bei den Aprikosen führte dies zu großen, braunen Flecken. Sie konnten nicht mehr vermarktet werden.

Es ist heute wissenschaftlich nicht mehr vertretbar, die Wirkung einzelner Fremdstoffe getrennt zu betrachten. Da ihre Effekte sich überlagern und verstärken können, ist eine Gesamtschau des Problems nötig. Alle Spurenmineralstoffe üben Schlüsselfunktionen für die Fermente und den gesamten Stoffwechsel aus. Von Natur aus gelangen sie überwiegend in organischer Bindung (z.B. Fluor im Tee) mit bestimmter Wirkung in den Organismus, während sie in anorganischer Form ganz andere tiefgehende Störungen im Ordnungssystem der Fermente entfalten, vor allem im Synergismus mit anderen Fremdstoffen. Es ist daher ein außerordentliches Verdienst, daß die Reform unseres Lebensmittelrechts vorsah, alle Grundlebensmittel, also auch das Trinkwasser noch strenger als bisher von Fremdstoffen freizuhalten, die nicht nachweislich unbedenklich sind oder die den Lebensmitteln den Anschein eines Arzneimittels geben; bezüglich des Trinkwassers und der Fluoride ist mit dem am 1.1.1975 in Kraft getretenen Gesetz diesem Prinzip jedoch eklatant zuwidergehandelt worden.

Die Technisierung und Chemisierung unserer Umwelt schreitet außerordentlich schnell voran; heute und in Zukunft gilt es, für alle Menschen die aus dieser feindlichen Umwelt drohenden Gefahren so klein wie möglich zu halten, indem wir keine Risiken eingehen und jede zusätzliche Belastung ausschalten sollten. Das gilt in besonderem Maße für das Trinkwasser. Alle zuständigen Behörden und die Wasserversorgungsunternehmen stehen in einem immer schwerer werdenden Abwehrkampf gegen die Verunreinigung unseres Wasserschatzes und haben alle Hände voll zu tun, um das Trinkwasser, unser Lebensmittel Nr. 1, vor gesundheitsschädlichen Einflüssen zu bewahren. Es wäre geradezu paradox, einerseits mit aller Macht gegen die mehr oder weniger intermittierend auftretenden Fluorimmissionen in der Luft anzugehen und andererseits dem Trinkwasser dauernd Fluorverbindungen zuzusetzen. Das wäre "ein amtlicher Anschlag auf die Qualität unserer Lebenssphäre".

Die hygienische Aufgabe der öffentlichen Wasserversorgung in der Bundesrepublik Deutschland

Seit den Tagen von Pettenkofer (1818 – 1901) haben hervorragende Hygieniker ihre Arbeit dem Wassergüteproblem gewidmet, der Fachwelt ihre Erkenntnisse zur Verfügung gestellt und in den Ausschüssen des DVGW (Deutscher Verein von Gas– und Wasserfachmännern) maßgebend mitgewirkt. Die Wasserwirtschaftler sehen ihre höchste Verpflichtung in der Sicherstellung einer gesundheitlich bestmöglichen Wasserqualität. Die Chlorierung des Wassers in der Bundesrepublik wird, nachdem sie als unbedenklich eingestuft werden konnte, lediglich als Notmaßnahme und nur begrenzt angewendet. Von rund 15 000 Wasserwerken in der Bundesrepublik chlorieren knapp 1 000 das Wasser. Diese vorsichtige Haltung bringt zum Ausdruck, daß alle unnötigen Zusätze keine Verwendung finden und wirklich nötige auf ein gesundheitlich unbedenkliches Maß beschränkt werden.

Was heißt Trinkwasserfluoridierung?

Der natürliche Fluoridgehalt des Trinkwassers in der Bundesrepublik beträgt ganz allgemein bis etwa 0,3 mg/l Fluorid−Ion (F). Bei tiefen Grundwässern ist der Fluoridgehalt ziemlich konstant. Bei Oberflächenwässern wurden starke Schwankungen beobachtet aufgrund wechselnder Wasserführungen oder Einleitungen fluorhaltiger Abwässer.

Nach Ansicht der Befürworter der TWF soll, unter der Voraussetzung, daß täglich 1 Liter Wasser getrunken wird, der Fluoridgehalt im Trinkwasser bei etwa 1,0 mg/l liegen. Er soll 0,7 mg/l nicht unterschreiten, weil sonst die gewünschte Wirkung ausbleibt (Rückgang der Zahnkaries), und soll 1,5 mg/l nicht überschreiten, weil dann selbst die Befürworter Schadfolgen befürchten. Dieser Fluoridgehalt von 1,0 mg/l wird als "optimal" bezeichnet, obwohl der amerikanische Public Health Service diesen Wert im Jahr 1943 als höchstzulässigen, "maximalen" festgesetzt hat. Zu seiner Einhaltung sollen dem Trinkwasser in den Wasserwerken mittels Dosieranlagen, die nach Meinung der Befürworter "fehlenden" Mengen Fluorsalzes zugesetzt werden in Form von "künstlichem" Natriumfluorid.

Während die Entfluoridierung eine legitime Aufgabe der Wasserwerke ist, kann die künstliche Trinkwasserfluoridierung nicht als "Wiederherstellung natürlicher Verhältnisse" gekennzeichnet werden, wofür nicht der geringste geologische Beweis vorliegt.

Der pharmakologische Berater der schwedischen Regierung, Prof. Carlsson, vertritt die Meinung, daß die Menschheit in Jahrhunderten an nur geringe Fluoridspuren von etwa 0,2 mg/l des Wassers gewöhnt ist.

Bei der Trinkwasserfluoridierung wird jeder gezwungen, lebenslänglich mit dem Leitungswasser auch den Fluoridzusatz hinzunehmen. Es handelt sich um eine Massenmedikation unter Ausschaltung der Eigenverantwortung des mündigen Bürgers. Eine Medikation ist jedoch nur bei individueller ärztlicher Verordnung und laufender Kontrolle zu verantworten.

Ist die Trinkwasserfluoridierung eine Aufgabe der Wasserwerke?

Die Trinkwasserfluoridierung wäre nicht nur ohne Beispiel in der Geschichte der deutschen Medizin, sondern auch ein Präzedenzfall mit unübersehbaren Folgen. Der amerikanische PHS−Surgeon General, Leonard Scheele, sprach diese Befürchtungen offen aus. Mit gleichem Recht wie Fluoride könnten dem Trinkwasser beispielsweise andere Spurenelemente, von denen man sich eine therapeutische Wirkung verspricht, aus Bequemlichkeit zugesetzt werden, z.B. Lithium (gegen Schilddrüsenüberfunktion, schon in Holland und USA vorgeschlagen), Magnesium (gegen Krämpfe, Spasmophilie), aber auch Vitamine, Schluckimpfstoffe und sogar Empfängnisverhütungsmittel (letztere mehrfach vorgeschlagen). Das wäre der Beginn einer zügellosen Massenmedikamentierung des Trinkwassers.

Die Zahnärzte theoretisieren zwar über die Trinkwasserfluoridierung, schieben die praktische Anwendung jedoch letztendlich einer fremden Berufssparte zu. Der strafrechtlich mitverantwortliche Wasserwerksleiter muß es ablehnen, wenn von ihm eine derartig stark umstrittene Anwendung gefordert wird.

Wenn immer wieder betont wird, daß es mehr als 20 000 − manchmal wird von 30 000 oder 40 000 gesprochen − wissenschaftliche Fluorveröffentlichungen gibt, wird dabei gern übersehen, daß sich davon nur ein geringer Teil mit der Fluoridierung des Trinkwassers befaßt und daß davon die meisten als Sekundärliteratur mehr oder weniger nur referieren.

In den Jahren 1955, 1958, 1966 und 1974 hat sich der Deutsche Verein von Gas− und Wasserfachmännern (DVGW) nach eingehenden Beratungen gegen die Einführung der Trinkwasserfluoridierung ausgesprochen (s. auch "Dokumentation zur Frage der Trinkwasserfluoridierung", ZfGW−Verlag, Frankfurt). Er hat immer wieder weitgehende Zustimmung bei maßgeblichen Vereinigungen, Kommunalpolitikern, Parlamenten und Behörden gefunden. Es kann und darf nicht Aufgabe der Wasserwerke sein, ein unentbehrliches Grundlebensmittel zu denaturieren und als Medikamententräger zu mißbrauchen.

Kann die geforderte Fluoridkonzentration des Trinkwassers beim Verbraucher gewährleistet werden?

Die Einhaltung der Fluoridkonzentration im Trinkwasser von 1,0 mg/l (+/− 0,1 mg/l Schwankung ist zulässig) ist dadurch begründet, daß bei Unterschreitung dieses Sollwertes das Fluorid nicht die angebliche karieshemmende Wirkung ausübt, daß aber bei anhaltender Überschreitung sich toxische Nebenwirkungen bemerkbar machen. Der Spielraum für die Fluoriddosierung im Wasserwerk ist dadurch außerordentlich beengt.

Die Wasserwerke in Deutschland sind durch die erforderlichen Kontrollmaßnahmen nicht in der Lage, diesen Anforderungen gerecht zu werden, da allein der Personalmangel ein kaum lösbares Problem darstellt. Die meisten Wasserwerke stellen einen Einmannbetrieb dar, weil die Bedienung auf Grund der Automatik einfach ist und vielfach nebenbei erledigt werden kann. Fluoridierungsmaßnahmen fordern aber, da es sich um eine giftige Chemikalie handelt, chemisch−technisch geschultes Personal mit nicht unerheblichem Zeitaufwand.

Amerikanischer Literatur ist zu entnehmen, daß offensichtlich der Fluoridgehalt auf dem Wege vom Wasserwerk zum Verbraucher starken Schwankungen unterworfen ist. Es wird von Abweichungen vom Sollwert berichtet, die bis zu völligem Fluoridschwund reichen, in einigen Fällen aber auch stark erhöhte Werte aufzeigen. Offensichtlich erfolgen Ad− und Desorptionen an den Rohrleitungswandungen. In Szolnok (Ungarn) kam es 1965 bei 80 Personen durch Umstellung auf fluoridiertes Wasser zu Vergiftungen. Eine ähnliche Ursache dürfte für die Erkrankung von 200 Schulkindern in Locust/North Carolina durch Genuß von Orangensaft verantwortlich sein, der mit fluoridiertem Wasser verdünnt war. Das Wasser enthielt *275 mg/l Fluorid!*

Ähnliche immer wieder bestätigte Beobachtungen haben in einigen amerikanischen Wasserwerken die Stillegung der Trinkwasserfluoridierung veranlaßt.

Um derartige Vergiftungen auszuschließen, wird man sich an die untere Grenze des Sollwertes halten. Damit ist aber die angestrebte Wirkung – nämlich die gegen Zahnkaries – in Frage gestellt.

Aus alledem ergibt sich, daß die praktische Durchführung mit beträchtlichen Schwierigkeiten verbunden ist und von einer Gewährleistung der Fluoridkonzentration nach den bisherigen Erfahrungen nicht gesprochen werden kann.

Optimale Fluorzufuhr durch Trinkwasserfluoridierung?

Die angeblich "optimale" Dosis von 1 mg/Tag durch Trinkwasser ist nicht zu gewährleisten, weil niemand die Trinkmenge vorschreiben kann und die Fluorid–Aufnahme aus anderen Quellen völlig unberücksichtigt bleibt.

In der WHO–Monographie von 1970 wurde allerdings schon betont, daß die Unterschiede der totalen Fluorid–Aufnahme Faktoren sind, die bei Entscheidungen in Betracht gezogen werden müssen. Von den Befürwortern wird dies völlig ignoriert.

Sogar H.J. Schmidt, eifriger TWF–Befürworter, betonte, daß neben der TWF weder F–Tabletten noch F–Salz verabreicht werden dürfen.

Ein schweres Versäumnis bei der Festlegung der "Optimaldosis" liegt auch darin, daß diese nach oben mit der tolerierbaren Zahnfleckung begrenzt wurde, die von den Befürwortern als "Schönheitsfehler" eingestuft wird.

Die Bürger von Seattle/Washington protestierten gegen die Einführung der Trinkwasserfluoridierung. Die Befürworter konnten die Frage nicht beantworten: "Wie können Sie dafür sorgen, daß, wenn zwei Kinder verschiedene Mengen Leitungswasser trinken, beide die richtige F–Dosis erhalten?"

Bei Fluor–Tabletten gibt es eine Tabelle, die das Alter der Kinder in Betracht zieht. Nach Bergmann kommt dabei für Säuglinge eine Tagesdosis von 0,25 bis 0,5 mg Fluorid, für Kinder bis 3

Jahren 0,5 und danach 1,0 mg in Betracht.

Bei der Trinkwasserfluoridierung wird auf das Alter überhaupt keine Rücksicht genommen. Da die Säuglingsnahrung vielfach in Form von Trockennährmitteln verabreicht wird, muß diese täglich mit etwa 1,5 l Leitungswasser angerichtet werden. Von einer "optimalen" Fluoridaufnahme kann dabei nicht mehr die Rede sein.

Eine weitere unkontrollierbare Fluoridzufuhr stellt die schon erwähnte weit verbreitete Anwendung von fluorhaltiger Zahnpasta dar. Es ist bekannt, daß Kinder einen nicht unbeträchtlichen Teil der Zahnpflegemittel herunterschlucken, besonders dann, wenn diese Pflegemittel Erdbeer− oder andere Geschmackszusätze haben. Nachprüfungen ergaben, daß Kinder etwa 27% der Zahnpasta (Mittelwert!) verschlucken.

In Amerika wird von der USFDA der Aufdruck auf Zahnpastatuben verlangt: "Nicht verwenden für Kinder unter 6 Jahren und in fluoridierten Gebieten."

Für den Verbraucher kommt es also außer der Zufuhr durch TWF zu einer übergroßen Fluordosis über den gleichzeitigen Gebrauch von fluorhaltigen Zahnpasten, Mundwässern, über die Atemluft, landwirtschaftliche Produkte u.a.m.

Unberücksichtigte Fluor−Gesamtaufnahme

Mehr als 50 Industriesparten haben Fluorabgase. Auch die fluorhaltigen Mineraldünger und Biozide steigern den pflanzlichen Fluorid−Gehalt. Es liegen Berichte vor, daß er in der Nähe von Fluor−Emittenten auf das 20− bis 95fache anstieg. Nach Untersuchungen des Preßburger Hygiene−Instituts berechnete sich für Kinder in der Nähe eines tschechoslawakischen Industriewerkes mit Fluoremissionen eine tägliche Fluorid−Aufnahme (ohne Trinkwasserfluoridierung) von 2,15 mg Fluorid (gegenüber normal 0,8), die entsprechende toxische Auswirkungen zeigte. Vegetabilien und Früchte wiesen 5− bis 21fach höheren Fluorid-

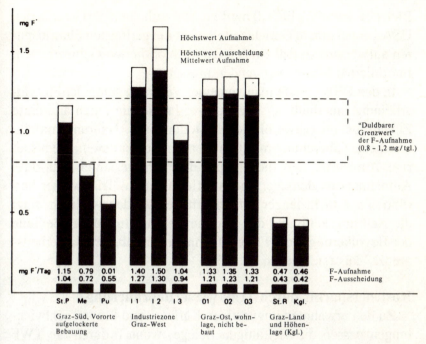

Abb. 1. Fluoraufnahme in einer Großstadt (Graz) und ihrer Umgebung in Abhängigkeit von der Luftimmission; Mittelwerte errechnet nach der Fluorausscheidung.

gehalt als normal auf, 95% der Rinderherden hatten Fluorosebefund.

Auch in der Bundesrepublik zeigen Fluoranalysen von Oelschläger und Rheinwald 1968, daß die bei der Trinkwasserfluoridierung angewendeten Fluoridmengen nicht nur erreicht, sondern erheblich überschritten werden. Sie rieten von einer allgemeinen weiteren Zufuhr von Fluorverbindungen in Form der TWF ab.

In Japan stellte man im Laufe von 7 Jahren (1958 − 1965) in zwei Landstädten eine Zunahme von 3,21 auf 8,82 mg/Tag aus dem Verzehr von Wasser, Tee und fester Nahrung fest.

Ähnliche Ergebnisse aus anderen Ländern liegen vor.

In diesem Zusammenhang ist der Hinweis angebracht, daß alle mit Leitungswasser hergestellten Getränke fluorhaltig werden;

Bier z.B. kann 0,7 bis 1,0 mg/l Fluorid enthalten, darf aber in den USA gemäß einem Gerichtsurteil nicht die geringsten Fluoridspuren aufweisen, so daß Brauereien in fluoridierten Gebieten nicht fluoridiertes Wasser verwenden müssen.

In den USA spricht man von einer Verdreifachung der Fluoriderhöhung innerhalb der letzten zwei Jahrzehnte durch alle diese Zubereitungen (gewerbliche Herstellung von Nahrungsmitteln, häusliche Zubereitung mit fluoridiertem Wasser usw.). Die bisherige Annahme, daß die Hauptmenge der gesamten Fluorid– Aufnahme aus dem Verzehr von fluoridiertem Trinkwasser herrührt, kann nicht länger aufrechterhalten werden; vielmehr setzt die Nahrungskette und die toxische Gesamtsituation große Teile der Bevölkerung einer Fluoraufnahme oberhalb der "Sicherheitsgrenze" aus (siehe auch S. 155).

Kostenersparnis durch Trinkwasserfluoridierung?

Zu den erwähnten ungünstigen Karies– und Fluoroseentwicklungen passen die vielfältigen Belege, wonach durch die TWF keine Verminderung der Zahnbehandlungskosten und des Zahnärztebedarfs erreicht wird. Dies wird jedoch immer wieder als entscheidender Grund für die Fluoridierung mittels Trinkwasser, Tabletten u.a. angeführt.

Neun Jahre nach TWF–Beginn hatte die Stadt Newburgh mehr Zahnärzte pro 1 000 Einwohner als die nicht fluoridierte Vergleichsstadt Kingston.

Das US–Department of Commerce veröffentlicht jährlich die Ausgaben für Güter und Dienstleistungen; diese Statistiken enthalten die einzigen Daten über die langfristige Kostenentwicklung für Zahnbehandlung. Die Gesamtausgaben stiegen von 1935 mit 302 Mill. Dollar auf 1 100 Mill. Dollar im Jahr 1952, d.h. mit dem Beginn der TWF, und auf 3 043 Mill. Dollar im Jahr 1966.

Vor der TWF belief sich die Steigerungsrate durchschnittlich auf 4,8%, nach deren Einführung auf 6,37% im Jahr. Das Gegenteil von Kostenersparnis ist der Fall!

Nach 18 Jahren TWF wurde in Brantford/Canada ein neues Zahnzentrum geplant, weil die Zahnarztpatienten 2 − 3 Monate auf einen Behandlungstermin warten müssen, obwohl die Zahl der Zahnärzte inzwischen über den kanadischen Durchschnitt angestiegen ist. Und das trotz TWF.

Als Erfolg der 1964 in Birmingham eingeführten TWF wurde 1968 ein Rückgang der Zahnextraktionen von 6000 auf 2800 gewertet; dem stand jedoch ein enormer Anstieg der Zahl von Zahnfüllungen von 2500 auf 10000 gegenüber.

Ein weiteres Beispiel ist Basel, wo weder die schulzahnärztliche Behandlung noch deren Kosten nach TWF−Einführung abgenommen haben. (Siehe Tabelle von H. Schöhl!)

Weitere Beispiele liegen vor.

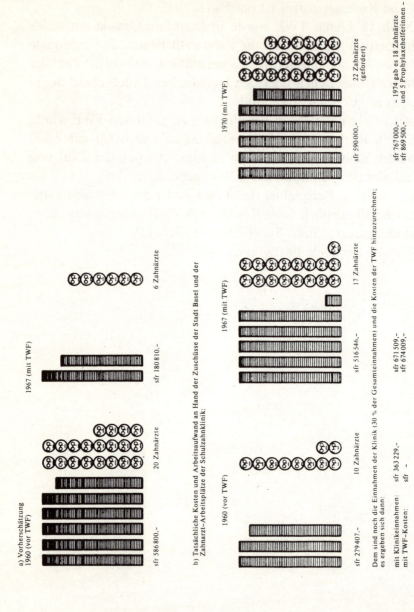

Kostenentwicklung und Arbeitsaufwand für Zahnbehandlung in Basel 1960 - 1970.

Auszüge aus dem Schriftwechsel der GGB

Die Satzung der Gesellschaft für Gesundheitsberatung (GGB) e.V. sagt im § 2 unter "Zweck und Ziel" aus, daß der Verein sich u.a. zum Ziel setzt, die Allgemeinheit über die Gefahren falscher, hauptsächlich zivilisationsbedingter Lebensweise, insbesondere auf den Gebieten von Ernährung, Bekleidung, Wohnen zu informieren.

Aus diesem Grund erschien zum ersten Mal im Frühjahr 1983 das nachfolgende Informationsblatt "Karies – Volksseuche Nr. 1". Auslösender Faktor war die Ratlosigkeit zahlreicher Seminarteilnehmer, die selbst Kinder im Kindergartenalter hatten, und von Kindergärtnerinnen, denen eine Ausgabe von Tabletten an Kinder widerstrebte.

Da von namhaften Mitarbeitern der GGB seit etwa 20 Jahren Material über Fluoridierung zusammengetragen worden war, trat die GGB mit dieser Information zum ersten Mal an die Öffentlichkeit anläßlich der Pro Sanita in Stuttgart.

Eine später unterstellte "geplante bundesweite Kampagne" war nie beabsichtigt und ist auch nie durchgeführt worden.

Die Reaktionen, die sich aufgrund dieses Flugblattes einstellten, entnehmen Sie am besten dem nachfolgenden Schriftwechsel, der aus Platzgründen nur in Auszügen wiedergegeben werden kann.

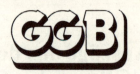

Gesellschaft für Gesundheitsberatung e.V.

GGB, Krankenhaus Lahnhöhe, 5420 Lahnstein

Krankenhaus Lahnhöhe
5420 Lahnstein
Telefon 0 26 21/1 65 78 und 1 65 32

G --- Gezielt -----
G --- Gesund ------
B --- Bleiben -----

Kampf dem Gebißverfall

Zahnkaries - Volksseuche Nr. 1

99% der zivilisierten Bevölkerung leiden an Gebißverfall.
Karies wird nicht verursacht durch mangelnde Zahnpflege, ungenügenden Zahnarztbesuch und Fluormangel.

Die einzige Ursache der Zahnkaries ist der Verzehr von raffinierten Kohlenhydraten, speziell Fabrikzucker jeder Art!

Fluormaßnahmen - Verabreichung von Fluortabletten an Säuglinge und Kleinkinder sowie Trinkwasserfluoridierung - sollen von den wahren Ursachen ablenken.

Karies ist kein Fluormangelproblem! Ein kariöser Zahn enthält mehr Fluor als ein gesunder!

Wer hat Interesse daran, diese Dinge so einseitig darzustellen?

Es sind rein wirtschaftliche Hintergründe, die eine echte Aufklärung der Bevölkerung verhindern.

Wissenschaftlich getarnte Falschinformationen werden verbreitet. In d Bundesrepublik rufen Zahnärzte, Gesundheitsämter und Krankenkassen er neut zur Kariesprophylaxe mittels Fluoridierung auf. Unterstützt wird diese Aktion von der Gruppe IME.
IME ist der Informationskreis Mundhygiene und Ernährungsverhalten, ei PR-Institution der Zuckerindustrie.

Die Zucker- und Süßwarenindustrie hat starkes Interesse daran, daß dieses Wissen um die wahren Zusammenhänge sich nicht durchsetzt, da Umsatzeinbußen befürchtet.

Einseitige wirtschaftliche Interessengruppen und wissenschaftliche Wahrheit liegen im Kampf miteinander.

Der Ursprung der Fluor-Aktionen stammt aus den USA. Fluorabfälle der Aluminium- und Stahlindustrien Amerikas verursachten, da in den Columbia-Fluß geleitet, 1950 ein großes Fischsterben. Es galt, neue Wege für die Verwendung dieser giftigen Abfälle zu finden.

Ein Teil wurde für Ratten- und Insektenvernichtungsmittel verwendet. Das war aber keine zufriedenstellende Lösung des Problems. Da Fluor auch Bestandteil der Zähne ist, kam man auf die Idee, es außerdem für die Kariesprophylaxe einzusetzen. Dabei stützte man sich auf epidemiologische Studien, die jedoch wissenschaftlicher Nachprüfung nicht standhielten.

Dem Einsatz zur Kariesverhütung kam entgegen, daß Oscar Ewing, Anwalt der betroffenen Aluminium Company und gleichzeitig Direktor des Wohlfahrtsministeriums und Leiter des Nationalen Gesundheitsdienstes war. Dazu kam, daß Beamte des Nationalen Gesundheitsdienstes (PHS) in führenden Stellungen der Weltgesundheitsorganisation (WHO) saßen und sich ebenfalls für die Fluoridierung einsetzten.

So begann eine weltweite, irreführende Fehlinformation.

Wissenschaftliche Untersuchungsergebnisse, die Bedenken gegen Fluor enthielten, wurden nicht verbreitet. Diskussionen, die das Pro und Kontra hätten klären können, wurden bewußt umgangen. Einer Verbreitung der Fluor-Aktion, die rein wirtschaftliche Beweggründe hat, stand nichts im Wege.

<u>Fluorid ist als starkes Zellgift und Prototyp eines Speichergifts bekannt.</u>
<u>Lösliche Fluorverbindungen, wie das zur Trinkwasserfluoridierung und für die Fluor-Tabletten-Aktionen empfohlene Natrium-Fluorid, sind etwa 2 1/2 mal giftiger als Arsen und schädigen den Organismus.</u>

<u>Menschliche und tierische Zellkulturen werden geschädigt, wenn Natriumfluorid in einem Zehntel der zur Trinkwasserfluoridierung empfohlenen Konzentration zugesetzt wird.</u>

<u>Bei Kindern kommt es zu Knochenfluorosen.</u>

<u>Die Belastung der Abwässer mit Fluor schädigen Vegetation und Tier und über diesen Kreislauf wiederum den Menschen.</u>

Eine vitalstoffreiche Vollwerternährung verhütet sicher, absolut und ohne Risiko das Auftreten von Zahnkaries.
Sie garantiert außerdem eine Zukunft, die frei ist von anderen ernährungsbedingten Zivilisationskrankheiten.

Gesundheit ist ein Informationsproblem!

Jeder ist aufgerufen, sich ausführlich zu informieren, um damit Verantwortung zu üben und Gefahren zu begegnen, indem er mitdenkt und die richtigen Konsequenzen zieht.

Literaturnachweis: Dokumentation zur Frage der Trinkwasserfluoridierung, ZfGW-Verlag, Frankfurt. Rudolf Ziegelbecker, Graz, Epidemiologische Aspekte zur Trinkwasserfluoridierung. Dr.med.dent. Schnitzer, Gesunde Zähne von der Kindheit bis ins Alter, Bircher-Benner-Verlag, Zürich.

Kinderärzte, Gesundheitsamt und Zahnärzte sind sich einig:

Fluoridpastillen-Verteilung in den Kindergärten unbedingt fortsetzen

Untersuchungen zeigen überall: Karies geht zurück

Landkreis Vechta (hjk) — Die in etwa der Hälfte aller Kindergärten des Landkreises Vechta verteilten Fluoridpastillen zur Vorbeugung gegen Zahnkaries sind für die Kinder in keiner Weise schädlich. Die Warnungen vor einer angeblichen „Giftigkeit" des Fluorids sind schon seit Jahren durch zahlreiche wissenschaftliche Untersuchungen eindeutig widerlegt. Kinder- und Zahnärzte im Landkreis Vechta, die Allgemeine Ortkrankenkasse, die Innungskrankenkassen und das Gesundheitsamt des Landkreises setzen sich sogar für eine Ausweitung der Verteilaktion auf die Grundschulen ein.

In einem Gespräch mit der OV bezeichnete der Leiter des Vechtaer Gesundheitsamtes, Medizinaldirektor Dr. Franz-Otto Rumphorst, und der Jugendwart der Zahnärzteschaft des Landkreises, Dr. Hans Höne aus Vechta, ein kursierendes Schreiben der „Gesellschaft für Gesundheitsberatung" als eine bewußt falsche Information zur Panikmache.

„Die Gemeinheit dieses Dokumentes" (Dr. Rumphorst), in dem behauptet wird, Fluor sei zweieinhalbmal giftiger als Arsen, liege darin, daß die Begriffe Fluor und Fluorid durcheinandergeworfen würden. Das chemische Element Fluor sei in seiner Reinsubstanz natürlich giftig. Es gibt überhaupt kein Element, das in seiner R... substanz nicht giftig wäre.

Fluorid dagegen ist ei... ors. Fluoridpastill... Blutkreislau... schme...

tern ihren Kindern die Pastillen geben? Alle Erfahrungen haben gezeigt, daß die Pastillen nach einigen Tagen oder Wochen im Schrank verschwinden und dort vergessen werden. Dafür sind sie zu teuer, und nur der regelmäßige Gebrauch führt zum Erfolg.

Weltweit wurden bei Fluoridaktionen ein Rückgang von bis zu 80 Prozent beim Kariesbefall nachgewiesen. Am einfachsten wäre die Zugabe v... Fluorid zum Trinkwasser, w... zahllosen Ländern pra... 100 Millionen Ame... oriertes Trink...

In...

Fluortabletten: Warnungen entbehren jeder Grundlage
Vechtaer Zahnarzt lädt zum Fluor-Arsen-Wettessen ein

Vechta (hjk) — Der Bundesminister für Jugend, Familie und Gesundheit hält die Verabreichung von Fluoridtabletten in Kindergärten zur Verhütung der Zahnkaries für außerordentlich nützlich. Das geht aus einem Schreiben des Ministers an den Direktor des Landescaritasverbandes für Oldenburg, Walter Beckmann aus Vechta hervor.

Dieses Schreiben stammt bereits vom November 1983, war in dem kirchlich geführten Kindergarten in Vechta aber offenbar weder der Leitung noch dem Elternbeirat bekannt. Der Brief aus Bonn ist die Antwort auf eine entsprechende Anfrage Beckmanns im Oktober 1983.

Die Warnung vor einer angeblichen Gesundheitsgefährdung durch Fluoridtabletten hat zu einer erheblichen Verunsicherung der Eltern und zum Abbruch einer geplanten Tabletten-Verteilaktion in einem Vechtaer Kindergarten geführt. In dem Schreiben des Ministeriums ist weiter die Rede davon, "daß die Warnungen der Lahnsteiner Gesellschaft für Gesundheitsberatung vor den Fluoridtabletten in der in der Bundesrepublik abgegebenen Dosis jeder Grundlage entbehren". Diese Aussage wird auch durch eine wissenschaftliche Untersuchung des Bundesgesundheitsamtes in Berlin untermauert.

Ebenso wie die Allgemeine Ortskrankenkasse hat auch der Vechtaer Zahnarzt Dr. Franz-Josef Höne, Referent für Jugendzahnpflege, die Befürchtungen der Kindergartenleitung und der Eltern zurückgewiesen.

Dr. Höne erklärte dazu gegenüber der OV: "Die Behauptung, Fluor sei zweieinhalb mal giftiger als Arsen, ist ausgemachter Blödsinn. Denjenigen, der das behauptet, lade ich zu einem Wettessen ein. Der eine schluckt Arsen und der andere Fluor. Man wird sehen, wer als erster unter dem Tisch liegt."

Mitglied in der Gesellschaft für Gesundheitsberatung e.V. sei "neben einigen anderen seltsamen Kameraden" auch Prof. Julius Hacketal, der durch seine exzentrischen medizinischen Ansichten bekannt geworden war.

Fluoridprophylaxe bleibt wesentliche Maßnahme zur Karieseindämmung

Öffentliche Erklärung gegen ihre Diskriminierung durch unbelehrbare Fanatiker

Im Hinblick auf die wissenschaftlich fundierten Tatsachen der Wirksamkeit und Unschädlichkeit der Zahnkariesprophylaxe durch Fluoride und Fluorokomplexe in der weltweit erprobten Dosierung wird auch zukünftig diese Methode, sei es als Trinkwasserfluoridierung, Tabletten- oder Kochsalzfluoridierung, als wesentliche Maßnahme zur Zahnkarieseindämmung neben der lokalen Anwendung durch den Zahnarzt angesehen.

Die Verunsicherung der Öffentlichkeit sowie die Diskriminierung maßgebender Wissenschaftler und Praktiker durch wenige, unqualifizierte, unbelehrbare Fanatiker ist unerträglich und kann nicht gebilligt werden. Es sind immer die gleichen Personen, die seit Jahrzehnten dieselben längst widerlegten Behauptungen verbreiten. Die physiologisch empfohlene Fluorid-Dosierung kann weder quantitativ noch qualitativ mit einer „Umweltverschmutzung" zusammengebracht werden. Ebenso gibt es keine Krebs-Fluorid-Beziehung in dem Sinne, daß mit Aufnahme physiologischer Fluorid-Mengen die Krebshäufigkeit steigt.

In Übereinstimmung mit

dem Bundesverband der Deutschen Zahnärzte e. V.,
der Deutschen Gesellschaft für Zahn-, Mund- und Kieferheilkunde,
dem Verein Österreichischer Zahnärzte, Österreichische Gesellschaft für Zahn-, Mund- und Kieferheilkunde,
der Schweizerischen Zahnärzte-Gesellschaft (SSO),
der Bundesfachgruppe für Zahn-, Mund- und Kieferheilkunde der Österreichischen Ärztekammer (Vgl. Nr. 5, Mai 1976, der Österr. Zahnärzte-Zeitung)

wird gebeten, sich von derart unqualifizierten Pressemitteilungen nicht beeinflussen zu lassen:

Die Kariesprophylaxe durch Fluoride und Fluorokomplexe ist höchst wirksam und nach jahrhundertelanger Erfahrung in Gebieten mit erhöhtem Fluorid-Gehalt des Trinkwassers unschädlich.

Prof. Dr. R. Naujoks
Direktor der Univ.-Zahnklinik
Würzburg

Prof. Dr.Dr. J. Stüben
Direktor der Univ.-Zahnklinik
Homburg

Prof. Dr. E. Sonnabend
Direktor der Poliklinik für Zahnerhaltung und Parodontologie der Univ. München

Prof. Dr. F. Eifinger
Direktor der Abteilung f. Zahnerhaltung der Univ.-Zahnklinik
Köln

Prof. Dr. H. Triadan
Direktor der Poliklinik f. Zahnerhaltung u. Parodontologie der Univ. Hannover

Prof. Dr.Dr. W. Ketterl
Direktor der Poliklinik für Zahnerhaltungskunde der Univ. Mainz

Prof. Dr. W. Büttner
Abteilung f. Zahnerhaltung der
Univ.-Zahnklinik Münster

Prof. Dr. A. Motsch
Leiter der Konserv. Abteilung
der Univ.-Zahnklinik Göttingen

Prof. Dr. E. Sauerwein
Direktor der Poliklinik für Zahnerhaltung und Parodontologie der Univ. Bonn

Prof. Dr. G. Ahrens
Konserv. Abteilung der Univ.-Zahnklinik Marburg

Prof. Dr. A. Kröncke
Direktor der Poliklinik für Zahnerhaltung und Parodontologie der Univ. Erlangen

Prof. Dr. H.F.M. Schmidt
Abteilung für experimentelle Zahnheilkunde u. Kariesprophylaxe der Univ.-Zahnklinik Marburg

Prof. Dr.Dr. M. Arnaudow
Abteilung für Zahnerhaltung der Univ.-Zahnklinik Kiel

Prof. Dr. H. Pantke
Geschäftsführender Direktor der Univ.-Zahnklinik Gießen

Prof. Dr. H. Newesely
Geschäftsführender Direktor Freie Universität Berlin Institut f. Klinisch-Theoretische ZMK

o. Prof. Dr. A. Knappwost
Institutsdirektor u. Leiter der Abteilung f. Biophysikal. Chemie der Univ. Hamburg

Prof. Dr.Dr. P. Riethe
Ärztl. Direktor der Abteilung f. Zahnerhaltung der Univ.-Zahnklinik Tübingen

Prof. Dr.Dr. H.F. Overdiek
II. Lehrstuhl der Zahnheilkunde der Univ.-Zahnklinik Heidelberg

Prof. Dr. S. Schreiber
Ärztl. Direktor der Abt. f. ZMK I der Univ.-Zahnklinik Freiburg

Prof. Dr.Dr. J. Franke
Direktor der Konserv. Abteilung der Univ.-Zahnklinik Hamburg

"Wissenschaftliche Kurzinformation" sorgte für Unruhe:

Kommt die Fluor–Pille ins Gerede?

BARGTEHEIDE (ky). "Sie können sich darauf verlassen, daß ich nicht meinen Namen und mein Amt für das Karies-Prophylaxe-Modell hergeben würde, wenn ich nicht hundertprozentig davon überzeugt wäre", erklärte Dr. Jochen Petersen für viele Fragen des Lehrkörpers und Schulleiters der Grundschule Bargteheide-Land. Seit Schuljahresbeginn läuft hier ein Modellversuch, bei dem 70 Schulanfänger täglich die "Fluor–Pille" zum vorbeugenden Schutz vor Karies nehmen — auf freiwilliger Basis, versteht sich.

Bisher sind keine besonderen Schwierigkeiten aufgetreten. Lehrer, Eltern und scheinbar auch die Kinder waren von der zweifelsfreien positiven Wirkung überzeugt. Nach Ansicht von Dr. Petersen können sie es auch weiterhin sein. Daß es nun Nachfragen gab, war auf ein Papier zurückzuführen, das eine Mutter einer Lehrerin geschickt hat. Der Titel: "Wissenschaftliche Kurzinformation zur Fluoridierung", als Verfasser zeichnet eine "Gesellschaft für Gesundheitsberatung e.V.", Krankenhaus Lahnhöhe, in 5420 Lahnstein verantwortlich.

Aus der vorliegenden Kopie war weder das Datum noch der Name des veröffentlichenden Blattes zu ersehen. Eine sehr deutliche Sprache dagegen hat der Inhalt. Darin heißt es, daß "die Verabreichung von Tabletten mit Fluoriden den einzigen Zweck haben, von der eigentlichen Ursache der Zahnkaries, nämlich der Zerstörung der Zähne durch Fabrikzucker, abzulenken". Des weiteren wird behauptet, daß die Tabletten für den Gesamtorganismus schädlich, Fluoride gar starke Gifte seien.

Die drei Lehrerinnen, die an diesem Tage zu einigen Worten des Dankes eingeladen waren, waren nun allerdings etwas verunsichert. "Ich will mich nicht mitschuldig machen", erklärte Edeltraud Kruse. Wie die Kolleginnen verteilt auch sie täglich die "Pille" an die Kinder. Vor Beginn des Modellversuches waren alle Beteiligten informiert worden — und von der positiven Wirkung überzeugt. Die Behauptungen in dem Papier aber beriefen sich auch auf Wissenschaft und Forschung.

Was stimmt nun? wollten sie von Dr. Petersen wissen. Auf Anfrage der Presse erklärte Petersen, daß er dieser Informationsschrift "jede Wissenschaftlichkeit abspreche". Er könne nur sagen, daß Bedenken unbegründet seien, versuchte er durch die Aufzählung von Fakten, die für das Projekt sprechen, die Zweifel zu zerstreuen. Noch aber ist alles so neu, daß es keine gezielte Gegenargumentation gibt und Aussage gegen Aussage steht.

Gezwungen wird natürlich keines der Kinder, die die Tablette nehmen. "Ich kann nur an die Freiwilligkeit appellieren". Daß derlei Informationen aber in Umlauf gebracht werden, will Dr. Petersen nicht einfach hinnehmen. Er kündigte an, daß er die Angelegenheit vor den Landesausschuß zur Förderung der Jugendzahnpflege bringen werde. "In etwa 14 Tagen wird ein Gegenpapier vorliegen", verspricht er. Darin will er sich gezielt mit den seiner Ansicht nach einseitigen Darstellungen durch die "Gesellschaft für die Gesundheitsberatung" auseinandersetzen.

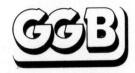

Gesellschaft für Gesundheitsberatung eV.

GGB, Krankenhaus Lahnhöhe, 5420 Lahnstein

Herrn
Dr. Hans-Jochen Petersen
Gesundheitsamt Bad Oldesloe

2060 Bad Oldesloe

5420 Lahnstein
Postfach 21 94
Telefon (02621) 16-1

Dr.MOB/ig
22.2.1984

Sehr geehrter Herr Kollege Petersen,

der Ausgabe "Bargteheider Wochenblatt" vom 15.2.1984 habe ich mit
großer Besorgnis entnehmen müssen, daß Sie scheinbar nicht in der
Lage waren, bei dem darin genannten Informationsabend Lehrer und
Interessierte umfassend und objektiv über die laufenden Fluoridierungsmaßnahmen aufzuklären, da Ihnen offensichtlich das Wissen um
die wahren Zusammenhänge fehlt. Ihre Bemerkung "Blödsinn" und
"Schaden, der durch solche Aufklärung entsteht" sah ich als verzeih-
bare Entgleisung an, da ich davon ausging, daß Sie sich um die in
der genannten Dokumentation angegebenen Fakten genauer kümmern würden
Dem Bargteheider Wochenblatt vom 20.2.84 entnehme ich jedoch erneut,
daß Ihre unqualifizierten Beurteilungen unverändert anhalten, da Ihr
Wissensstand immer noch dieselben Lücken aufweist und Sie wohl auch
nicht bereit sind, im Interesse der Volksgesundheit dazuzulernen.
Meine mehr als 50-jährige ärztliche Erfahrung hat mir auch immer
wieder gezeigt, wie schwer es gerade für Kollegen ist, wenn sie
zugeben müssen, daß sie sich geirrt haben. Und das ist ja gerade
für einen Arzt oft folgenschwer. In Ihrem Arbeitsbereich bedeutet es,
daß Sie über lange Zeiträume auf unverantwortliche Weise Fehlinformationen aufgesessen sind, deren Folgen die Betroffenen - in diesen
Fällen sind es Kinder - ausbaden müssen.

Wenn Ihre Kenntnisse über Fluoride so unzureichend sind (und das sind
sie) wie diejenigen über die Therapien im Krankenhaus Lahnhöhe, dann
steht es außerordnetlich schlecht um die Betreuung der Bevölkerung
im Bereich Bargteheide/Bad Oldesloe. Ihre Behauptung, daß es mir
bei meiner Aufklärung um die Steigerung von Gesundheitskost-Produkter
im Krankenhaus Lahnhöhe ginge, ist so grotesk, andererseits aber auch

- 2 -

so verleumderisch, daß ich eine Richtigstellung verlange.

Blamabel für Sie ist, daß Sie - wiederum ohne Kenntnis der wahren Zusammenhänge - diese Sätze aus dem angeblichen Gutachten des Bundesgesundheitsamtes abgeschrieben haben, dem ebenfalls jede Kenntnis über unser Haus zu fehlen scheint.

Dieses Beispiel zeigt deutlicher als alles andere, wie ebenfalls in der Fluoridangelegenheit vorgegangen wird, nämlich ohne Kenntnis der wahren Zusammenhänge.

Bevor Sie sich weiterhin auf falschem Wege verrennen, sollten Sie lesen und lernen, jedoch nicht abschreiben - wie es gerade in "Sachen Fluor" heute üblich ist. Ihnen dürfte doch bekannt sein, daß die angeblichen Erfolgsmeldungen und positiven Beurteilungen über Fluoride solange bestehen bleiben, solange Kritiker nicht gehört werden und nicht öffentlich Stellung nehmen können, sondern ausgeschlossen bzw. mundtot gemacht werden. Bestes Beispiel ist das Symposium von IME, einer PR-Agentur der Zuckerindustrie, das kürzlich in Hamburg veranstaltet wurde. Eingeladen wurde gezielt - nämlich die Befürworter, um jede Konfrontation auszuschließen. Den Erfolg dieser Tagung spürt der Leser: die Presse spurt und berichtet wunschgemäß, was ihr aufoktroyiert wurde. Ähnliches kann von Kritikern nicht durchgeführt werden, weil die finanziellen Mittel fehlen, die der Lobby leider zur Verfügung stehen. Meinung wird heute gemacht!

Als gewissenhafter Arzt kann ich mich nicht mit nachgeplapperten Behauptungen zufriedengeben und mit einer äußerst fragwürdigen Symptombehandlung, sondern es geht mir um die Beseitigung der Ursachen, die zu Krankheiten führen. In diesem Fall heißt es: Aufklärung über Fehlernährung, die vorwiegend durch raffinierte Kohlenhydrate (Fabrikzucker und Auszugsmehl) herbeigeführt wird und somit zur Zahnkaries führt. Fluoride sind Breitbandenzymgifte. Die toxische Gesamtsituation ist bedrohlich genug. Zahnkaries ist ausschließlich das Ergebnis einer Fehlernährung und deshalb durch Vermeidung derselben absolut verhütbar - risikolos verhütbar.

Hinter den Fluoridierungsaktionen steckt eine globale wirtschaftliche Verfilzung, nämlich die "gesunden Geschäfte" der an ihrem eigenen Umsatz Interessierten. Um darüber etwas zu erfahren, sollten Sie

- 3 -

sich auch die Aussagen der absolut ernst zu nehmenden und
unabhängig arbeitenden Wissenschaftler anhören.
Lesen Sie zum Beispiel das Buch "Zucker" von Al Imfeld.
Ich nehme an, daß Sie sich nach dem Studium dieser Literatur
(es gibt noch unzählige andere) bei mir und den Bargteheider
Bürgern für Ihr Verhalten und Ihr Unwissen entschuldigen
werden.

Mit kollegialen Grüßen

Dr. med. M.O. Bruker
Ärztlicher Leiter des
Krankenhauses Lahnhöhe

Überregionales Zentrum für
Ganzheitsmedizin, 5420 Lahnstein

1. Vorsitzender der Gesellschaft
für Gesundheitsberatung (GGB)

DER BUNDESMINISTER FÜR ARBEIT UND SOZIALORDNUNG

Der Bundesminister für Arbeit und Sozialordnung · Postfach 14 02 80 · 5300 Bonn 1

An die
Gesellschaft für Gesundheits-
beratung e.V.
Krankenhaus Lahnhöhe

5420 Lahnstein

Ihr Zeichen, Ihre Nachricht vom	Mein Zeichen, meine Nachricht vom	☎ (02 28)	Datum
19.12.1983	Vb1-96-Gesellschaft	5 27- oder 5 27-1	18. Januar 198

Betr.: Fluoridierungsmaßnahmen

Sehr geehrter Herr Dr. Bruker,

haben Sie vielen Dank für Ihr Schreiben vom 19. Dezember 1983 und die beigefügten Unterlagen.

Der Bundesminister für Jugend, Familie und Gesundheit hat vor einiger Zeit beim Bundesgesundheitsamt eine Stellungnahme zu einer ähnlichen Ausarbeitung von Ihnen über Fluoridierungsmaß-nahmen angefordert. Diese Stellungnahme liegt nunmehr vor. Ich übersende Sie in der Anlage. Aus der Sicht des Bundesministers für Arbeit und Sozialordnung ist dem nichts hinzuzufügen.

Mit freundlichen Grüßen
Im Auftrag

Dr. Gr...

Bundesgesundheitsamt

An den
Bundesminister für Jugend,
Familie und Gesundheit
Postfach 20 04 90

5300 Bonn 2

Bundesgesundheitsamt
Postanschrift:
Postfach 33 00 13
D-1000 Berlin 33
Fernschreiber: 1 84 016
Telefax: (030) 8308 2741

Wir bitten, alle Zuschriften
an das BGA nicht an
Einzelpersonen zu richten

Ihre Zeichen und Nachricht vom

Erlaß 341-4710-   D II-2440-00-6118/83   8308 2213   29.11.1983.
1/2 vom 20.10.83

Zahnkariesprophylaxe - Anwendung von Fluoriden

<u>hier:</u>

    Anlage
    Gesellschaft für Gesundheitsberatung e.V. Krankenhaus Lahnhöhe,
    5420 Lahnstein. Rundschreiben "Kampf dem Gebißverfall"

<u>Berichterstatter:</u> PD Dr.med. K.E. Bergmann, Dir.u.Prof.

I.

Das Rundschreiben der Gesellschaft für Gesundheitsberatung e.V. (GGB) ist Teil einer anscheinend bundesweit organisierten Aktion gegen die Kariesprävention mit Fluorid, Kopien von 2 Rundschreiben des "Deutschen Verbraucherschutzbundes", der "Katalyse-Umweltgruppe" und eine von vielen Pressemeldungen (Der Enztäler) mit ähnlichem Inhalt wie der hier zu begutachtende Text finden sich in Anlage.1. Die folgende Stellungnahme beschränkt sich auf die Aussagen der GGB.

II.

Während der Saccharosekonsum - und zwar sowohl die Gesamtaufnahme als auch Frequenz und Intervalle des Verzehrs und physikalische Eigenschaften der saccharosehaltigen Lebensmittel - ein wichtiger Faktor für die Kariesentstehung ist (Garn et al., 1980; Newbrun, 1982; Hefti and Schmid, 1979; Gustavson, 1954; Blinkhorn, 1982; Künzel, 1983; Sheiham, 1983; Bowen et al., 1983; Clancy et al., 1977), stellt der Verzehr von "raffinierten Kohlenhydraten, speziell Fabrikzucker jeder Art" (GGB) nicht die einzige Ursache der Zahnkaries dar (Adorjan and Stack, 1976; Firestone et al., 1982; Nizel, 1972; Sreebny, 1982a und b; Siebert, 1982; Walker, 1975; Blänkle, 1983; Yamada, 1980; Mörmann and Mühlemann, 1981; Naujoks, 1982; Koulourides et al., 1976; Richardson et al., 1981). So spielt die Infektion mit kariogenen Streptokokken eine entscheidende Rolle (Havenaar et al., 1983; Hardie and Bowden, 1975; Keene et al., 1981; Köhler et al., 1983; Lehner et al., 1980; Lehner, 1975; Tanzer, 1979; Walter, 1982). In der Abwesenheit dieser Erreger haben Zucker und andere sonst kariogene Lebensmittel keinerlei Effekt.

Andere Lebensmittel als die erwähnten "Fabrikzucker" haben ebenfalls kariogene Wirkung. So kann beispielsweise der erhebliche Kariesbefall, den man bei paläopathologischen Untersuchungen an Schädeln etwa aus dem frühen Mittelalter fand (Blänkle, 1983), nicht durch Fabrikzucker verursacht worden sein. Auch die Karies lange gestillter Kinder ist nicht durch Fabrikzucker zu erklären (Brams & Maloney 1983).

In Gebieten mit geringem Zuckerkonsum findet man teilweise erhebliche Kariesprävalenz und signifikante positive Korrelationen zwischen dem Kariesbefall und dem Brot-, Früchte-, Milchverzehr oder dem Verbrauch an vorgefertigten Lebensmitteln neben den ebenfalls nachweisbaren Effekten des Süßigkeiten- und Süßbackwarenkonsums, während zum Gesamtzuckerverbrauch keine signifikante Beziehung besteht (Yamada, 1980). Darüber hinaus findet man auch rückläufigen Kariesbefall bei steigendem Zuckerkonsum (Künzel, 1983) oder geringen Kariesbefall bei hohem Zuckerkonsum (Walker, 1975). Auch Stärke ist als kariogen anzusehen, wenn eine kariogene Mundflora vorhanden ist (Firestone et al., 1982; Mörmann and Mühlemann, 1981), wodurch auch die bekannte Müllerkaries zu erklären ist.

Für die Kariogenese wichtig ist außerdem die Versorgung mit einer Reihe von Mineralstoffen, wie Calcium, Phosphor, Zink, Fluorid und anderen Spurenelementen (Gilmore, 1969; Nizel, 1972; Brown et al., 1979; Curzon, 1983; Dean et al., 1939; Dean et al., 1942).

Weitere nachgewiesene Einflußgrößen für die Kariesentwicklung sind die Konzentration an Phospholipiden im Speichel (Slomiany et al., 1982) und unterschiedliche Diffusionseigenschaften des Zahnschmelzes (Dijk et al., 1983); auch die orale Zuckerclearance (Adorjan and Stack, 1976; Dawes, 1983) spielt eine Rolle. Die Aussage "Fabrikzucker" sei die einzige Ursache der Karies ist also unrichtig.

Ebenfalls unrichtig ist die Behauptung, die Bevölkerung werde nicht über die Risiken von Zucker- und Süßigkeitenkonsum aufgeklärt: Alle hier bekannten Kariesprophylaxeprogramme enthalten klare Statements über die Bedeutung von Zucker für die Kariesentstehung. Selbst auf der letzten Tagung des von der "GGB" angegriffenen PR-Organs der Zuckerindustrie, des Informationskreises Mundhygiene und Ernährungsverhalten (IME), am 28.10.1982 wurde Bedeutung von Zucker für die Kariesentstehung klar hervorgehoben und in zahlreichen Publikationsorganen referiert, Beispiele, s. Anlage 2.

III.

Die von den angegriffenen Institutionen und Berufsgruppen vertretene Auffassung, Fluorid eigne sich für die Kariesprävention, ist wissenschaftlich hinreichend gesichert (s. Bericht D II 3-2440-09-127 4/82). Dagegen unterscheidet die "GGB" weder formal noch inhaltlich zwischen "Fluor", das in elementarem Zustand sehr toxisch ist und für die Kariesprävention nicht verwendet wird, und "Fluorid", dem weitgehend inerten Anion des Elementes, dessen karieshemmende Wirkung durch sorgfältige Naturbeobachtung, Tierexperimente und systematische, prospektive Studien am Menschen als erwiesen angesehen werden darf (s. D II 3 - 2440-09-1274/81 vom 29.06.82). Eine qualifizierte Beurteilung der Fluoridprophylaxe ist auf dem Kenntnisstand der "GGB" nicht möglich.

Bei völligem Fehlen von Fluorid entsteht kein Apatit (Newesely, 1961) Fluorid stimuliert die Proliferation von Osteoblasten und die Bildung der alkalischen Phosphatase (Farley, et al. 1983). Damit hat es eine große Bedeutung für die normale Knochenentwicklung und Karies die sich durch Erhöhung der Fluoridaufnahme verhindern läßt, ist durchaus als Ausdruck von Fluoridmangel aufzufassen (American Academy of Pediatrics, 1972; Food and Nutrition Board, 1980).

Dies steht nicht im Widerspruch zur multifaktoriellen Genese der Zahnkaries. Während die Fluoridkonzentration, bezogen auf den ganzen Zahn, keine sichere Beziehung zur Kariesanfälligkeit aufweist, korreliert sie jedoch negativ und signifikant zum Kariesbefall in den Schmelzschichten unterhalb von 4 μm, wodurch bereits 32 - 45% der Varianz des Kariesbefalls zu erklären sind (Schamschula et al., 1979). Hinzu kommen die nachgewiesenen Fluorideffekte auf Remineralisation von initialen Läsionen am Zahn und die Hemmeffekte auf die Säurebildung der Zahnplaque (Ahrens, 1981).

Die Behauptung, die Fluoridprophylaxe der Karies sei im Zusammenhang mit Abfällen der Aluminiumindustrie entstanden, ist sachlich falsch. Die ersten Erfahrungsberichte über Fluorid und Karies stammen aus dem 19. Jahrhundert (Erhard, 1874), die systematischen epidemiologischen Studien aus den 30iger Jahren dieses Jahrhunderts (Dean et al., 1939), und die Trinkwasserfluoridierung begann 1945 in den USA und Canada (Arnold et al., 1956; Ast and Chase, 1953), also viele Jahre vor dem von der "GGB" ohne Quellenangabe zitierten Fischsterben im Columbiafluß 1950. Das in der Bundesrepublik zur Kariesprävention verwendete Fluorid wird aus natürlichem Mineralvorkommen (Flußspat) gewonnen (Fa. Riedel de Haen AG, 3016 Seelze 1, Wunstorfer Str. 40).

Das für die Trinkwasserfluoridierung der Stadt Basel verwendete Fluorid, Na_2SiF_6, wird aus sedimentären und eruptiven Phosphaten, die Fluorid (CaF_2) und Flucroapatit ($Ca_5(PO_4)_3F$) enthalten, in Dänemark hergestellt (Fa.Superfos a/s, Vedbaek, DK) und muß hohen Reinheitskriterien entsprechen. Wenn Fluoridabfälle der Aluminiumindustrie zu entsprechend qualifizierten Produkten aufbereitet werden könnten, gäbe es aus hiesiger Sicht gegen deren Verwendung nichts einzuwenden. Andererseits sind aus der Sicht der Aluminiumgewinnung die Fluoridverluste unerwünscht, weil Fluorid als Kryolit für den Herstellungsprozeß (Elektrolyse von Aluminiumoxid in geschmolzenem Kryolit) zur Temperaturerniedrigung benötigt und deshalb zugesetzt wird.

Die Verwendung von Fluorid zur Ratten- und Insektenvernichtung wurde in der Vergangenheit versucht, aber wegen unbefriedigender Wirksamkeit aufgegeben. An der akuten Toxizität extrem hoher Fluoriddosen (das 1000- bis 5000fache der empfohlenen Zufuhr) besteht kein Zweifel (Gosselin et al., 1976; NIOSH, 1976; Duxbury et al., 1982). Der Vergleich mit Arsen ist dagegen inkorrekt.

Wissenschaftliche Untersuchungsergebnisse, die Bedenken gegen Fluorid enthielten, wurden - soweit sie Kriterien der Wissenschaftlichkeit entsprachen - sowohl publiziert (Rapaport, 1956; Yammouyannis and Burk, 1977) als auch auf höchster politischer Ebene diskutiert (z.B. Congressional Report, 1975) und durch sorgfältige Studien, soweit dies erforderlich war, überprüft (z.B. Berry, 1958; Needleman et al., 1974; Erickson et al., 1976; Erickson 1978 und 1980; Hoover et al., 1977; Kinlen and Doll, 1981; Cook Mozzafari et al., 1981). Daß die widerlegten Behauptungen weiterhin eine völlig ungerechtfertigte Publizität erreichen, geht aus der Notwendigkeit der vorliegenden Stellungnahme hervor.

Die Hemmung von Enzymsystemen und Zellwachstum in Gewebekulturen durch Fluorid wurde sehr ausgiebig studiert und von verschiedenen Gremien sorgfältig evaluiert (z.B. WHO, 1970; British Dental Association, 1976; American Society for Toxicology, 1969; American Medical Association, 1975;s. Shupe; State of Michigan Office of Science and Technology, 1979): Fluoridkonzentrationen, die Enzyme oder Zellwachstum hemmen können, kommen weder bei der Trinkwasserfluoridierung noch bei den für die individuelle Kariesprophylaxe verwendeten Dosierungen im Gewebe vor. (Armstrong et al., 1965; De Chatalet et al., 1981; Ekstrand, 1978; Gabler and Leong, 1979; Guminska and Sterkowicz, 1976; Hintzsche, 1954; Holland and Hongslo, 1979; Jagiello and Lin, 1974;

Leonard et al., 1977; Martin et al., 1979; Sir heela and Jain, 1983). Selbst bei mehrfach überhöhten Fluoridkonzentrationen, wie sie beispielsweise in Tanzania gemessen wurden, beobachtet man bei Kindern keine Knochenfluorose (Wenzel et al., 1982). Die Auswirkung der Trinkwasserfluoridierung auf die Fluoridkonzentration in den Flüssen ist studiert worden und extrem gering, verglichen etwa mit Einflüssen durch Regenfall und Schneeschmelze (Singer und Armstrong, 1977; Regolati, 1975). Effekte auf Flora und Fauna der Gewässer sind daher nicht zu erwarten, aber auch nicht beobachtet worden (State of Michigan, 1979).

Das Rundschreiben enthält am Schluß die Empfehlung für eine "vitalstoffreiche Vollwert-ernährung". Dabei handelt es sich um Produkte, die von der Fa. Schnitzer, St. Georgen, angeboten, und die u.a. in dem Krankenhaus Lahnhöhe, dem Sitz der "GGB" zur Behandlung eines großen Spektrums von Krankheiten verwendet werden. Ein Prospekt mit Preisliste für das Schnitzer-System liegt in Kopie bei (Anlage 3).

Die Werbung mit der Angst ist möglicherweise für den Absatz von "Gesundkost"-Produkten besonders wirksam (s. Bericht C I-2440-4742/78 vom 13.02.79 und 04.04.79).

Prof. Dr. K. Überla

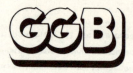

Gesellschaft für Gesundheitsberatung e.V.

GGB, Krankenhaus Lahnhöhe, 5420 Lahnstein

Bundesgesundheitsamt
Postfach 33 00 13

1000 Berlin 33

5420 Lahnstein
Postfach 2194
Telefon (02621) 16-1

Dr.MOB/ig
24.1.1984

Zahnkariesprophylaxe - Anwendung von Fluoriden
Ihr Zeichen D II-2440-00-6118/83

Sehr geehrter Herr Professor Überla,

auf meine Stellungnahme als 1. Vorsitzender der Gesellschaft für Gesundheitsberatung zu den Fluoridierungsaktionen haben Sie an den Bundesminister für Jugend, Familie und Gesundheit in Ihrem Schreiben vom 29.11.83 Stellung genommen. Der Bundesminister hat mir Ihr Schreiben übersandt.

Als international bekannter Ernährungswissenschaftler sind mir Ihre chemisch analytischen Ausführungen über Mineralstoffe, Spurenelemente und speziell über Fluoride bestens bekannt, so daß es mir leid tut, daß Sie sich so ausführlich mit diesen bekannten Fakten beschäftigt haben.

Diese chemisch-analytische Betrachtungsweise geht aber an dem anstehenden Problem der geplanten Aktion, die Zahnkaries mit Fluoridtabletten zu reduzieren, vorbei oder anders ausgedrückt, die Verteilung von Fluoridtabletten in Schulen und Kindergärten ist ungeeignet, die Zahnkaries einzudämmen und zudem vom ärztlichen Standpunkt aus nicht zu verantworten, da die Verordnung eines Arzneimittels individuell in die Hand des einzelnen Arztes gehört. Da diese Problematik von Ihnen deutlich erkannt wird, wird versucht, Natriumfluorid einerseits als harmloses Spurenelement und andererseits als essentiellen Mineralstoff darzustellen. Sie bezeichnen z.B. als wichtige Versorgungsstoffe eine Reihe von Mineralstoffen wie Calcium, Phosphor, Zink, Fluorid und andere Spurenelemente. Wenn bei dieser Aufzählung Calcium, Phosphor, Zink genannt wird, so müßte logischerweise Fluor und nicht Fluoride genannt werden.

- 2 -

Es müßte dann von Calcium-Phosphor-Zink-Verbindungen gesprochen
werden. Es ist wissenschaftlich unexakt von Calcium, Phosphor, Zink
zu sprechen, wenn deren Verbindungen gemeint sind, genauso wie bei
Fluor. Diese Ausdrucksweise hat sich aber eingebürgert, weshalb
manchmal auch - wenn auch fälschlicherweise - statt Fluoriden Fluor
gesagt wird. Dasselbe muß dann aber auch für Phosphor gelten.

Für die Ansicht, Fluoride seien ernährungsphysiologisch essentielle
Spurenelemente, gibt es keinen wissenschaftlichen stichhaltigen
Beweis. Fluorid ist zwar ein Spurenelement wie die meisten Elemente,
das heißt es kommt in Spuren vor wie auch Arsen, Strontium, Cadmium,
Barium, Blei u.a. Aber es gibt keinen Beweis, daß Fluor auch essentiell
ist. Auch die Arbeiten von Newesely, van der Lugt ,Klaus Schwarz,
um nur einige zu nennen, vermögen diesen Nachweis nicht zu erbringen.
Als Beweis für die Zusammenhänge zwischen Karieshäufigkeit und ali-
mentärer Fluoridzufuhr wird häufig auf die bekannte Arbeit von Dean et al.
(1942) hingewiesen. Hier liegt aber ein schwerwiegender Irrtum vor:
Der von Dean et al. dargestellte Zusammenhang mit der Zahnkaries ist
nicht durch Fluorid im Trinkwasser entstanden, sondern durch eine
unzulässige Datenmanipulation durch die betreffenden Zahngesundheitsbeamten herbeigeführt worden und weiter nichts als ein statistischer
Artefakt.

Bitte lesen Sie die Arbeit "Zahnkaries und Fluoride - ein Diskussionsgespräch" auf Seite 53 - 106 in dem Buch des bekannten Kariesforschers
(Korrosionstheorie der Zahnkaries) und Präsidenten der Landeszahnärztekammer Baden-Württemberg, Prof. Dr. Dr. Ulrich Rheinwald ("Rechtfertigen kariesprophylaktische Erfolge in der Relation zur Schadensmöglichkeit Fluoreinsatz?"), A.W. Gentner Verlag Stuttgart, 1974.

Ferner muß der Behauptung, die kariesprophylaktische Wirksamkeit der
Fluoride sei unter Berufung auf bestimmte Experimente erwiesen,
widersprochen werden. Diese Behauptungen werden zwar in diesen Experimenten bzw. Arbeiten aufgestellt, sie sind jedoch nicht richtig, wie
sich eindeutig nachweisen läßt, wenn man die Voraussetzungen,die Daten,
und die daraus gezogenen Schlußfolgerungen genau analysiert. Dies ist
aber keine zahnärztliche, sondern eine mathematisch-statistische bzw.
naturwissenschaftliche Angelegenheit, eine Problematik, mit der sich
die meisten Zahnärzte und amtlichen Stellen nicht beschäftigt haben.

Solche exakten naturwissenschaftlichen Arbeiten liegen aber vor.
Wenn die Diskussion um die Fluoride auf wissenschaftlicher Ebene
stattfinden soll, ist es nicht erlaubt, diese klassischen Arbeiten
auszuklammern bzw. zu ignorieren, nur weil sie nicht in das Fluoridierungskonzept passen. Ich verweise auf die beiliegenden Literaturangaben. Es geht nicht an, daß die Fluoridprophylaxe der Karies durch
Wohlmeinung und Unterschriftensammlung zur geltenden Lehrmeinung erhoben werden kann, solange die kritischen Einwände nicht ausgeräumt und
widerlegt sind. Bis heute ist dies jedoch nicht der Fall, sieht man von
propagandistisch zwar wirksamen, aber wissenschaftlich wertlosen gegenteiligen Behauptungen ab.

Es muß festgestellt werden, daß der Mechanismus, durch welchen Fluorid
die Zähne gegen Karies schützen soll, nicht ganz klar ist. Diese Unklarheit hat ihren Grund einzig und allein in der Tatsache, daß der vermeintliche Kariesschutz durch Fluoride in Wirklichkeit durch statistische Artefakte und andere Faktoren verursacht wurde. An dieser Tatsache müssen alle Wirkungstheorien für Fluoride bezüglich eines Kariesschutzes zwangsläufig scheitern.

Auf Einzelheiten möchte ich hier nicht näher eingehen, da sie in der
erwähnten Literatur exakt und ausführlich dargestellt sind. Daraus nur
einige Beispiele. Es ist zwar leicht, in einer Stadt wie Birmingham
70 Kinder und in Salford 76 Kinder mit passendem Resultat auszusuchen
und gegenüberzustellen. Dies ist aber keine wissenschaftliche Methode
und erinnert sehr an die Vorkommnisse in Kassel, wo man 18 Jahre lang
die Erfolge der Trinkwasserfluoridierung in mehreren Dissertationen
an Kindern festgestellt hat, die gar kein fluoridiertes Wasser bekommen
hatten. Für die Wirksamkeit der Trinkwasserfluoridierung auf die Kariesreduktion wird meist auf die "maßgebenden" Experimente von Grand Rapids,
Kingston/Newburgh, Evanston, Washington D.C., Brantford, Canberra,
Toronto, Hastings, Tiel/Coulemborg, Watford, Gwalchmai, Basel, Karl-
Marx-Stadt und andere hingewiesen. Die genaue mathematisch-statistische
Analyse hat jedoch ergeben, daß in keinem einzigen dieser Experimente
ein karieshemmender Effekt des Fluoridzusatzes zum Trinkwasser zu finden
war.

Die Fluoridbefürworter haben daher die Aufgabe, ein einziges, schlüssig
beweisendes Trinkwasserfluoridierungsexperiment zu benennen, und die
dazugehörigen Publikationen für eine solche mathematisch-statistische

Auswertung zur Verfügung zu stellen. Dann wäre es möglich, eine
wissenschaftliche Diskussion darüber zu eröffnen.

Ihren Ausführungen über die angebliche Unschädlichkeit der Fluoride
stehen gegenteilige wissenschaftliche Aussagen der Toxikologen gegenüber. Auch in diesem Bereich zitieren Sie einseitig. So hat jetzt der
US-amerikanische Ernährungswissenschaftler Prof. Emanuel Cheraskin
in Birmingham die Fluoride als Breitbandenzymgift bezeichnet. Was z.B.
die Frage Fluorid und Krebs betrifft, so ist diese trotz aller Demen-
tis von seiten der Fluoridbefürworter bis heute wissenschaftlich nicht
geklärt. Ich bin gerne bereit, auf dieser Ebene aufgrund wissenschaftlicher Unterlagen mit Ihnen zu diskutieren.

Was die angebliche Ungefährlichkeit der Fluoride betrifft, so stehen
Sie hier grundsätzlich im Widerspruch zum Bundesgesundheitsministerium,
das in seinem Jahresbericht 1976 aussagt: "Ohne Zucker keine Karies".
Damit ist eindeutig ausgesagt, daß der Fabrikzucker die Hauptursache
der Karies ist. Die anderen zahlreichen Argumente, die Sie anführen,
um den Fabrikzucker zu entlasten, sind in der Genese so unwesentlich,
daß sie vernachlässigt werden können. Sie setzen das Wort Fabrikzucker
in Anführungszeichen. Die Aufklärungstätigkeit in der Bevölkerung hat
gezeigt, daß es notwendig ist, von Fabrikzucker zu sprechen, da die
Zuckerindustrie raffinierte Reklame macht, indem sie - zwar richtig -
behauptet, jede Körperzelle brauche ständig Zucker. Sie verschweigt
aber - auch verständlicherweise -, daß zwischen dem raffinierten Isolat
des Fabrikzuckers und süßen Lebensmitteln ein kardinaler Unterschied
besteht. Zu einer Zeit, als ich in meinen umfangreichen Aufklärungs-
schriften sagte, Zucker mache Karies, bekam ich eine Flut von Zuschriften, ob man nun auch kein süßes Obst mehr essen dürfe. Hier ist allerdings in der Aufklärung darauf hinzuweisen, daß auch getrocknetes Obst,
das eine Zuckerkonzentration von über 40% hat, genauso wie   . Honig,
wenn er zusammen mit klebrigen Nahrungsmitteln verzehrt wird, Karies
hervorruft. Auf diese Dinge habe ich in meinen umfangreichen Schriften
seit 20 Jahren unentwegt hingewiesen.

Sie sagen, die Behauptung, die Bevölkerung werde nicht über die
Risiken von Zucker- und Süßigkeitskonsum aufgeklärt, sei falsch.

Daraufhin möchte ich Ihnen erwidern, daß ich in den letzten 40 Jahren, in denen ich die Aufklärung der Bevölkerung wie kein anderer betreibe (s. meine Bücherliste), sehr allein stehe und die zuständigen ärztlichen Stellen auf dem Gebiet der Prophylaxe außerordentlich zurückhaltend sind, um es vorsichtig auszudrücken. Den Kampf gegen die Zuckerindustrie habe ich - abgesehen von Herrn Dr. Knellecken - allein geführt und die Prozeßandrohungen selbst abgewehrt, aber nur dadurch, daß ich streng auf wissenschaftlichem Boden blieb. Der Grund, weshalb ich die Gesellschaft für Gesundheitsberatung gegründet habe, um die Bundesrepublik mit Gesundheitsberatern zu überziehen, lag gerade darin, weil die Aufklärung über Ernährungsfragen zum größten Teil in der Hand der Nahrungsmittelindustrie liegt und von ärztlicher Seite zu wenig geschieht.

Mit der grotesken Behauptung, das Krankenhaus Lahnhöhe verwende zur Behandlung Produkte der Firma Schnitzer, haben Sie den ärgsten Schnitzer gemacht. Bei unserer Großküche, der Verwaltung und dem Ärztekollegium hat diese Bemerkung schallendes Gelächter ausgelöst. Ich sehe diese Sache aber ernster: Wenn Ihre übrigen Ausführungen über die Fluoride auf derselben Ebene ungenügenden Recherchierens gemacht sind, so wäre dies ein böses Kriterium Ihrer Sachlichkeit. Als übel ist Ihr Trick zu bezeichnen, ein Prospekt mit Preisliste für das Schnitzer-System in Kopie beizulegen. Was würden Sie zu dem Vergleich sagen, das Bundesgesundheitsamt beziehe seine Waren (Kenntnisse) aus einem Antiquitätenladen? Gegen Ihre bösartige Unterstellung verwahre ich mich mit allem Nachdruck. Ich nehme an, daß die Verwaltung des Krankenhauses eine Rücknahme dieser disqualifizierenden Behauptung verlangt. Auf derselben üblen Ebene liegt Ihr Schlußsatz, daß die Werbung mit der ANgst möglicherweise für den Absatz von Gesundheitsprodukten besonders wirksam sei.

Sie schreiben: Eine qualifizierte Beurteilung der Fluoridprophylaxe ist auf dem Kenntnisstand der GGB nicht möglich. Aus Ihren Ausführungen ist eindeutig zu entnehmen, daß Sie ungeprüft Behauptungen aufstellen, die den Tatbestand der Verleumdung und Geschäftsschädigung erfüllen und daß Sie auf dem Gebiet der FLuoride sich so einseitig orientieren, daß eine Diskussion, wie es in der Wissenschaft üblich ist, nicht möglich ist. Dies gibt mir die Berechtigung mit denselben Worten

zu entgegnen: Eine qualifizierte Beurteilung der Fluoridprophylaxe
ist auf dem Kenntnisstand des Bundesgesundheitsamtes nicht möglich.

Ich bedaure sehr, daß Sie die Diskussion auf einer so niedrigen
Ebene führen, wodurch Sie mich leider zwingen, auf dieselbe Ebene
herabzusteigen. Ich würde es aber begrüßen, wenn in Zukunft die
Diskussion auf wissenschaftlicher Ebene geführt werden könnte.

Ein Durchschlag dieses Briefes geht an den Bundesminister für
Arbeit und Sozialordnung.

Mit vorzüglicher Hochachtung

Dr. med. M.O. Bruker
Facharzt für Innere Krankheiten
Ärztlicher Leiter des
Krankenhauses Lahnhöhe
1. Vorsitzender der
Gesellschaft für Gesundheitsberatung (GGB)

Beilage
Bücherliste
Literaturangaben

Die Verwaltung des Krankenhauses Lahnhöhe forderte am 27.2.84 das Bundesgesundheitsamt Berlin auf, die genannten Unterstellungen zurückzunehmen und den Bundesminister von der Unrichtigkeit des Berichts in Kenntnis zu setzen.

Daraufhin wurde am 15.3.84 lediglich der Eingang des Schreibens bestätigt und folgendes mitgeteilt:

"Ihren Hinweis, daß Sie entgegen der Darstellung auf Seite 5 des von Ihnen beanstandeten Berichts weder Produkte von der Firma Schnitzer beziehen noch jemals mit dieser Firma in geschäftlichen Beziehungen standen, haben wir zur Kenntnis genommen. Der Bundesminister für Jugend, Familie und Gesundheit ist hierüber mit gleicher Post unterrichtet worden."

Bericht über das IME—Symposium am 26.1.84 in Hamburg

Bericht in der Zeitschrift "Natürlich und Gesund", Heft 2/84:

Kennen Sie die drei Buchstaben »IME«? Diese stehen für Informationskreis Mundhygiene und Ernährungsverhalten. Was »IME« macht, ist für eine Redaktion wie die unsrige gewiß nicht ohne Bedeutung, und so suchten wir den Kontakt mit »IME«. Es ging um ein Symposium zum Thema »Neue Erkenntnisse über Fluoride und ihre praktische Umsetzung in der Kariesprophylaxe« im Hotel Atlantic, Hamburg. Ich wollte ursprünglich selbst daran teilnehmen, doch da gerade die Produktion des Heftes anlief, war ich verhindert und bat Herrn Gutjahr, der mit mir über die GGB (Gesellschaft für Gesundheitsberatung e.V., Lahnstein) befreundet ist, den Termin wahrzunehmen (24 Stunden vor Beginn des Symposiums stand also noch nicht fest, ob jemand überhaupt für »N und G« recherchieren könne), und so war ich dankbar, daß Herr Gutjahr den Weg nach Hamburg machte. Hier sein Report:
IME
Am 26. Januar 1984 fand im Hamburger Nobelhotel Atlantic

ein Symposium des »Informationskreises Mundhygiene und Ernährungsverhalten« IME statt, zu dem zahlreiche Redaktionen der deutschen Presse eingeladen waren. Außer vielen zahnärztlichen und ärztlichen Fachzeitschriften waren besonders Illustrierte aus dem Bereich »Frau und Haushalt« (Brigitte, Für Sie, Tina, Das Neue − und für die Männerwelt die Praline und Neue Revue) erschienen. Glücklicherweise war von den Tageszeitungen nur eine Handvoll Journalisten erschienen, doch sicherlich wird dpa Hamburg für die Verbreitung der Informationen sorgen...

In der Tat: Gerade diese an die Journalisten von 8 Professoren gegebenen Informationen waren dazu auserkoren, die Fluoridierungsmaßnahmen (besser Fluoridierungsandrohungen) durch zahlreiche »Statistiken« zu befürworten. Damit wurde die gesamte deutsche Presse einseitig informiert, und das in einer Art, die auch noch glaubwürdig erscheinen mußte. Allen 8 Professoren ist es gelungen, ausgesprochen seriös und gutmeinend ihre Informationen abzugeben. Bedenklich stimmt − und das ist noch das mildeste Wort −, daß Professor Naujoks sowie drei weitere der anwesenden Professoren wissen, daß sie durch die von ihnen vertretenen Maßnahmen die Karies gar nicht eindämmen können; sie tritt dann lediglich zeitlich um einige Jahre verschoben auf! Fragwürdig auch, wie mit den Statistiken umgegangen wurde. Bitte verfolgen Sie in der Presse, ob diese den Mut hat auch *gegen* die Fluoridierungsmaßnahmen zu protestieren. Die »Bunte« *hat* es bereits in der Ausgabe 52/83 getan. Es gibt eben doch Journalisten, die vorher wissen, in welcher Form ihnen die »Informationen« dargebracht werden. Glücklicherweise.

***

Jeder kritische Journalist wird bestätigen, daß alle acht Professoren pro Fluoridierung referiert haben. Mir selbst lagen genügend Unterlagen vor, die viele der statistisch untermauerten Argumente widerlegt hätten. Diese Unterlagen stammen nicht nur von Herrn Ziegelbecker, dessen alleinige Namensnennung durch einen anderen Teilnehmer hektische Aktivität unter den Professoren auslöste.

***

In einem seiner zahlreichen Zwischenkommentare hat Professor Naujoks erklärt, daß es unmöglich sei, das Ernährungsverhalten der Bevölkerung zu ändern. Dieses erfordere langfristige Maßnahmen, deren Erfolg anzuzweifeln sei. Er und einige seiner Professorenkollegen betonten, meist in Nebensätzen, daß natürlich der hohe Zuckerkonsum bzw. der Konsum von zuviel isolierten Kohlenhydraten Hauptauslöser für die Karies sei. Aber diesen Konsum könne man nicht eindämmen, deswegen sei eine Zusatzversorgung mit Fluoridsalzen erforderlich...

***

Wenn der IME (der ja auch für Ernährungsverhalten zuständig ist, siehe das »E«) die gleichen finanziellen Maßnahmen und die gleichen profilierten Akademiker zum Ernährungsverhalten bzw. zur Ernährungsänderung einladen und finanzieren würde, dann hätten die gleichen Journalisten und die gleichen Ärzte, Zahnärzte, Kinderärzte usw. hervorragende Informationen, um diese ebenfalls in Millionenauflage und in Einzelberatungen in der Sprechstunde der Bevölkerung nahezulegen. Dies wird jedoch nicht gewünscht, denn damit würden die Interessen riesiger Ernährungsindustrien, die mit isolierten Kohlenhydraten (Fabrikzucker und Auszugsmehle) arbeiten, schwer gestört. Deswegen ist die Fluoridierungskampagne des IME eine beweisbare Verschleierungsmaßnahme, um von wirklich gesunder Ernährung der Bevölkerung abzulenken.

Leider werden Zeitschriften wie die unsrige zunächst belächelt und in einen Topf mit »Gesundheitsaposteln« geworfen. Wehe aber, wenn es uns gelingt, namhafte Politiker oder renommierte Journalisten auf die Ursachen des Ernährungsfehlverhaltens aufmerksam zu machen! Jede Veröffentlichung wird mit Diffamierung und der Androhung über politische und besonders wirtschaftliche Maßnahmen verfolgt, um diese »Störaktionen« in Zukunft zu unterbinden.

DEUTSCHER BUNDESTAG
Petitionsausschuß

Pet 3-10-15-2120-13783

(Bitte bei allen Zuschriften angeben)

5300 Bonn 1, **23. MAI 1984**
Bundeshaus
Fernruf (0228) 16 · 4813

Die Wahl dieser Rufnummer vermittelt den gewünschten Hausanschluß.
Kommt ein Anschluß nicht zustande, bitte Nr. 161 (Bundeshaus-Vermittlung) anrufen.

Gesellschaft für Gesundheitsberatung e. V.
z. Hd. Herrn Dr. med. M. O. Bruker
Krankenhaus Lahnhöhe

5420 Lahnstein

Betr.: Gesundheitswesen
Bezug: Ihr Schreiben vom 1. April 1984 an den Präsidenten des Deutschen Bundestages
Anlg.: - 2 -

Sehr geehrter Herr Dr. Bruker,

ich bedanke mich für Ihr o. a. Schreiben und möchte mich zunächst entschuldigen, daß Sie durch einen bedauerlichen Fehler des Büros bisher keine Eingangsbestätigung erhielten.

Im übrigen darf ich Ihnen versichern, daß dem Petitionsausschuß des Deutschen Bundestages das Problem der Fluoridierung des Trinkwassers durchaus bekannt ist.

Der Bundesminister für Jugend, Familie und Gesundheit hat in seiner Stellungnahme zu Ihrer Eingabe auf die Antwort der Bundesregierung auf die Kleine Anfrage der Abgeordneten Schoppe und der Fraktion DIE GRÜNEN vom 8. Mai 1984 - Drucksache 10/1426 - verwiesen. Ich sehe keinen Anlaß, diese zu beanstanden.

Ihre Eingabe möchte ich als erledigt ansehen, falls Sie mir nichts Gegenteiliges mitteilen.

Mit freundlichen Grüßen
Im Auftrag

(Martin Lohmeier)

Deutscher Bundestag 10. Wahlperiode — Drucksache 10/1138 v. 15.3.84, Sachgebiet 212
Antwort der Bundesregierung
auf die Kleine Anfrage der Abgeordneten Frau Schoppe und der Fraktion DIE GRÜNEN — Drucksache 10/1077 —
Fluoridierung von Trinkwasser bzw. Kochsalz; Verabreichung von Fluortabletten an Kinder in Schulen und Kindergärten
Der Bundesminister für Jugend, Familie und Gesundheit hat mit Schreiben vom 14.3.84 namens der Bundesregierung die Kleine Anfrage wie folgt beantwortet:

Fragen der Fluoridierung sind seit Jahren Gegenstand intensiver wissenschaftlicher Diskussion.

Wissenschaftlich unbestritten und in ihrer kariesmindernden Wirkung eindeutig belegt ist die gezielte Anwendung von Fluoriden bei Kleinkindern etwa durch Tabletten. Aus verschiedenen, nicht nur wissenschaftlichen Gründen umstritten ist die ungezielte Applikation beispielsweise durch Trinkwasserfluoridierung. Ein erheblicher Teil der Wissenschaftler kommt auch hier zu einer positiven Bewertung, d.h. die Trinkwasserfluoridierung wird von ihnen als wirksam, unschädlich und technisch mit konstanter Dosierung machbar eingestuft. Auf der anderen Seite gibt es eine ganze Reihe ablehnender Stimmen aus der Wissenschaft. Von ihnen wird u.a. auf die Belastung der Umwelt durch Fluoride, die Gefahr einer denkbaren Überdosierung wie auch der Unwirksamkeit durch zu geringe und nicht konstante Fluoraufnahme hingewiesen. Kennzeichnend für den Stand und die Schwierigkeit der Diskussion ist, daß der Bundesgesundheitsrat, 1976 bzw. 1977 aufgefordert, ein die Bundesregierung beratendes Votum zur Trinkwasserfluoridierung abzugeben, wegen der bestehenden Meinungsunterschiede dieses bis heute nicht hat vorlegen können.

1. Ist der Bundesregierung bekannt, ob in der Bundesrepublik Deutschland bzw. in einzelnen Bundesländern — und wenn ja, in

welchen —
— *die Beimengung von Fluoriden zum Trinkwasser,*
— *die Beimengung von Fluoriden zum Kochsalz,*
— *die Verabreichung von Fluortabletten in Grundschulen und Kindergärten geplant ist oder bereits durchgeführt wird?*

Nach dem Lebensmittel— und Bedarfsgegenständegesetz können die von den Landesregierungen bestimmten Behörden im Einzelfall den Zusatz von Fluoriden zu Trinkwasser zulassen. Von dieser Ermächtigung ist jedoch bisher in keinem Bundesland Gebrauch gemacht worden. Überlegungen dazu hat es allerdings letzthin im Land Berlin gegeben.

In der Bundesrepublik Deutschland wird eine Fluoridierung von Kochsalz nicht durchgeführt. Nach den lebensmittelrechtlichen Vorschriften dürfen Fluoride zu anderen Lebensmitteln als Trinkwasser nur dann zugesetzt werden, wenn dies durch Rechtsverordnung, die in allen Bundesländern gilt, zugelassen ist. Für die Verwendung von Fluoriden in Lebensmitteln, also auch in Kochsalz, besteht in der Bundesrepublik Deutschland keinerlei Zulassung. Die Bundesregierung beabsichtigt nicht, den Zusatz von Fluoriden zum Speisesalz zuzulassen.

Eine Umfrage bei den Bundesländern, die in der Kürze der zur Verfügung stehenden Zeit nicht vollständig beantwortet werden konnte, hat ergeben, daß in mehreren Bundesländern, darunter Nordrhein—Westfalen, Saarland und Bremen, insbesondere in Kindergärten, jeweils mit ausdrücklicher Zustimmung der Personensorgeberechtigten die Anwendung von Fluoriden in unterschiedlichen Applikationsformen, zumeist zeitlich beschränkt, erfolgt ist. Dabei handelt es sich um die Verabreichung von Fluoridtabletten, um Einpinselungen, probeweise auch andere Anwendungsformen wie etwa Kaugummi.

Der Bundesregierung ist nicht bekannt, ob über diesen Rahmen hinaus in den Bundesländern eine breitere Anwendung geplant ist.

2. Welche Ergebnisse liegen der Bundesregierung darüber vor, in welchem Umfang der Rückgang von Karies eindeutig auf solche Maßnahmen zurückzuführen ist?
Da die in der Bundesrepublik Deutschland bislang durchgeführten Maßnahmen lediglich auf umschriebene Personengruppen, dazu regional und zeitlich beschränkt waren, können sie keine Basis dafür abgeben, eindeutige Erkenntnisse zu erbringen; allerdings haben sie den Eindruck vermittelt, daß gezielte Fluoridierungsmaßnahmen einen kariesvorbeugenden Effekt haben.

3. Wie beurteilt die Bundesregierung die sich häufenden Warnungen von Fachleuten – auch aus der Schweiz – vor nicht zu verantwortenden Nebenwirkungen von Fluoriden auf den gesamten Körper (z.B. Knochensklerose, Arthrose, Zahnfluorose)?
Die Bundesregierung nimmt wissenschaftlich begründete warnende Hinweise über Wirkungen und Nebenwirkungen einer Fluoridierung, ihrer Dosis–Wirkungsbeziehungen und auch die denkbaren Umweltprobleme sehr ernst und bezieht diese in ihre Überlegungen für eine Verbesserung der Jugendzahnpflege mit ein.

4. Teilt die Bundesregierung die Auffassung, daß bei der Bekämpfung von Karies ein rein kurativer Ansatz falsch ist, da es sich hierbei – wie bereits im Ernährungsbericht 1976 der Bundesregierung festgestellt wurde – um eine Erkrankung aufgrund falscher Ernährung (vor allem durch Zucker) handelt und daß deshalb vor allem eine breit angelegte Aufklärung der Verbraucherinnen und Verbraucher über die Gefahren einer einseitigen Ernährung nötig ist?
Die Bekämpfung der Karies beruht nach vorherrschender Meinung auf den drei Säulen: Zahnhygiene und Zahnpflege, richtige Ernährung sowie zusätzliche Maßnahmen, zu denen auch Fluoridierungsanwendungen gehören. Im Rahmen der gesundheitlichen Aufklärung gibt die Bundesregierung deshalb der richtigen und

regelmäßigen Zahnpflege sowie einer ausgewogenen Ernährung den entsprechend hohen Stellenwert; vornehmlich bei solchen Maßnahmen, die im Rahmen schulischer Gesundheitspflege durchgeführt werden.

5. Wie beurteilt die Bundesregierung die durch eine Trinkwasser– oder Kochsalzfluoridierung entstehende Zwangsmedikation der Bevölkerung, und wie verträgt sich diese nach ihrer Auffassung mit dem in Artikel 2 des Grundgesetzes verankerten Recht auf körperliche Unversehrtheit?

Die Anreicherung des Trinkwassers mit Fluoriden wird vor allem von deren Gegnern als Zwangsfluoridierung und damit Zwangsmedikation bezeichnet; dies gilt entsprechend bei anderen denkbaren Trägern für das Fluorid.

Wer eine solche Maßnahme beabsichtigt, muß unter anderem eine sehr sorgfältige Nutzen–Risiko–Abwägung vornehmen, bei der in diesem speziellen Falle noch besonders die Betroffenheit aller Bürger vor dem Hintergrund ihres grundrechtlich verbürgten Anspruchs auf körperliche Unversehrtheit einzubeziehen ist.

Die Bundesregierung ist der Ansicht, daß der derzeitige Sachstand dieser wissenschaftlichen Diskussion nicht ausreicht, um eine derartige Maßnahme zu begründen.

Die Ablehnung der Trinkwasserfluoridierung durch die Bundesregierung gibt Anlaß zur Hoffnung, daß in diesem Gremium auch noch die Kenntnis reift, daß gerade bei Kleinkindern die Spätschäden besonders gravierend sein können. Was für die Fluoride beim Trinkwasser gilt, gilt im Prinzip genauso für die Verabreichung von Fluoridtabletten.

Auszüge aus dem Schriftwechsel von Rudolf Ziegelbecker, Graz

Der in dieser Dokumentation mehrmals zitierte Ingenieur und Mathematiker Rudolf Ziegelbecker vom Institut für Umweltforschung am Forschungszentrum Graz ist einer der vehementesten Gegner der Fluoridierung und gefürchteter Experte auf diesem Gebiet.

Er hat es erreicht, daß in Kassel die Trinkwasserfluoridierung eingestellt wurde, da die Auswertungen nachweislich falsch waren. Weiterhin hat er erreicht, daß die Fluoridierung in Österreich eingestellt wurde. Wir drucken seinen Brief an die Ministerialrätin Dr. Sanden vom 27.9.83 ab, sein Schreiben an die Gesundheitsreferentenkonferenz vom 3.11.83, den Offenen Brief "Pfusch in Dissertationen an deutscher Universität" vom 3.2.84 und den "Aufruf zum Widerstand gegen die programmierte Fluor−Verseuchung".

Seine ausgezeichneten Kenntnisse und bisher nicht widerlegbaren Ausführungen über das Thema Fluoridierung sind den Befürwortern ein Dorn im Auge. Es wird daher keine Gelegenheit ausgelassen, Rudolf Ziegelbecker herabzusetzen. Dies wurde auf der IME−Tagung am 26.1.84 in Hamburg wieder einmal offenkundig. Das Symposium, das neueste Kenntnisse zum Thema "Fluoridierung" vermitteln sollte, wurde ausschließlich von Befürwortern geleitet. (Bericht s. S. 192).

Rudolf Ziegelbecker
c/o
Institut für Umweltforschung – Ifu, Elisabethstraße 11, A-8010 Graz

Frau
Ministerialrätin Dr. Sanden
Bayerisches Staatsministerium für
Arbeit und Sozialordnung
Winzererstraße 9
D-8000 München 40

Institut für Umweltforschung
am Forschungszentrum Graz
Institute for Environmental Research

Elisabethstraße 11
A-8010 Graz/Austria
Telefon 0316/36 0 30
36 4 50
36 9 72

Ihr Zeichen: Ihre Nachricht: Unser Zeichen:

Betrifft: Fluoridierung des Speisesalzes

Bearbeiter: Ziegelbecker
Durchwahl: 23
Graz, 27. Sept. 1983

Sehr geehrte Frau Dr. Sanden,

in den letzten Wochen wurde ich wiederholt von Bürgern der Bundesrepublik angerufen und angeschrieben und gebeten, angesichts der Vorgänge um die Einführung der Fluoridierung des Speisesalzes in der BRD als Kenner des Problems mit verschiedenen Stellen der BRD Verbindung aufzunehmen. Insbesondere soll die Arbeitsgemeinschaft Leitender Medizinalbeamter ihre Meinungsbildung in dieser Angelegenheit bisher auf sehr einseitige und sachlich auch unzutreffende Informationen abgestimmt haben.

So folge man besonders der zahnärztlichen Argumentation über die Nützlichkeit der Trinkwasserfluoridierung in Basel mit Kariesreduktionen von angeblich 50-60% durch diese Maßnahme, wobei alle anderen Faktoren nur von untergeordneter Bedeutung seien, und den Behauptungen über die angeblich hohe Effektivität der Fluoridierung des Speisesalzes.

Vor allem aber neige man dazu, die Meinungsbildung mehr nach den Kriterien "anerkannt" oder "nicht anerkannt" durchzuführen, wobei meistens "positive" Berichte im Sinne der Fluorbefürworter als "anerkannt" und kritische oder negative Ergebnisse als "nicht anerkannt" gewertet würden.

Ich glaube, daß bei solcher Vorgangsweise das Problem nicht gelöst und die Entscheidung in der Sache selbst nicht im Sinne der Verantwortung gegenüber der Bevölkerung begründet werden könnte.

Hinsichtlich der Fluoridierung des Speisesalzes gibt es weder in der Schweiz, noch in Ungarn und Columbien tragfähige Untersuchungen, die die Effektivität dieser Maßnahme schlüssig belegen könnten. Man hat im Gegenteil die Salzfluoridierung mit 90 mg/kg in der Schweiz jahrelang als recht erfolgreich dargestellt und nun die Erhöhung auf 250 mg/kg damit begründet, daß die Konzentration viel

Bankverbindung: Österreichisches Credit-Institut, Filiale Graz-Hauptplatz, Konto Nr. 156-44702-000, BLZ 13080 zu klein und daher wirkungslos gewesen sei.

Hinsichtlich der Trinkwasserfluoridierung kann ich darauf hinweisen, daß es für einen Nutzen dieser Maßnahme in Basel überhaupt keinen Beweis gibt. Für die Jahre vor Beginn der TWF (1962) und für die Jahre nach 1969 ist ein solcher mit Sicherheit auszuschließen und geht die tatsächlich vorhandene Kariesreduktion allein auf TWF-fremde Faktoren zurück. Für die Zwischenzeit von 1962 bis 1969 läßt sich dies nicht ganz so exakt trennen, aber nach allen Kriterien kann man auch hier mit hoher Wahrscheinlichkeit ausschließen, daß die TWF einen positiven Einfluß auf die Zahngesundheit gehabt hat.

An dieser Stelle möchte ich darauf hinweisen, daß ich bereits im Jahre 1974 im Basler Gesundheitsamt an einem Hearing zusammen u.a. mit den Fluorbefürwortern Prof. Marthaler, Prof. Maeglin, Dr. Büttner, und anderen teilgenommen habe.

Nach weiteren Recherchen hat dann das Basler Gesundheitsamt festgestellt, daß der Beweis der Nützlichkeit der Fluor-Prophylaxe nicht erbracht ist und der Regierung die Aussetzung der TWF in Basel vorgeschlagen.

Wenn die oben genannten Zahnärzte heute noch das Gegenteil behaupten, so halte ich das für eine ärztlich äußerst unverantwortliche Vorgangsweise und finde es als sehr bedauerlich, daß sich die Regierung dem Druck der Zahnärzte gebeugt und die Fluoridierung bis zur wissenschaftlichen Abklärung des Problems die Fluoridierung nicht ausgesetzt hat.

In Graz und in der Steiermark wurde die Fluortablettenaktion nach einem ähnlichen Hearing mit Befürwortern (u.a. der WHO-Experte Prof. König aus Holland, früher mit Marthaler ebenfalls in Zürich) und Kritikern auf Grund der schwerwiegenden Bedenken schon 1973 abgesetzt. Die Überprüfung der Kariesentwicklung bei den Grazer Schulkindern anhand der regelmäßig von 1946-1981 erhobenen Daten der Schulzahnklinik hat dann keinen positiven Effekt der Tablettenaktion ergeben. Während der Tablettenaktion war bei den Grazer Volksschülern ein Kariesanstieg, nach Absetzen der Tabletten ein deutlicher Kariesrückgang zu verzeichnen.

Es ist übrigens interessant, daß die Grazer Volksschüler nach Absetzen der Fluortabletten von 1975 bis 1980 praktisch die gleichen Kariesbefunde und den gleichen Kariesrückgang in fünf Jahren hatten wie die Basler Volksschüler von 1972 bis 1977 mitsamt der Trinkwasserfluoridierung und den umfangreichen Lokalapplikationen von Fluorid. Die Befunde waren zahlenmäßig praktisch austauschbar.

Wenn diese Dinge nicht bekannt sind, dann nicht zuletzt deshalb, weil eine objektive Berichterstattung in den zahnärztlichen und ärztlichen Medien heute als Folge zahlreicher Interventionen von zahnärztlicher Fluorbefürworterseite bei den Redaktionen und Herausgebern praktisch nicht möglich sind. Die Interventionen gehen ja sogar soweit, daß der Würzburger Zahnprofessor Naujoks vor einigen

Jahren die Fortsetzung meiner einschlägigen Forschungen durch Intervention bei Bundeskanzler Dr. Kreisky zu verhindern suchte.

In diesem Lichte sollte man wohl auch die wieder nur mit Fluorbefürwortern beschickten "Fluoridsymposien" am 21./22. April 1983 in Würzburg und anläßlich des Zahnärztekongresses (FDI) am 3./4./5. Oktober 1982 in Wien sehen.

Vielleicht ist in diesem Zusammenhang auch die Geschäftstätigkeit der FDI-Spitzenmanager nicht uninteressant, mit der sich das Landgericht Stuttgart anläßlich eines Prozesses unter Zahnärzten beschäftigen mußte und worüber in "Der Freie Zahnarzt" 3/1979 nachgelesen werden kann.

Zur Sache selbst möchte ich Sie noch auf meinen beigeschlossenen Offenen Brief an Lord Jauncey vom 17. August 1983 aufmerksam machen.

Im wesentlichen wird in diesem Offenen Brief anhand amtlicher und leicht zugänglicher Daten in überprüfbarer Weise dokumentiert, daß

1) die wissenschaftlichen und behördlichen Kontrollmechanismen bei Einführung und Empfehlung der Fluoridierungsmaßnahmen durch die Gesundheitsdienste offensichtlich versagt haben;

2) Fluorid und Zahnkaries nicht korreliert sind (weder natürlich vorhandenes noch künstlich zugesetztes) und die "Fluoridierungserfolge" als Grundlage der Fluoridierungsempfehlungen durch die Gesundheitsdienste in den maßgeblichen amerikanischen Fluoridierungsexperimenten im wesentlichen von den drei amerikanischen Zahngesundheitsbeamten DEAN, ARNOLD, und KNUTSON durch Datenmanipulation (ob bewußt oder unbewußt steht nicht zur Diskussion) herbeigeführt wurden;

Unglücklicherweise wurde der Zahnarzt KNUTSON 1957 auch zum WHO-Fluorexperten bestellt (Gutachten "Dental Effects of Fluoride" vom 1. August 1957, WHO/DH/11), nachdem er vorher als hoher Zahngesundheitsbeamter die Befassung der WHO mit diesem Thema betrieben hatte, und damit ein weiterer Kontrollmechanismus, der die Mängel der Daten und falschen Schlüsse schon damals hätte aufdecken können, ausgeschaltet.

3) kollektive Fluoridanwendung zu keiner Kostendämpfung führt, sondern von einem erheblichen Kostenanstieg auf dem Sektor Zahngesundheit begleitet wird;

4) kollektive Fluoridanwendung weder sicher noch nebenwirkungsfrei ist,

es bereits in der empfohlenen Dosis zur sichtbaren toxischen Nebenwirkung auf das Skelettsystem kommt (Zahnfluorose),

kollektive Fluoridanwendung sehr hoch mit der Krebstodesrate und der Leberzirrhose-Todesrate korreliert ist und dies zu extremer Vorsicht mahnt.

Einer Verdoppelung der fluoridierten Bevölkerung entspricht dabei eine
Vervierfachung der Zuwachsrate der altersadjustierten Krebstodesrate und
der Leberzirrhose-Todesrate (siehe S.21./22. meines Offenen Briefes, wobei
ich auch auf die bemerkenswerte Parallelität der beiden abhängigen Variablen
(Todesraten) aufmerksam machen möchte).

Erst vor wenigen Tagen kam über die Massenmedien die Meldung von einem besorgniserregenden Anstieg der Leberzirrhose in den USA und in England, die
in den USA bereits an die 4. Stelle der Todesursachen getreten sei. Auch aus
dieser Sicht sollte mein Diagramm im Offenen Brief vom 17. August 1983 nicht
einfach ad acta gelegt werden.

Weitere, im Offenen Brief noch nicht enthaltene Analysen umfangreicher Daten
nach anderen Analysenmethoden ermöglichen die Trennung des Fluorideinfluß (TWF)
vom Einfluß anderer Faktoren und zeigen einen direkten, höchstwahrscheinlich
kausalen Zusammenhang zwischen Fluorid und Krebstod. Danach ist im Falle einer
Neufluoridierung von 10.000 Einwohnern kurzfristig innerhalb weniger Monate
mit durchschnittlich etwa 3 zusätzlichen Krebstoten zu rechnen.

Ich glaube nicht, daß im Falle der Fluoridierung des Speisesalzes mit wesentlich
anderen Ergebnissen zu rechnen ist und wollte Ihnen dies entgegen den sonstigen
Gepflogenheiten schon vor der Veröffentlichung der sowohl hinsichtlich des Datenmaterials als auch hinsichtlich der Analysenverfahren überprüfbaren Analysen mitteilen, weil ich es mit meinem Gewissen nicht vereinbaren könnte, davon gewußt
und nichts gesagt zu haben.

Mit freundlichen Grüßen

R. Ziegelbecker
Rudolf Ziegelbecker

Anlage

Kopien an Bundesbürger

Antwort erbeten!

Ing. Rudolf Ziegelbecker
Peterstalstr. 29, 8042 Graz

Graz, 3. November 1983

An die
Gesundheitsreferentenkonferenz
am 16. November 1983 in Wien
Herrn
Landesrat Dr. Ernest BREZOVSZKY, Wien
Landesrat Rudolf GALLOB, Klagenfurt
Landesrat Dr. Fritz GREIDERER, Innsbruck
Landesrat Leo HABRINGER, Linz
Landesrat Gerhard HEIDINGER, Graz
Landesrat Prof.Kurt JUNGWIRTH, Graz
Landesrat Alfred MAYER, Bregenz
Landesrat Josef OBERKIRCHNER, Salzburg
Amtsf. Stadtrat Univ.Prof.Dr.Alois STACHER, Wien
Landesrat Karl STIX, Eisenstadt

Sehr geehrte Herren,

nach wie vor werden in den meisten Bundesländern Fluortabletten in Schulen, Kindergärten und Mütterberatungen verteilt und Lehrer auf dem Dienstweg zu dieser ungesetzlichen und unkontrollierbaren Medikation gezwungen.

Allein im letzten Jahrzehnt dürfte der öffentlichen Hand aus dieser Medikation ein Schaden von mehreren hundert Millionen Schilling erwachsen sein und sind Kinder durch diese für die Zahngesundheit ohne Zweifel nutzlose und den Körper schädliche Medikation gefährdet worden.

Mindestens ein Todesopfer (Kind eines Lehrerehepaares), ein Selbstmordversuch in der Schule (Hauptschülerin), und zahlreiche Unfälle (lt. Vergiftungsinformationszentrale 2 bis 3 pro Woche) mit Fluortabletten waren zu beklagen.

Dies alles unter der irrigen und wissenschaftlich in keiner Weise begründeten Annahme, daß die Fluormedikation für die Zahngesundheit von hohem Nutzen und ansonsten völlig unschädlich sei.

Dem Obersten Sanitätsrat mache ich in diesem Zusammenhang zum Vorwurf, als beratendes Organ des Bundesministers falsche Gutachten erstellt und den Minister wie auch die Öffentlichkeit unrichtig informiert zu haben.

Es ist bezeichnend, daß er in der Vergangenheit immer wieder Fluorempfehlungen abgegeben hat, aber beim Hearing am 16. März 1983 auf die Frage des Statistikers Univ.Prof.Dr. Gölles, einige seriöse Arbeiten zu nennen, welche die Wirksamkeit der Fluoridierungsmaßnahmen bestätigen könnten, keine einzige Arbeit nennen konnte, obwohl kompetente Gutachter des OSR anwesend waren.

- 2 -

Ebenso halte ich dem Gesundheitsministerium und insbesondere dem zuständigen Sachbearbeiter Dr. Schedy vor, in Überschreitung des ihm eingeräumten Ermessensspielraumes wichtige, den Fluorbefürwortern nicht genehme Fakten zu ignorieren und den Minister unvollständig bzw. unrichtig zu informieren.

Persönlich fühle ich mich getäuscht, weil ich als Elternteil meinen drei Kindern auf Grund der falschen Behauptungen der Sanitätsbehörden ebenfalls jahrelang gutgläubig Fluortabletten verabreichen ließ, wobei die Diskussion um die Wirksamkeit der Fluortablettenaktion in Österreich in Zahnärztekreisen schon seit 1963/64 im Gange war, aber dann unterdrückt wurde, wie ich nachträglich feststellen mußte.

Schon damals war klar, daß weder in Wien noch in Linz ein positiver Einfluß der Fluortabletten auf die Zahngesundheit feststellbar war und der vom Wiener Fluorbefürworter Dr. Binder behauptete "Hemmeffekt" von 38,19% in Wien einwandfrei aus einem statistischen Artefakt durch Datenselektion resultierte.

Würden die Eltern wahrheitsgemäß informiert worden sein, hätten sie wohl kaum einer Beteiligung ihrer Kinder an dieser zweifelhaften Medikation zugestimmt.

In diesem Zusammenhang möchte ich auch ausdrücklich darauf hinweisen, daß sich der Dachverband der Elternvereine an den öffentlichen Pflichtschulen in seiner Vorstandssitzung vom 4. Dezember 1982 bereits einstimmig gegen die unkontrollierte Verteilung von Medikamenten wie Fluortabletten zur Kariesbekämpfung durch Nichtmediziner wie z.B. Lehrer an den Schulen ausgesprochen und die Vollversammlung der Elternvereine an den öffentlichen Pflichtschulen am 11. Juni 1983 diesen Beschluß bestätigt hat.

Es ist mir unverständlich, warum der Fluor-Lobby noch immer ermöglicht wird, den Willen der Elternvertreter in diesen wichtigen Belangen nicht zu beachten.

Als ausgesprochen skandalös und mit der österreichischen Bundesverfassung nicht in Einklang stehend empfinde ich die Versuche von Sanitätsbeamten und zahnärztlichen Standesvertretern, meine eigene Forschungstätigkeit auf dem einschlägigen Gebiet zu verhindern und die ihnen nicht genehmen Ergebnisse im In- und Ausland abzuwerten.

Wäre den Betreffenden wirklich nur die Gesundheit der Kinder am Herzen gelegen, wie sie vorgeben, so müssten sie ja an einer wissenschaftlichen Klärung dieser seit Jahrzehnten umstrittenen Sache geradezu interessiert sein und jeden Schritt dazu unterstützen, statt sie zu verhindern und die Kritiker zu diffamieren suchen.

Auf die Frage des ELTERNKOMITEE GEGEN FLUORMISSBRAUCH an den Herrn Bundespräsidenten, ob gewisse Vorgänge und Verhaltensweisen rund um die vom Wiener Schulzahnarzt, Ministeriums- und Firmenberater sowie "anerkannten" "Fluor-Experten" Dr. Binder aufgezogene Fluortablettenaktion noch gesetzes- und verfassungskonform waren und sind, sprach der Herr Bundespräsident in seinem persönlichen Antwortschreiben bereits von einem "fast an die Grenze der Strafbarkeit herankommenden Verhalten" und ließ die Zweckmäßigkeit einer Untersuchung durchblicken.

Ich ersuche Sie daher, eine Überprüfung der Angelegenheit durch die Staatsanwaltschaft anzuregen.

Sicher hat im Vordergrund das Wohl der Kinder und Bevölkerung zu stehen und nicht das Prestige von ein paar Sanitätsräten, Sanitätsdirektoren, Gesundheitsbeamten und Standesvertretern.

("Wir haben alle Bauchweh bei dieser Sache, aber wir können doch nicht zugeben, daß wir 25 Jahre lang einen Blödsinn gemacht haben", so kürzlich ein hoher Sanitätsbeamter des Gesundheitsministeriums)

Angesichts der schwerwiegenden sachlichen Bedenken und der unseriösen Werbemethoden, auf die ich noch zu sprechen komme, ersuche ich daher Sie als verantwortliche Politiker, die Fluortablettenaktion in Schulen, Kindergärten und Mütterberatungen unter Hinweis auf die anstehenden Bedenken in ganz Österreich mit sofortiger Wirkung einzustellen.

Nur so kann der fortgesetzten Irreführung der Eltern, Lehrer und Kinder (und sogar der Ärzteschaft durch einseitige und falsche Information) über Nutzen und Gefahrlosigkeit dieser Medikation ein Ende gesetzt und die Bevölkerung vor weiteren Schäden bewahrt werden.

Den Kindern erwächst aus der sofortigen Absetzung der Fluortabletten keinerlei Schaden, wie die 10jährigen Erfahrungen in der Steiermark (seit 1973) gezeigt haben.

Im Gegenteil, von den Kindern wurde die Unfallgefahr, die Erziehung zu Tablettenschluckern, und die Ablenkung durch die Medikation von kausaler Kariesvorsorge genommen und bezüglich der Kariesentwicklung ergaben die Untersuchungen bei den Grazer Schulkindern ohnehin eine Kariesdrunahme während der Fluortablettenaktion und eine Kariesabnahme nach Absetzen der Tabletten.

(Es gibt auch international kein wissenschaftlich stichhaltiges Experiment, aus dem irgendwelche Nachteile für die Kinder durch das Absetzen der Fluormedikation ersichtlich wären.)

Fest steht ferner, daß auch die Weltgesundheitsorganisation (WHO) von einer
international organisierten zahnärztlichen Fluor-Lobby falsch beraten wurde
und ihre Fluorempfehlungen, die auf falschen Berichten (z.B. über nicht existente
Erfolge der Tablettenaktion aus Österreich) und Schlußfolgerungen beruhen,
wissenschaftlich nicht haltbar sind.

In diesem Zusammenhang sind auch gewisse Feststellungen des Landgerichtes Stuttgart über die Geschäftstätigkeit von Spitzenmanagern der FDI, des die WHO beratenden Zahnärztevereins, und Untersuchungen betreffend die vom früheren FDI-Präsidenten Dr. Braun mitbegründeten und in Konkurs gegangenen pro medici Gesellschaften nicht ganz uninteressant.

Der Hinweis auf die tatsächlich anstehenden Bedenken anstatt einer Zuflucht zu "wirtschaftlichen Schwierigkeiten" erscheint mir notwendig, um einer Fortsetzung der unseriösen Werbung, auf die ich jetzt zu sprechen komme, einen Riegel vorzuschieben.

Nachstehend führe ich einige Beispiele unseriöser Fluorwerbung in Österreich an:

1) Ohne jede Untersuchung und obwohl weder aus Wien, Linz, Salzburg und Graz irgendwelche Beweise für einen karieshemmenden Einfluß der Fluortablettenaktion vorlagen - die betreffenden Experimente geben in keiner der genannten Städte irgend einen Hinweis und noch viel weniger einen Nachweis einer positiven Fluortabletten-Wirkung - gab der Oberste Sanitätsrat (OSR) ein Gutachten mit der (unbegründeten) Behauptung ab, in Österreich hätte sich die Fluoridzufuhr in Tablettenform bewährt.

("Wir mußten das machen, um den Ziegelbecker zum Schweigen zu bringen", so ein Mitglied des Obersten Sanitätsrates)

Diese OSR-Empfehlung wurde in der Folge werbemäßig entsprechend ausgeschlachtet, wobei insbesondere zu nennen sind

- die Österreichische Arbeitsgemeinschaft für Volksgesundheit (ÖAV), deren Präsident gleichzeitig der OSR-Präsident ist und deren Sektion Jugendzahnpflege vom Wiener Schulzahnarzt und Fluorbefürworter Dr. Binder geleitet wird,
- der Verein Österreichische Gesellschaft für Zahnhygiene (ÖGZ), der die Fluorpropaganda der ÖAV in erheblichem Maße finanziert und deren Vorsitzender der Fluortablettenhersteller und GEBRO-Direktor Otto Broschek war (bis zu seinem Tode vor ein paar Jahren, jetzt ist es der Leiter der wissenschaftlichen Abteilung der GEBRO, Dr. Pesendorfer),
- und die Firmenvertreter der Firma GEBRO, die in der von Dr. Binder aufgezogenen Organisation die Fluortablettenaktion in den Schulen "überwachten",

Schuldirektoren, Lehrer und Schüler während des Unterrichts kontrollierten, rügten und gar manchem Direktor und Lehrer zu disziplinären Beanstandungen durch die Schulbehörden verhalfen.

Eingeschult wurden diese Firmenvertreter der Tablettenfirma GEBRO bezeichnenderweise vom Wiener Gesundheitsbeamten Dr. Binder selbst, oft im Werk der GEBRO in Fieberbrunn in Tirol.

Finanziert wurde die Fluorwerbung der Österr. Arbeitsgemeinschaft für Volksgesundheit (ÖAV) weitgehend über die von den einschlägigen Firmen getragene Österr. Gesellschaft für Zahnhygiene (ÖGZ), welche laut Dr. Binder "immer wieder hilfreich unter die Arme griff, wenn es galt, Erziehungsmaterial herzustellen, finanzielle Lücken für Fachtagungen abzudecken, Werbespots für Rundfunk und Presse zu finanzieren und vieles andere mehr".

Während die Finanzierung der Fluortablettenaktion an die GEBRO oft auf recht verschlungenen und für die Öffentlichkeit kaum durchschaubaren Wegen durch die öffentliche Hand erfolgte, ließen sich die Zahnpastenfirmen eine Förderung des Zahnpastenabsatzes über die "Zahnbeutelaktion" der ÖGZ aus der öffentlichen Hand, welche die Hälfte zahlte, mitfinanzieren. Irgendeinen Nachweis für den Nutzen dieser Werbeaktion bei den Erstklasslern gibt es allerdings bis heute nicht.   Sitz der ÖGZ: eine Wiener Werbeagentur.

2) Ein weiteres Musterbeispiel hochgradig irreführender Fluorwerbung bietet der kostspielig aufgemachte und weit gestreute Werbeprospekt "Zahngesundheit aktuell 1/1974" der ÖAV, der u.a. auch an alle Schulen und Sanitätsbehörden ging und heute noch als angeblicher Nachweis für den Nutzen der Fluortablettenaktion herangezogen wird und vom Gesundheitsministerium finanziert wurde.

In diesem Werbeprospekt wurde von Dr. Binder unrichtig behauptet, eine Fluortablettenstudie an Schweizer Schulkindern hätte die hohe karieshemmende Effektivität der Fluortabletten (übrigens ein Schweizer Lizenzprodukt) von rund 45% ergeben, obwohl ihm die Unrichtigkeit dieser Behauptung schon aus der von Landesrat Jungwirth 1973 durchgeführten Fluor-Enquete bekannt war.

Diese Schweizer Tablettenstudie, bei der weder Anfangs- noch Zwischenbefunde erhoben wurden und keinerlei Vergleichsmöglichkeiten zwischen Fluor- und Kontrollgruppen bestanden, weil einfach die Voraussetzungen dazu fehlten, und bei der nachweisbar ist, daß die "Kariesreduktionen" durch Auswahl von Kindern aus 4 Orten unter 50 Orten mit bereits bekannten Kariesbefunden herbeigeführt und sogar wichtige Schlüsse aus der Milchzahnkaries von ein paar 6- und 7jährigen Kindern auf die Karies von ganz anderen Kindern im bleibenden Gebiß gezogen wurden, kann wohl von niemandem wissenschaftlich ernst genommen werden.

Trotzdem ließ Herr Dr. Binder seinen irreführenden werbewirksamen Prospekt von drei Ministern und drei Zahnklinikvorständen, vom ÖAV- (OSR-) Präsidenten, und von namhaften Vertretern der Sozialversicherungsträger, Ärzte- und Zahnärzteschaft unterschreiben.

Die Fragwürdigkeit solcher Vorgangsweise wird deutlich, wenn man dazu die vernichtende Kritik an der Schweizer Fluortablettenstudie durch zahlreiche namhafte Wissenschaftler und Fachleute verschiedener Disziplinen gegenübergestellt (siehe beiliegendes Verzeichnis, die Stellungnahmen selbst machen rund 40 Seiten aus).

Es wäre meines Erachtens Aufgabe der Sanitätsdirektionen gewesen, denen dieser Sachverhalt bekannt ist, die irreführende Darstellung des Herrn Dr. Binder über den "Fluortabletten-Erfolg" zu berichtigen oder den Prospekt überhaupt aus den Schulen abziehen zu lassen.

Als die Zusammenhänge und Tätigkeiten der Firmenvertreter in den Schulen öffentlich bekannt wurden, wurde (wohl zur Tarnung) ein neuer Verein Arbeitsgemeinschaft für Zahngesundheitserziehung (AGZ) gegründet, über den nun die Fluorwerbung läuft und in dem wieder praktisch dieselben Leute und Organisationen vertreten und tätig sind.

Vorsitzender der AGZ ist nun der österreichische Zahnärztechef und FDI-Vertreter Dr. Bantleon und geschäftsführender Vorsitzender wieder der Wiener Gesundheitsbeamte Dr. Binder.

Finanziert wird die AGZ wieder hauptsächlich von der pharmazeutischen und Zahnpflegemittel erzeugenden Industrie, die gute Zusammenarbeit mit der ÖAV (Dr. Binder) und ÖGZ (GEBRO, übrigens teilweise in Schweizer Besitz) ist weiter gegeben, teilweise finanziert auch das Gesundheitsministerium mit.

In den vergangenen Jahren hat die AGZ unter der Verantwortung von Dr. Binder eine ganze Reihe von kostspieligen Fluor-Werbeschriften an Schulen, Schul- und Sanitätsbehörden, Ärzte- und Dentistenkreise u.a.m. mit unzutreffenden Behauptungen und irreführenden Inhalts verschickt.

Ich möchte davon nur eine einzige herausgreifen, weil sie von einer ungeheuren Verantwortungslosigkeit zeugt und man keinesfalls daran vorbeigehen kann.

3) In dieser Werbeschrift der AGZ (Vorsitz Dr. Bantleon, f.d. Inhalt verantw. Dr. Binder) wird völlig unrichtig behauptet, ein Forscherteam des Forschungszentrum Seibersdorf habe (an 6 alten, kranken Frauen) den "Nachweis der Unschädlichkeit der Natriumfluorid-Anwendung in der Medizin" erbracht. (Natriumfluorid ist der Wirkstoff der Zymafluortabletten)

- 7 -

Diese Behauptung stellt geradezu eine vorsätzliche gemeingefährliche Irreführung der Schulbehörden, Lehrerschaft, Ärzte und Öffentlichkeit dar.

Auf meine Anfrage hat sich das Seibersdorfer Forscherteam, welches keine Kenntnis von dieser Aussendung der AGZ hatte und sichtlich mißbraucht worden war, heftig von dieser "unverantwortlichen und unwissenschaftlichen Darstellung in dem Jubelblatt über die Kariesprophylaxe" distanziert und darauf hingewiesen, daß es schon auf Grund früherer Untersuchungen gegenteiliger Meinung sei.

Auch auf dem Beipackzettel zu dem getesteten Natriumfluorid-Präparat gibt die Herstellerfirma GEBRO selbst zahlreiche Kontraindikationen, Nebenwirkungen und Vorsichtsmaßnahmen an.

Die skandalöse Aussendung der AGZ erfolgte, obwohl auch die Weltgesundheitsorganisation (WHO) die tödliche Dosis für Fluorid mit nur 6 - 9 mg/kg Körpergewicht angibt (d.h. ein 10 kg schweres Kind kann bereits durch nur 0,06 g (sechs hundertstel Gramm Fluorid) zu Tode kommen) und obwohl erst wenige Jahre zuvor ein österreichisches Kind durch Vergiftung mit Natriumfluorid (Zymafluortabletten) an einer Dosis, die man für ungefährlich gehalten hatte, obwohl sie über der von der WHO als tödlich angegebenen Dosis lag, starb.

Der Bundesgesundheitsrat der BRD hat erst am 12. Oktober 1983 in Zusammenhang mit der Enthärtung von Trinkwasser festgestellt, daß dabei über Ionenaustauscher dem Trinkwasser größere Mengen unerwünschten Natriums zugeführt werden, "die besonders Säuglinge gefährden können".

Bei uns gibt man im Rahmen der Fluoraktion schon Säuglingen zusätzlich Natrium-Fluorid, obwohl man weiß, daß es nutzlos für die Zahngesundheit der Säuglinge ist, nur um die Fluoridierung "lückenlos" ab Geburt durchzuführen und Eltern wie Kinder daran zu gewöhnen.

Ich ersuche Sie, untersuchen zu lassen, wie es möglich ist, daß derart skandalöse, irreführende und gemeingefährliche, jeder ärztlichen Ethik widersprechende Aussendungen der AGZ mit Unterstützung des Gesundheits- und Unterrichtsministeriums und ohne Beanstandung durch die verantwortlichen Schulärzte und Sanitätsdirektionen als Aufklärungs- und Informationsmaterial an die Schulen gelangen können, ohne daß sie sofort berichtigt oder eingezogen werden.

Im Zusammenhang mit diesen Vorgängen und engen Verflechtungen erhebt sich die Frage, ob bei dieser skandalösen Fluorsache neben dem Prestige von ein paar Ärzten und Beamten nicht auch Korruption im Spiele ist, um das Fluorgeschäft zu retten.

Abschließend möchte ich noch auf wichtige Sachverhalte hinweisen, wonach sich aus überprüfbaren amtlichen Daten zweifelsfrei ergibt, daß

1. schon die seinerzeitigen amerikanischen "Fluoridierungserfolge", auf die sich die amerikanischen und internationalen einschließlich der österreichischen Fluorempfehlungen stützen, von amerikanischen Zahngesundheitsbeamten (einer davon war später WHO-Fluor-Experte) durch Datenmanipulation herbeigeführt wurden und nicht existieren,

2. die Zahngesundheitskosten mit zunehmender Fluoridierung der Bevölkerung nicht sinken, sondern steigen (keine Kostendämpfung),

3. toxische Nebenwirkungen und Schäden am Skelettsystem (Zahnfluorose) schon bei den empfohlenen Dosen auftreten; im Skelett kommt es auch zu einer Abnahme des Citratgehaltes bei Zunahme des Fluoridgehaltes; Fluorose ist als Berufskrankheit anerkannt und bereits 1937 wurde bei Zahnuntersuchungen an berufsmäßig Fluor-exponierten Arbeitern die größte Fluor-Menge in den am stärksten kariösen Zähnen gefunden;

   Außerdem ist die Gesamtfluoraufnahme aus der Umwelt in der Regel unbekannt und unkontrollierbar. So kommt es z.B. in Salzburg im nördlichen Flachgau in der Umgebung des Kraftwerkes Riedersbach I und in Lend in der Umgebung der Aluminiumfabrik zu erheblichen zusätzlichen Fluorbelastungen und trotzdem müssen die Lehrer über Betreiben des Landesschulrates weiter Fluortabletten an Kinder ausgeben, was wohl auch eine Folge der unverantwortlichen Fehlinformationen sein dürfte, die an die Schulen gelangten.

4. Fluorid mit der Krebs- und Leberzirrhosetodesrate sehr hoch korreliert ist, was zu außerordentlicher Vorsicht mahnt.

   Bei einer Verdoppelung der fluoridierten Bevölkerung vervierfacht sich dabei der Zuwachs der altersgewichteten Krebstodesrate und der Leberzirrhosetodesrate.

   Neueste, noch unpublizierte Untersuchungen anhand umfangreicher amtlicher Daten zeigen einen direkten Zusammenhang zwischen Fluorid und Krebs, wobei auf 10.000 neu fluoridierte Leute kurzfristig zusätzlich ca. 3 Tote entfallen.

Ergänzend lege ich meinen Offenen Brief vom 17. August 1983 an Lord Jauncey bei. Der bisher beobachtete Solidarisierungsprozeß der Ärzte, wie er lt. dem Strafrechtler Univ.-Prof.Dr. Schick häufig eintritt, wenn in der Öffentlichkeit über ärztliche Behandlungsfehler (auch die Fluormedikation läßt sich als solcher sehen) diskutiert wird, sollte meines Erachtens *einer sofortigen Absetzung der Fluortablettenaktion in ganz Österreich und einer rückhaltlosen Information der Öffentlichkeit über die wahren Gründe* in keiner Weise hinderlich sein.

Mit freundlichen Grüßen

Rudolf Ziegelbecker

Anlagen

PS: In Baden-Württemberg wurde die Fluortablettenaktion kürzlich eingestellt, ebenso in den über 100 Kindergärten des Landescaritasverbandes Oldenburg.
/5
/6 Der Deutsche Verbraucher-Schutzverband hat sich massiv gegen jede Fluormedikation ausgesproch

Eine der Alternativen in der Gesundheitspolitik heißt:
Weniger unseriöse Werbung, mehr Anständigkeit und Ethik in Medizin und Zahnmedizin, mehr Verlangen nach Glaubwürdigkeit und Wahrheitsliebe in der Forschung!

Graz, 3.2.1984

Sehr geehrte Damen und Herren,
Politiker und Beamte, Professoren und Naturwissenschaftler, Ärzte und Juristen, Journalisten und an der Volksgesundheit Interessierte!

Anbei erhalten Sie den

Offener Brief

Pfusch in Dissertationen an deutscher Universität?

(Philipps–Universität Marburg)

Gefahr für Objektivität der Rechtsprechung und Rechtsmedizin?

zum "Fall Dr. OEPEN" zu Ihrer Kenntnis und gefälligen Verwendung.

Statistik ist eine nicht ganz einfache Disziplin der Mathematik. Korrekte Versuchsbedingungen und gültige Schlüsse in naturwissenschaftlichen Experimenten zählen zu den großen Problemen, mit denen sich Naturwissenschaftler laufend herumschlagen müssen.

Entwickeln deshalb Zahnärzte eine solche Vorliebe für Statistiken und Experimente, die sie haufenweise über die Fluoridwirkungen produzieren und publizieren?

Würden Sie in Zukunft die Zähne vom Statistiker reparieren und die Statistiken vom Zahnarzt machen lassen?

Würden Sie in Zukunft Ihre Schuhe vom Schneider und Ihre Kleider vom Schuhmacher anfertigen lassen?

Wenn Sie beide Fragen mit "Ja" beantworten können, dann legen Sie den "Offenen Brief" getrost beiseite und huldigen der "Fluorid–Prophylaxe". Dann treten Sie vielleicht auch "für die Einschränkung der Pressefreiheit" ein und vergleichen Natriumfluorid mit Kochsalz, weil Sie meinen, beides sei gleich harmlos.

Die Weltgesundheitsorganisation gibt für Fluorid eine tödliche Dosis von 6–9 Milligramm pro kg Körpergewicht an! Sind Medikamente dieser Art "harmlos"?

DIENSTAG, 14. MÄRZ 1978

Kind starb an Fluortabletten Arzt wurde freigesprochen

Linz (DÖN–) Daß alle an Mädchen und Buben in heimischen Kindergärten und Schulen als harmlose "Zahnzuckerl" verteilten Zyma–Fluortabletten gegen Karies in größeren Mengen gefährlich sind, daß dies bisher sogar Experten der Wiener Vergiftungsinformationszentrale für möglich gehalten hatten, zeigte sich gestern bei einer Verhandlung im Linzer Landesgericht:

... "Er sagte, ich solle dem Daniel eine lauwarme Kochsalzlösung zum Trinken geben und dann in seine Ordination kommen", erklärte gestern Elisabeth mit Tränen im Gesicht.

... Er konnte nicht verhindern, daß das Kind noch am Abend des selben Tages bewußtlos zusammenbrach und an einer vom Natriumfluorid verursachten Atemlähmung starb". (Gerichtsmediziner Dr. Jarosch).

4. Juni 1982

Fluor tötete schon 3 Millionen Bienen

SAMSTAG, 24. MAI 1980

13jährige wollte sich mit 300 Fluortabletten vergiften

Hellmomsödt. In einem Blitzeinsatz brachte Freitag nachmittag ein Rettungswagen des Roten Kreuzes Kirchschlag eine lebensmüde Hauptschülerin ins Kinderkrankenhaus nach Linz. Die Rettung war von der Direktion der Hauptschule Hellmomsödt alarmiert worden, weil eine 13jährige Schülerin in Selbstmordabsicht 300 Fluortabletten geschluckt hatte. Beim Eintreffen in Spital war die Schülerin nicht mehr ansprechbar. Ein Motiv für die Vergiftungstat des Mädchens war daher gestern noch nicht bekannt.

Offener Brief

An den
Rektor der Philipps-Universität   Graz, 31. Jänner 1984
Marburg (Lahn)

D-3550 Marburg a. d. Lahn   EINSCHREIBEN!

Betrifft: Pfusch in Dissertationen an deutscher Universität?
           (Philipps-Universität Marburg/Lahn)
           Gefahr für Objektivität der Rechtssprechung und Rechtsmedizin?

Magnifizenz!

In Dissertationen an Ihrer Universität scheint es zur Tradition geworden, bei der Behandlung der "Kariesprophylaxe mit Fluoriden" Wunschbilder an Stelle wissenschaftlich fundierter Ergebnisse zu erhalten.

Wir empfinden beim Studium dieser Arbeiten einen schmerzlichen Vertrauensschwund in die akademische Forschung und Lehre und in die deutsche Kultur und fühlen eine stumme Beleidigung all jener, die ihr Doktorat auf andere Art erworben haben.

Unser Vorwurf gilt dabei weniger den betreffenden Studenten als vielmehr den Professoren, die dabei Pate gestanden sind.

I.

In den Jahren 1954, 1956, 1958, 1961 und 1962 wurden an Ihrer Universität fünf Doktorarbeiten über das Trinkwasserfluoridierungsexperiment von Kassel gemacht.

In der sechsten Doktorarbeit (Barbara Ripke, 1969) wurde, abgesehen von anderen gravierenden Mängeln, festgestellt, daß die karieshemmende Wirksamkeit und medizinische Unbedenklichkeit des Fluoridzusatzes zum Trinkwasser in Kasel an Kindern festgestellt worden war, von denen ein Großteil gar kein fluoridiertes Trinkwasser erhalten hatte, und die fünf Doktorarbeiten deshalb fehlerhaft waren.

Aber auch diese sechste Doktorarbeit weist gravierende Mängel auf. Der Einfachheit halber wollen wir nur den am leichtesten verständlichen (statistischen) Mangel der zu kleinen Zahlen und der fehlenden Vergleichbarkeit erwähnen.

Frau Ripke untersuchte darin die Zähne von 14, 16, 2, 2, 4, 5, 10, 8, 4, 4, 3, 4- bis 14jährigen Kindern in Spanien (Rollan) mit natürlich erhöhtem Fluoridgehalt im Trinkwasser und verglich diese Befunde mit denen von 2, 3, 5, 15, 8, 23, 10, 8, 10, 11, 9 Kindern in der "Fluorgruppe" (Kassel-Wahlershausen) und mit denen von 2, 3, 3, 28, 5, 37, 34, 7, 10,

5, 9 Kindern der gleichen Altersstufen in der "Kontrollgruppe" (Kassel), wobei keine Zufallsauswahlen vorlagen.

Aus den Kariesdifferenzen bei diesen paar Kindern zog sie den Schluß, daß Fluorid im Trinkwasser die Zahnkaries um 2/3 reduziert. Außerdem sei Fluorid unschädlich.

Ein weiterer Kommentar dazu erübrigt sich. Bermerkt sei lediglich, daß die Trinkwasserfluoridierung in Kassel auf die Veröffentlichungen eines der Unterzeichnenden (R. Ziegelbecker, Graz) hin am 31.3.1971 eingestellt wurde.

Am 19. August 1983 wurde vom Fachbereich Humanmedizin der Universität Marburg eine am Institut für Rechtsmedizin der Universität Marburg durchgeführte Inaugural-Dissertation des Zahnarztes Rüdiger Landgrafe mit dem Thema
    "Zur Kariesprophylaxe mit Fluoriden. Ein Beispiel für die
    Effektivität pseudowissenschaftlicher Argumentation"
angenommen.

Gegen diese Dissertation nehmen sich die vorerwähnten sechs Dissertationen über die Trinkwasserfluoridierung in Kassel wohl noch als wissenschaftliche Glanzleistung aus und zeigen immerhin beachtliches redliches Bemühen.

Die Dissertation des Zahnarztes Rüdiger Landgrafe reflektiert jedoch nach Inhalt und Geisteshaltung selbst den Untertitel seiner eigenen Dissertation und wir empfinden sie als Musterbeispiel pseudowissenschaftlicher Argumentation von beachtlicher Effektivität, indem er dafür den Doktorgrad der Zahnheilkunde erlangte.

Die Geisteshaltung dieser Dissertation spiegelt sich nicht nur in der einseitigen und unwissenschaftlichen Aufbereitung der Fluorliteratur, sondern bricht auf S.73 unverblümt durch, wenn der Zahnarzt Rüdiger Landgrafe unter Berufung auf seine Betreuerin und Referentin, Frau Prof. Dr. med. I. Oepen, schreibt:

"... so ist zu diskutieren, ob die Pressefreiheit auf medizinischem Gebiet zum Schutz der Patienten nicht eingeschränkt werden sollte,...

... Vor allem sollten Standesorganisationen und Fachpresse in ihren Organen keine Beiträge mit irreführenden oder bewußt falschen Ausführungen zum Druck annehmen, wie es leider immer wieder, besonders auf dem Gebiet der Zelltherapie, der Schlankheitsmittel, der Fluoridprophylaxe u.a., geschehen ist (s. 3.3)."

Wir halten dem die Stellungnahme des früheren 1. Vorsitzenden der Gesellschaft Deutscher Naturforscher und Ärzte, Univ.-Prof.Dipl.-Ing. Dr. DDr. h.c. Otto Kratky, vom 25. November 1981 in Zusammenhang mit einer Veröffentlichung zur Fluoridierung entgegen:

"Es liegt im Wesen der Naturwissenschaft, zu der auch die Medizin gehört, daß man einer Meinung auch entgegentreten darf, wenn sie bisher allgemein akzeptiert wurde. Der gegenteilige Standpunkt wäre extrem fortschrittshemmend. Man könnte leicht aus dem Bereich

der Medizin berühmte Beispiele aufzählen, wo die - oft von
medizinischen Päpsten angeführten - Widerstände gegen die Richtigstellung zu dramatischen Auseinandersetzungen zu Lasten der Patienten
geführt haben.

Wie immer, man soll eine belegte Meinung, auch wenn sie dem gestern
erzielten Übereinkommen widerspricht, nicht um des Friedens willen
unterdrücken."

Wenn schon Zensur auf medizinischem Gebiet, sollte man da nicht gleich
bei der Dissertation des Herrn Landgrafe selbst beginnen oder bei den
von ihm angerufenen Zensoren, wie z. B. bei seiner Standesorganisation,
dem Bundesverband Deutscher Zahnärzte e.V. und treibenden Fluorbefürworterorganisation in der BRD, und dessen Referentenbrief 13/1975 vom
2. September 1975, mit dem die vom BDZ verbreitete Kurzzusammenfassung
der Erwiderung auf die am häufigsten vorgebrachten Argumente gegen
die Trinkwasserfluoridierung den Zahnärztefunktionären überreicht wurde?

Zu diesen "Argumenten zur Trinkwasserfluoridierung" des Bundesverbandes
der Deutschen Zahnärzte e.V. - Arbeitsgemeinschaft der Zahnärztekammern,
schrieb der angesehene deutsche Gelehrte Prof. Dr. Rudolf Gunzert,
Direktor des Instituts für Sozialforschung an der Johann-Wolfgang-
Goethe-Universität in Frankfurt, mit der Professur "Statistische Methoden
der empirischen Sozialforschung" und Langjähriges persönliches
ordentliches Mitglied des Internationalen Statistischen
Instituts, der unseres Wissens auch statistische Berechnungen für den
französischen Medizin-Nobelpreisträger Monod durchgeführt hat, am
16. September 1975 u.a.:

"... Die hier vertretene Wissenschaftslogik entspricht dem Stand
nach Ausgang des Mittelalters. ....

... Ihre Aussage ist zweifelsfrei ein Rückschritt hinter Kepler,
Galilei, Newton usw. Im übrigen empfehle ich dringend, daß die
Verfasser dieses fraglichen Papieres sich mit den Grundlagen der
zeitgenössischen Wissenschaftstheorie und Wissenschaftslogik befassen.
Ich empfinde es als peinlich, wenn sich eine akademische Standesorganisation schlechthin lächerlich macht."

Peinlich, daß sich der Doktorand Rüdiger Landgrafe auf S. 32 auf eine
"Zusammenstellung irriger Meinungen und Argumente der 'Fluorgegner'
zur Verwendung von Fluoriden in umfassenden Prophylaxemaßnahmen" des
deutschen Fluor-Propagandisten H.-J. Schmidt, einem Sammelsurium
unverdauter, widersprüchlicher Zitate und Zitatfetzen und wissenschaftlich
unaufbereiteter und unverarbeiteter Publikationen, von denen die von
Prof. Gunzert kritisierten 'Argumente zur Trinkwasserfluoridierung'
des BDZ ein kurzgefaßter Abklatsch sind, beruft.

Noch peinlicher, daß sich der Doktorand Rüdiger Landgrafe auf S. 22
seiner "Beweisführung" über die angebliche Nützlichkeit und Unschädlichkeit der Trinkwasserfluoridierung auf die "Empfehlungen" von "über
100 Gremien in aller Welt" beruft, unter denen sich Reiseversicherungen,
die amerikanische Legion, die US-Handelskammer, Unfall-und Lebensversicherungen, Gemeindejuristen, Institute der Konserven-, Bäcker-,
Brauerei-Industrien usw. befinden.

An der Spitze der aufgezählten deutschen Gremien, die die Fluoridierung
befürworten, finden sich immer wieder dieselben, wenigen fluorbefürwortenden Zahnärzte.

Allen voran der von Rüdiger Landgrafe auf S. 32 genannte Prof. Naujoks,
dessen "genaue wissenschaftlichen Nachforschungen" über die Argumente
der Fluor-Gegner" anläßlich der Standortbestimmung der Werbeagentur
IME der Zucker- und Fluorindustrie stattfanden (siehe Literaturzitat
von Herrn Landgrafe) und zu dessen Vorgangsweise der angesehene deutsche
Zahnarzt, langjähriger Direktor der Universitätszahnklinik und Rektor
1967-1969 der Freien Universität Berlin, Prof. Dr. med. Dr. med. dent.
Ewald Harndt, bereits am 29.11.1971 an einen der Unterzeichnenden
(R. Ziegelbecker, Graz) wörtlich schrieb:

> "In unserer wissenschaftlichen Organisation, der Deutschen Gesellschaft für Zahn-, Mund- und Kieferkrankheiten, wurde die positive
> Einstellung zur Trinkwasserfluoridierung durch Manipulationen herbeigeführt, wobei die Masse der Anwesenden durch die Versammlungsleitung
> (Kröncke, Naujoks) und durch die wirtschaftliche Organisation des
> Bundesverbandes gelenkt wurde."

(Prof. Kröncke ist Schriftleiter der Deutschen Zahnärztlichen Zeitschrift und übt schon seit vielen Jahren die vom Doktoranden geforderte Art der "Zensur" aus, indem er kritische Arbeiten zur Fluoridierung
nicht annimmt und mit dieser Art Meinungsmanipulation dazu beiträgt,
eine fragwürdige Hypothese zur "geltenden Lehrmeinung" emporzuheben.)

Wir würden meinen, wir können uns auch in Bezug auf die Dissertation
des Herrn Rüdiger Landgrafe den oben zitierten Ausführungen des Herrn
Prof. Gunzert anschließen und möchten abschließend nur noch zu ein
paar konkreten Punkten der Dissertation Stellung nehmen:

Die Dissertation des Zahnarztes Landgrafe zerfällt in zwei Teile, und
zwar

a) in seine Eigenleistung, die in der Befragung von 100 Personen in
   einer (1 !) zahnärztlichen Praxis (einschließlich des Personals)
   und weiterer 10 Personen aus seinem Bekanntenkreis, was sie über
   die Fluoridierung wüßten, anhand von 8 Fragen bestand, und

b) in seine Recherchen über einerseits die Fluoridprophylaxe (positive
   (Wertung) und die Gegner der Fluoridprophylaxe (negative Wertung).

zu a)

Der Interviewer Zahnarzt Landgrafe wollte wissen, "wie es um die Einstellung zur Durchführung kariesprophylaktischer Maßnahmen mit Fluoriden
einschließlich der Beeinflußbarkeit durch die Bedenken und die Methoden
der 'Fluorgegner' steht" und "die gewonnenen Erkenntnisse sollten Anregungen
für weitere Überlegungen und Planungen geben, der Bevölkerung die Bedeutung der Fluoridprophylaxe näher zu bringen und sie zur besseren
Mitarbeit zu bewegen." (S.47)

Nachdem die entsprechenden Fragen und Suggestivfragen bei den 100
Patienten und Angestellten in der Wuppertaler Zahnarztpraxis und bei
den zusätzlichen 10 Bekannten des Zahnarztes Landgrafe gestellt und

die Reliabilität der Antworten durch Nach- bzw. Kontrollfragen während
des Interviews gesichert sowie durch ein nachfolgendes informatorisches
Gespräch zusätzlich eine höhere Validität erreicht worden waren (S.50),
waren "unter den gegebenen Voraussetzungen also insgesamt 94,5% der
Befragten (d.h. 104 Personen, eig. Bem.) dafür, die Trinkwasserfluoridierung in der Bundesrepublik einzuführen." (S.64)

"Zusätzlich" konnte der Interviewer Zahnarzt Landgrafe "anhand der vorliegend
großen Zustimmung der befragten Personen zur Trinkwasserfluoridierung
zu dem Schluß kommen, daß es eine zahlenmäßig unbedeutende Minderheit
sein muß, die diese für die Zahngesundheit der Bevölkerung so positive,
kariesprophylaktisch wirksame Maßnahme zu verhindern versteht." (S.65)

"Nach Abwägen der befürwortenden und ablehnenden Argumente" kam der
Dissertant Landgrafe dann zu dem Schluß, daß "um einen Fortschritt
und eine Verbesserung der Fluoridprophylaxe zu erreichen", (S.77/78)

1. "eine umfassende und einheitliche gesetzliche Regelung auf dem Gebiet
   der Kariesprophylaxe und damit auch zur Fluoridprophylaxe auf Bundes-
   ebene geschaffen werden" sollten, "um einen verbreiteten sozial-
   hygienischen Erfolg in allen Bundesländern zu gewährleisten".

5. "die Lehrer und Erzieher durch ein Gesetz verpflichtet werden sollten,
   den Jugendzahnarzt bei der Durchführung von Fluoridprophylaxemaßnahmen
   zu unterstützen, um eine Behinderung von dieser Seite auszuschließen",

8. "die Bevölkerung über die Methoden und Techniken der 'Fluorgegner'
   in Kenntnis gesetzt werden sollte, um sie dadurch vor einer ungünstigen
   Beeinflussung zu schützen", und

9. "eine verantwortliche Berichterstattung in den Medien, gegebenenfalls
   durch Einschränkung der Pressefreiheit auf medizinischem Gebiet,
   angestrebt werden sollte, um die Bevölkerung vor gesundheitlichen
   Schäden und finanziellen Nachteilen zu bewahren."

Magnifizenz, wir wissen nicht, ob ein solches Interview an 110
selektierten Personen ausreicht, um die Erlangung des Doktorgrades
der Zahnheilkunde an Ihrer Universität zu rechtfertigen, und ob es
nicht eher in die Kompetenz der Soziologen als der Zahnbehandler fällt
und den Soziologen vielleicht auch besser gelungen wäre, und ob die
verallgemeinernden Schlüsse daraus berechtigt sind.

Aber wir könnten uns vorstellen, um einen Vergleich zu geben, daß die
verantwortlichen Professoren ihre Schuhe auch nicht beim Schneider
und ihre Kleider nicht beim Schuhmacher anfertigen lassen.

Und wir sind bestürzt über die undemokratischen und unwissenschaftlichen
Denkmodelle und Methoden, die sich da auf akademischer Ebene
signalisieren und anbahnen, und die der Strategie mancher Sekten zur
Ehre gereichen könnten.

Zu b)

Zur positiven Wertung der Fluoridprophylaxe gelangte der Zahnarzt
Landgrafe auf unglaublich banale und unwissenschaftliche Art, indem

er sich hauptsächlich auf die Sekundärliteratur etablierter Fluorbefürworter stützte und in keinem einzigen Falle eine wissenschaftliche Überprüfung der längst in Frage gestellten Arbeiten vornahm, sondern sich mit dem Zitat der Autoren und bestenfalls ein paar Sätzen dazu begnügte.

Bemerkenswert häufig werden auch Autoren aus der Standortbestimmung des IME-Pressedienstes der Zuckerindustrie (Informationskreis Mundhygiene und Ernährungsverhalten) zur "Kariesprophylaxe mit Fluorid" zitiert, an der die Professoren Ahrens (Marburg), Bergmann (Frankfurt), Büttner (Münster), Knappwost (Hamburg), Naujoks (Würzburg), Newesely (Berlin), Schmidt (Marburg) = Correferent der Dissertation von Rüdiger Landgrafe, teilgenommen haben.

In diesem Zusammenhang dürfte die Feststellung der Vereinigung Demokratische Zahnmedizin e.V. in ihrer Zeitschrift "der artikulator" Nr. 8-1982 nicht uninteressant sein, daß bei den Aktivitäten der zahnärztlichen Standesorganisationen in der Bundesrepublik eine der drei Säulen der Kariesprophylaxe

"unter die Spitzhacke gekommen ist: Der Zahnkiller Zucker wird totgeschwiegen. Umsomehr wird die Werbetrommel für Fluor gerührt und das Zähneputzen wird zur wichtigsten Übung der Nation erhoben."

Bemerkenswert häufig werden auch Arbeiten aus "Caries Research", dem Journal der ORCA zitiert, in dem Kritiker der Fluoridierung keine Arbeiten veröffentlichen können. Wurde doch der Verein "Europäische Arbeitsgemeinschaft für Fluorforschung und Kariesprophylaxe" (ORCA) im November 1953 von H.-J. Schmidt, dem Verfasser und Herausgeber der schon zitierten Zusammenstellung "130 irrige Meinungen...", und einigen anderen Zahnärzten in Konstanz mit dem Ziele gegründet, die Fluoridierung zu verbreiten und "alle maßgebenden Fluorforscher und Kopfpersonen der einzelnen Fluorkommissionen der einzelnen Länder zu umfassen."
(Gesponsert wird dieser Verein hauptsächlich von der einschlägigen Zucker-, Süßwaren- und Fluorindustrie, wie das Verzeichnis der fördernden Mitglieder zeigt.)

Soweit fluorbefürwortende Originalarbeiten von Rüdiger Landgrafe zitiert werden, werden auch diese keiner wissenschaftlichen und kritischen Prüfung ihrer Gültigkeit und Aussagekraft unterzogen.
Dies selbst dann nicht, wenn die wissenschaftliche Haltlosigkeit dieser Arbeiten in der Fachwelt längst bekannt war, wie z.B. bei der von der Pharmaindustrie als "klinischer Beweis" für die angeblich hohe karieshemmende Effektivität (ca. 50 %) hochgejubelte Fluortablettenstudie an Schweizer Schulkindern von Marthaler und König (1967). (S 69)

Dabei hatten die beiden Zahnärzte Marthaler und König in ihrer "Blindstudie" weder Anfangs- noch Zwischenbefunde erhoben und auch keine brauchbaren Anhaltspunkte für die Vergleichbarkeit der beiden "Fluorgemeinden" mit den beiden "Kontrollgemeinden". Um die angebliche Vergleichbarkeit bei den 6- bis 15jährigen Kindern im bleibenden Gebiß während der seit Jahren laufenden Tablettenverteilung zu "beweisen," verglichen sie 1966 die Kariesbefunde im Milchgebiß von 10, 12, 9, 14, 0, 0, 11, 9 Kindern (6- und 7jährige, Knaben und Mädchen zusammen) in den beiden "Fluorgemeinden" und von 7, 8, 16, 17, 0, 1,12, 10 Kindern in den beiden "Kontrollgemeinden".

Ein weiterer Kommentar dazu erübrigt sich, außer, daß die Autoren die
4 Orte unter 50 Orten mit bereits bekannten Kariesbefunden der Kinder
so ausgewählt hatten, daß sich das bekannte Resultat ergab (Prof. König
ist übrigens Editor von Caries Research und handhabt schon lange die
Meinungsbildung im Sinne der Forderung in der Dissertation des Zahn
arztes Rüdiger Landgrafe).

Herrn Landgrafe ist bei seinen Recherchen offenbar auch entgangen,
daß das Trinkwasserfluoridierungsexperiment von Karl-Marx-Stadt wissenschaftlich längst in Frage gestellt ist, weil dort die Versuchsbedingungen
während des Versuches erheblich geändert wurden und dies zu einem be-
deutenden Kariesrückgang geführt hat, was mit dem Fluoridzusatz zum
Trinkwasser überhaupt nichts zu tun hat. (S 21)

Zum Basler Trinkwasserfluoridierungsexperiement (S 22) hat sogar das
Gesundheitsamt Basel nach eingehenden Recherchen selbst festgestellt:

> "Ohne uns auf Details der Fluor-Kontroversen einzulassen, müssen
> wir feststellen, daß der Beweis der Nützlichkeit der Fluor-Prophylaxe
> nicht erbracht ist"

(Großer Rat Basel-Stadt, März 1976), nachdem es u.a. vorher "von neutraler
Seite, d.h. von Mathematiker-Seite von ausserhalb dem Fluor-Disput
stehender Stelle" eine Stellungnahme zum Problem der Trinkwasser
fluoridierung eingeholt hatte, in der es heißt:

> "Insgesamt weisen die befürwortenden Untersuchungen entweder
> gravierende technische Mängel auf oder sehen sich ausserstande,
> die Isolierung des Wirkstoffes Fluor als karieshemmenden Faktor
> glaubhaft nachzuweisen."

1978 räumte der Basler Dozent für Statistik, Dr. Rolf Zehnder, in
einem Artikel in der "Tribüne der Universität" der Basler Zeitung
gründlich mit der Aussagekraft des Basler Fluoridierungsexperimentes
auf, sprach von "Fehlleistungen des Modells", "fehlgeleiteter Versuchs-
planung der Kontrollexperimentes in Basel", "unbeabsichtigter
Veränderung der Experimentbedingungen", "kaum quantifizierbarer Ver-
zerrung der Befunde der Mundhygiene", und anders mehr, und stellt fest,

> "daß das Verdienst der erfolgreichen Bekämpfung der Zahnkaries
> seit 1962 in Basel bei weitem nicht allein der TWF zufällt."

Die Frage, wieviel Prozent der Kariesreduktion nun wirklich der Trinkwasserfluoridierung und wieviel Prozent den anderen Faktoren zugeschrieben
werden müsse, wurde von einem der Unterzeichnenden (R. Ziegelbecker,
Graz) bereits am 3. April 1974 anläßlich des Hearings über die Basler
Trinkwasserfluoridierung im Basler Gesundheitsamt an die ebenfalls
anwesenden Schweizer Fluor-Befürworterexperten Dr. Büttner (Basel),
Prof. Maeglin (Basel), Prof. Marthaler (Zürich),
Dr. Regolati (Zürich) gestellt und konnte von diesen auch nicht
annähernd beantwortet werden.

Man kann dem Dissertanten in diesen Punkten vielleicht weniger einen
Vorwurf machen, daß er sie nicht weiß, wohl aber dem Referenten Prof.
Dr. med. I. Oepen und vor allem dem (zahnärztlichen)Correferenten

Prof. Dr. med. dent. H.F.M. Schmidt, da diese Sachverhalte in Kreisen der "Fluorbefürworter" längst bekannt sind.

Nicht weniger unkritisch und unwissenschaftlich als mit den Arbeiten und Argumenten der "Fluorbefürworter" geht der Dissertant Rüdiger Landgrafe auch mit den Arbeiten und Argumenten der "Fluorgegner" um:

Zunächst führt er einige Institutionen an, die der Trinkwasserfluoridierung in der Bundesrepublik ablehnend gegenüberstehen und jammert dann (S 31)

> "Neben diesen Institutionen finden sich leider auch unter den Zahnärzten, Ärzten und Wissenschaftlern Gegner der Fluoridprophylaxe, die durch negative Publikationen zu einer Verunsicherung der medizinischen Laien, aber auch zu einer Irreführung nicht ausreichend informierter Fachleute beitragen."

Herr Landgrafe faßt zusammen (S. 45)

> "Bei den 'Fluorgegnern', die sich aus politischen, weltanschaulichen oder privaten Gründen gegen eine kollektive Anwendung von Fluoriden zur Kariesvorbeugung wenden, handelt es sich hauptsächlich um Außenseiter, einige fachunspezifische Wissenschaftler und in Einzelfällen leider auch um Ärzte und Zahnärzte."

und untersucht den Personenkreis der "Anti-Fluoridisten" (Se. 39/40), wobei seine "gründlichen" Recherchen ergeben, daß es sich

> "hauptsächlich um Vertreter der 'Alternativen Medizin', um Nahrungsfanatiker, Anthroposophen, aber auch um einige fachunspezifische Wissenschaftler, die wohl aus politischen, weltanschaulichen oder privaten Gründen gegen die Fluoridierung als Massenprophylaktikum arbeiten".

handelt.

Unter den "fachunspezifischen Wissenschaftlern" ortet er den bekannten Kariesforscher Prof. Dr. med. dent. Geyer (ehem. Leiter der konservierenden Abteilung der Universitätszahnklinik an der FU Berlin), Prof. Dr. med. Dr. med. dent. Gräf (Vorstand des Instituts für Hygiene und Präventivmedizin der Universität Erlangen), Prof. Dr. med. Wagner (Direktor des Instituts für Ernährungswissenschaften der Universität Gießen - seine Frau ist Kinderärztin), Prof. Dr. med. F. Schmidt (Leiter der Forschungsstelle für Präventive Onkologie der Universität Heidelberg), Dr. Burk (ehem. Leiter der Cytochemischen Abteilung des Nationalen Krebsforschungsinstituts der USA), Prof. Burgstahler (Leiter des Departments für Chemie der Universität Kansas), u.a., die sich allesamt schon viele Jahre wissenschaftlich mit dem Fluoridierungsproblem befassen.

Größte "fachspezifische wissenschaftliche Kompetenz" erhält hingegen seine auf der wissenschaftlichen Ebene des Fluoridierungsproblems bislang völlig unbekannte Referentin, Frau Prof. Dr. med. Irmgard Oepen, Gerichtliche Sachverständige für Blutgruppen- und anthropologisch-erbbiologische Untersuchungen am Institut für Rechtsmedizin der Universität

Marburg. (s. Würdigung auf S. 89 der Diss.)

Wozu sich eigentlich ein Kommentar angesichts der "Qualität" der Inaugural-Dissertation des Herrn Rüdiger Landgrafe und der wissenschaftlichen Inkompetenz seiner Referentin Prof. Oepen erübrigt.

"Für den obigen Personenkreis" sei es, so Landgrafe, "zuerst einmal notwendig, der Bevölkerung einen wissenschaftlichen Hintergrund vorzutäuschen" und deshalb würden sie "für ihre Organisation häufig klangvolle Namen wählen, die mit offiziellen Gremien verwechselt werden können." (S. 40)

Als Beispiel führt Herr Landgrafe ein Schreiben eines der Unterzeichnenden (R. Ziegelbecker, 1979) an den Parlamentarischen Staatssekretär im Bundesministerium für Jugend, Familie und Gesundheit an, "in dem er sich gegen die Fluoridierung ausspricht, mit 'Ing. Rudolf Ziegelbecker; Institut für Umweltforschung, Graz', unterzeichnet." Der Leser des in der Gesundheitspolitischen Umschau (Juni 1979)veröffentlichten Schreibens, so Landgrafe weiter, könne "nicht wissen, daß es sich bei diesem Institut um einen 'Einmannbetrieb des Herrn Ziegelbecker' handelt."

Magnifizenz, dürfen wir Sie bitten und der Universität Marburg soviel Abstand zumuten, dafür Sorge zu tragen, daß diese unwahre und nur schlicht und ergreifend beleidigende und abwertende Behauptung aus der Inaugural-Dissertation des Herrn Rüdiger Landgrafe am Institut für Rechtsmedizin der Universität Marburg verschwindet und richtiggestellt wird!?

Das Institut für Umweltforschung hatte zur Zeit des Briefes (1979) ca. 20 Mitarbeiter, jetzt hat es ca. 45 Mitarbeiter. Vor etlichen Jahren erhielt das Institut den Österreichischen Staatspreis für Energieforschung, im Vorjahr den Forschungspreis des Landes Steiermark für die Entwicklung einer Absorptionskältemaschine. Der Unterzeichnende (R. Ziegelbecker) erhielt 1981 für besondere Verdienste um die Landeshauptstadt Graz das Ehrenzeichen verliehen.

Das Institut für Umweltforschung gehört zum Forschungszentrum Graz. Dieses verfügt u.a. über einen eigenen Atom-Forschungsreaktor (Siemens-Argonaut), über ein Rechenzentrum mit Großrechenanlagen, ein Zentrum für Elektronenmikroskopie mit Elektronen- und Rasterelektronenmikroskopen, Röntgenanlagen u.v.m., eine Anstalt für Tieftemperaturforschung mit Anlagen u.a. für die Energieübertragung im Supraleitungsbereich, ein Institut für Röntgenfeinstrukturforschung mit weltbekannten Arbeiten auf dem Gebiet Röntgenkleinwinkel- und Röntgenweitwinkelstreuung sowie Dichtemessung, eine Arbeitsgemeinschaft für Weltraumforschung mit den entsprechenden Anlagen zur Satellitenbeobachtung etc., ein Institut für Digitale Bildauswertung, für Hydrogeologie, u.a.m.

Der Brief an den Parlamentarischen Staatssekretär enthält lediglich den Hinweis, daß den Krebsuntersuchungen von Burk und Yiamouyiannis zwar widersprochen, diese dadurch aber noch nicht widerlegt worden seien und die Anregung, die Erfolgs- und Unbedenklichkeitsstatistiken der "Fluor-Befürworter" durch eine "sorgfältige und unabhängige Überprüfung von naturwissenschaftlicher und mathematisch-statistischer Seite" auf ihren Wahrheitsgehalt zu untersuchen.

Anscheinend ist Herrn Landgrafe der Unterschied zwischen "widersprechen" und "widerlegen" etwas fremd und wäre die unabhängige Überprüfung bereits durchgeführt worden, so hätte er sich die vorliegende Inaugural-Dissertation und die Philipps-Universität Marburg die mit dieser Dissertation verbundene Peinlichkeit ersparten können.

Magnifizenz, wir schließen Ihnen auch ein Verzeichnis der einschlägigen Arbeiten (zum Thema der Fluoridierung) des Herrn Ziegelbecker bei. Von den darin verzeichneten ca. 70 Arbeiten hat Herr Landgrafe (S. 36) eine einzige erwähnt (1974) mit der (unwahren) Bemerkung, es werde dort "ohne wissenschaftliche Begründung behauptet, die Statistiken, die die Wirksamkeit der Fluoridierung nachweisen, seien falsch und unbrauchbar."

Wir dürfen Ihnen dazu auch die betreffende Arbeit des Herrn Ziegelbecker (1974) in Kopie überreichen mit dem Bemerken, daß sich der Zahnarzt Landgrafe in seiner Dissertation mit Untersuchungen über die Gültigkeit der Fluoridierungsstatistiken überhaupt nicht befaßt hat, sondern lediglich mit einer Befragung von 100 Patienten und Beschäftigten in einer Wuppertaler Zahnarztpraxis und weiteren 10 Personen aus seinem Bekanntenkreis, was sie über die Fluoridierung wüßten.

Die betreffende Arbeit resultiert aus einem fast einstündigen Vortrag, den Herr Ziegelbecker 1973 als Ko-Referent zu dem von Herrn Landgrafe sehr häufig zitierten Prof. König auf dem Fluor-Symposion der Wissenschaftlichen Vereinigung für Zahnheilkunde Stuttgart unter Vorsitz des bekannten Kariesforschers (Korrosionstheorie der Zahnkaries) und Präsidenten der Landeszahnärztekammer Baden-Württemberg, Prof. Dr. med. Dr. med. dent. U. Rheinwald, in Lindau/Bodensee gehalten hat.

An dem Symposion nahmen neben vielen anderen Fluorbefürwortern auch die von Herrn Landgrafe häufig zitierten Zahnprofessoren Büttner und Marthaler teil, der Vortrag wurde nicht widersprochen und die Argumente sind bis heute nicht widerlegt, sondern durch viele weitere Untersuchungen erhärtet worden.

Magnifizenz, wir erwarten von Ihnen und der Universität Marburg, daß die betreffende diskriminierende Stelle aus der Dissertation des Herrn Landgrafe gestrichen und offiziell richtiggestellt wird und daß die für die Dissertation Hauptverantwortlichen, die Referentin Prof. Dr. med. I. Oepen und der Correferent Prof. Dr. med. dent H.F.M. Schmidt zur Verantwortung gezogen werden.

Vor wenigen Tagen ist eine Meldung über die Nachrichtenagenturen der Weltpresse gegangen, wonach viele Menschen in Großbritannien unschuldig verurteilt worden seien, weil ein Gerichtssachverständiger jahrelang falsche Gutachten gemacht habe.

Es beunruhigt uns außerordentlich, daß diese fragwürdige Dissertation des Herrn Landgrafe unter der Leitung der in diesen Belangen offensichtlich wissenschaftlich inkompetenten Gerichtssachverständigen Prof. Dr. med. I. Oepen am Institut für Rechtsmedizin der Philipps-Universität Marburg gemacht wurde und der Fall eintreten könnte, daß sie in einem Gerichtsfall oder auch in einer wesentlichen behördlichen Angelegenheit Bewertungs- und Entscheidungsgrundlage wird und ihr besonderes Gewicht zukommt.

Wir glauben deshalb, daß die Regelung dieser Angelegenheit nicht nur eine Frage der akademischen Würde und Glaubwürdigkeit, des akademischen Eides und des Ansehens der Philipps-Universität Marburg ist, sondern auch eine Frage des Anstandes und der Moral schlechthin.

Mit freundlichen Grüßen

F.d. ARGE für alternative Gesundheitspolitik
Anlagen

Kopien an die Minister für Gesundheit, Wissenschaft, Sozialen, Justiz, Presse, Organisationen.

Arbeitsgemeinschaft für alternative Gesundheitspolitik, A—8042
Graz, Peterstalstr. 29, Tel.: 0316/41128
Graz, 3.1.84

AUFRUF ZUM WIDERSTAND
gegen die programmierte Fluor—Verseuchung unserer Kinder, Mütter, Schwangeren und unserer Umwelt

Sogenannte "anerkannte Fluor—Experten" und Fluor—fanatisierte Zahnärzte mit Unterstützung der Karies—Verursacher—Werbung wollen den Schadstoffpegel der Bevölkerung mit dem Enzym— und Speichergift "Fluor" (Fluoride) künstlich anheben.

Meinungsunterdrückung und undemokratischer Gesinnungsterror, multinationale Geschäftsinteressen mit Zugang zu Beratergremien von Weltgesundheitsorganisation, Europarat, Ministerien, Krankenkassen und andere einflußreiche Stellen, käufliche Wissenschaft und dubiose Werbung haben es fertiggebracht, daß Menschen ganzer Gemeinden, Länder, Staaten und Völker einschließlich Entwicklungsländer mit dem gegen Zahnkaries völlig nutzlosen extrem starken Umwelt—, Zell—, Enzym— und Speichergift "Fluor" künstlich beaufschlagt und die Folgen verschleiert werden.

Jeder vernünftige Mensch weiß heute, daß die dauernde Einnahme eines Medikamentes mit einer hochgiftigen Wirksubstanz auf Dauer zu Gesundheitsschäden führt.

Das gilt natürlich auch für eine Wirksubstanz wie "Fluor", die schon bei der empfohlenen Dosierung bei 10 — 15% der Kinder zu einer Störung des Skelettsystems (sichtbar an der Zahnfluorose) führt und deren tödliche Dosis nach Angaben der Weltgesundheitsorganisation bei nur 6 — 9 mg/kg Körpergewicht, also nur sechs— bis neun Tausendstel eines Gramms, liegt.

Neueste epidemiologische Studien lassen einen ganz starken Zusammenhang zwischen der altersgewichteten Krebstodesrate bzw. der Todesrate an Leberzirrhose, die nicht nur eine Säuferkrankheit ist, mit der Fluoridierungsrate, d.h. mit dem Prozentsatz der fluoridierten Bevölkerung erkennen.

Aus amtlichen Daten aus dem klassischen Fluoridierungsland USA geht unwiderlegbar hervor, daß die altersgewichtete Krebstodesrate und die Leberzirrhose–Todesrate über einen Zeitraum von 22 Jahren (1949 – 1970) schon bei der empfohlenen Fluor–Dosis von 1 mg Fluorid im Liter Trinkwasser mit dem Quadrat der Fluoridierungsrate zugenommen hat, wie aus dem folgenden Bild für jedermann erkennbar ist.

Das heißt, daß in der Zeit der stärksten Ausbreitung der Fluoridierung in den USA die Verdoppelung der mit fluoridiertem Trinkwasser beaufschlagten Bevölkerung von einer Vervierfachung des Zuwachses der altersgewichteten Krebstodesrate und der Leberzirrhose–Todesrate begleitet war.

Es wäre unverantwortlich gegenüber der Bevölkerung, an dieser Tatsache vorbeisehen und diese um einer scheinbaren Verminderung schlechter Zähne willen möglichen Gefahren von Krebs– und Lebererkrankungen aussetzen zu wollen.

Einer der angesehensten Zahnärzte der Bundesrepublik Deutschland, Professor Dr. med. Dr. med. dent. Ewald Harndt, 1967 – 1969 Rektor der Freien Universität Berlin, langjähriger Direktor der Universitätsklinik für Zahn–, Mund– und Kieferheilkunde der Freien Universität Berlin, Ehrenmitglied und ehemaliger Präsident der Deutschen Gesellschaft für Zahn–, Mund– und Kieferheilkunde, schrieb bereits am 29.11.71 an den Grazer Ingenieur Rudolf Ziegelbecker:

In unserer wissenschaftlichen Organisation, der Deutschen Gesellschaft für Zahn–, Mund– und Kieferkrankheiten, wurde die positive Einstellung zur Trinkwasserfluoridierung durch Manipulationen herbeigeführt, wobei die Masse der Anwesenden durch die Versammlungsleitung (Kröncke, Naujoks) und durch die wirtschaftliche Organisation des Bundesverbandes gelenkt wurde.

1977/78 nahm Prof. Harndt in einer Aussendung der Kassenzahnärztlichen Vereinigung Nordrhein "Kariesprophylaxe mit Fluoriden bleibt umstritten" erneut kritisch zur Fluoridierung Stellung.

Zu einem Referentenbrief (13/1975) des Bundesverbandes der Deutschen Zahnärzte e.V. über die Trinkwasserfluoridierung schrieb der bekannte deutsche Gelehrte und Statistiker, Prof. Dr. Rudolf Gunzert, Direktor des Instituts für Sozialforschung an der Johann–Wolfgang–Goethe–Universität in Frankfurt (Professur für "Statistische Methoden der empirischen Sozialforschung) und persönliches ordentliches Mitglied des Internationalen Statistischen Instituts, 1975 an den Bundesverband:

Die hier vertretene Wissenschaft entspricht dem Stand nach Ausgang des Mittelalters. Ich kann zwar mit eigenen Augen sehen, daß die Sonne im Osten aufgeht und im Westen untergeht und muß — wie man dies auch durch lange historische Epochen hindurch getan hat — schließen, daß sich die Sonne um die Erde dreht!

Ihre Aussage ist zweifelsfrei ein Rückschritt hinter Kepler, Galilei, Newton usw. Im übrigen empfehle ich dringend, daß die Verfasser dieses fraglichen Papieres sich mit den Grundlagen der zeitgenössischen Wissenschaftstheorie und Wissenschaftslogik befassen. Ich empfinde es als peinlich, wenn sich eine akademische Standesorganisation schlechthin lächerlich macht.
Mit freundlichen Grüßen
gez. Prof. Dr. Rudolf Gunzert

In der Tat enthält dieser Referentenbrief 13/1975 des Bundesverbandes der Deutschen Zahnärzte e.V. soviel an emotionsgeladener, fehlerhafter und wissenschaftlich unsinniger Argumentation, daß wir in diesem Aufruf aus Platzmangel gar nicht darauf eingehen können.

Wir halten es für äußerst bedenklich, wenn zahnärztliche Standesfunktionäre und mit ihnen auch Zahnärzte ihr Wissen über die Fluoridierung aus einem derart fragwürdigen Papier schöpfen und schöpfen müssen.

Durch undemokratische und unwissenschaftliche Meinungsunterdrückung wird seit vielen Jahren versucht, die wissenschaftlich haltlosen Thesen vom angeblichen Erfolg und der Unschädlichkeit der Beaufschlagung der Bevölkerung mit der hochgiftigen Wirksubstanz "Fluor" mit tatkräftiger Hilfe von Werbeagenturen der Zucker— und Süßwarenindustrie zur "geltenden Lehrmeinung" zu erheben.

Seit langem wird in den von zahnärztlichen und gewissen ärztlichen Standes— und Berufsorganisationen kontrollierten zahnmedizinischen und medizinischen Medien nur "positive" Meinung publiziert und jede kritische Meinung zur Fluoridierung rigoros unterdrückt, so daß der einzelne Zahnarzt gar keine Möglichkeit hat, sich selbst ein unabhängiges Urteil zu bilden.

Auch Verlage und die Presse wurden und werden in diesem Sinne unter Druck gesetzt.

Mit undemokratischem Gesinnungsterror sondergleichen, der an George Orwell's 1984 erinnert, wird darüber hinaus versucht, die "Wahrheit über Fluor" zu unterdrücken, in ihr Gegenteil zu verkehren und die "Fluor—Gegner" einzuschüchtern:

In einer 1977/78 abgegebenen und noch heute verteilten "Öffentlichen Erklärung" stellen 32 Zahnprofessoren aus Deutschland, Österreich und der Schweiz mit Prof. Naujoks aus Würzburg an der Spitze (einige der Zahnprofessoren dürften wohl nur aus "Solidarität" unterschrieben haben) nicht nur nachweislich wissenschaftlich falsche Behauptungen über die Fluoride auf, sondern werden die Fluor—Befürworter ganz einfach zu "maßgebenden Wissenschaftlern und Praktikern" erklärt und die Fluor—Gegner kurzerhand zu "unqualifizierten, unbelehrbaren Fanatikern" gestempelt.

"In Übereinstimmung mit dem Bundesverband der Deutschen Zahnärzte e.V., der Deutschen Gesellschaft für Zahn—, Mund— und Kieferheilkunde,…" (und österreichischer sowie schweizerischer Zahnärzteorganisationen) wird die Presse in diesem Papier aufgefordert, sich von der Argumentation der Fluor−Gegner ("unqualifizierte Pressemitteilungen") nicht mehr beeinflussen zu lassen.

Die Hintergründe solcher Geisteshaltung leuchtet "der artikulator" Nr. 8−1982, herausgegeben von der Vereinigung Demokratische Zahnmedizin e.V., etwas aus:

"der artikulator" stellt u.a. fest, daß bei den Aktivitäten der zahnärztlichen Standesorganisationen in der Bundesrepublik eine der drei Säulen der Kariesprophylaxe *"unter die Spitzhacke gekommen ist: Der Zahnkiller Zucker wird totgeschwiegen. Umsomehr wird die Werbetrommel für Fluor gerührt, und das Zähneputzen wird zur wichtigsten Übung der Nation erhoben."*

"der artikulator" beschreibt auch *"die Karriere des Friedrich Römer, der vom Werbemann der Zuckerindustrie zum einflußreichen Prophylaxe−Funktionär in zahnmedizinischen Organisationen und Gremien aufgestiegen ist"* und der zum persönlichen Referenten des jetzigen Präsidenten des Bundesverbandes der Deutschen Zahnärzte e.V., Dr. Horst Sebastian, wurde.

Bemerkenswert ist in diesem Zusammenhang, daß der Würzburger Zahnprofessor Rudolf Naujoks, der von der Presse die Unterdrückung der Fluor−gegnerischen Argumente fordert, selbst − wie schon mehrmals in früheren Jahren − auf einer Werbeveranstaltung des IME−Pressedienstes der Zucker− und Süßwarenindustrie am 26.1.84 im Hotel Atlantik in Hamburg den Vorsitz führt, selbstverständlich unter Teilnahme sogenannter "anerkannter Fluor−Experten" und von Journalisten, und ebenso selbstverständlich unter Ausschluß der Kritiker an der Fluoridierung (s. auch S. 192). Jahrelang versuchten sogenannte "anerkannte Fluor−Experten" und zahnärztliche Standespolitiker mangels wissenschaftlich überzeugender Erfolgsnachweise mit zahllosen Interventionen die unabhängigen kritischen Fluorforschungen des Grazer Ingenieurs und Physikers Rudolf Ziegelbecker zum

Erliegen und seine warnende Stimme zum Schweigen zu bringen.

Den Vogel schoß allerdings der deutsche Zahnprofessor und damalige Präsident der Deutschen Gesellschaft für Zahn–, Mund– und Kieferheilkunde, Rudolf Naujoks aus Würzburg ab, als er 1976 beim österreichischen Bundeskanzler Dr. Kreisky gegen Rudolf Ziegelbecker intervenierte.

Mit welchem Gesinnungsterror "abweichende" Zahnärzte von ihrer eigenen, "Fluorfanatisierten" Standesführung überzogen und in ihrer Freiheit, nach ihrem besten ärztlichen Wissen und Gewissen die Eltern und Patienten zu beraten und zu behandeln, bchindert und eingeschüchtert werden, zeigt der folgende Fall aus einem Schreiben der Zahnärztekammer und der Kassenzahnärztlichen Vereinigung Westfalen–Lippe, beide Körperschaften des öffentlichen Rechts, vom 21.11.1982 an einen deutschen Zahnarzt, der es gewagt hatte, öffentlich Kritik an der Fluor–Beaufschlagung der Kinder zu üben:

Zahnärztekammer Westfalen–Lippe
– Kassenzahnärztliche Vereinigung Westfalen–Lippe
Körperschaften des öffentlichen Rechts

...der Bundesverband der Zahnärzte des Öffentlichen Gesundheitsdienstes der Landesstelle in Westfalen haben sich darüber beschwert, daß Sie in Ihrem Vortrag vor Eltern nicht nur die Fluoridierung als Prophylaxemaßnahme abgelehnt, sondern als gefährlich hingestellt haben.

Nach geltender Lehrmeinung ist Ihre Darstellung absolut falsch, eine Diskussion hierüber ist genau so sinnlos, wie die Diskussion über die Notwendigkeit von Essen und Trinken!

Da Ihre Tätigkeit nichts mit freier Meinungsäußerung zu tun hat, da Sie an die Öffentlichkeit gegangen sind, muß ich Ihnen weitere Äußerungen gegen Fluor untersagen. Auch Äußerungen gegen Kollegen, die Fluor–Tabletten verordnen, sind in Ihrer Praxis zu unterlassen. Öffentliches Auftreten dieser Art kann Ihnen als unlauterer Wettbewerb ausgelegt werden und zu berufs-

gerichtlichen Konsequenzen führen.

Die Bevormundung durch sogenannte "anerkannte Fluor−Experten" macht nicht einmal vor Ministerien halt. So rügte der Zahnprofessor Naujoks anläßlich der Kooperationsbesprechung zu Fragen der oralen Prophylaxe am 15.11.83 in der Stadthalle in Bonn−Bad Godesberg unter Voranstellung der unwahren Behauptung, die Frage der Fluoridierung sei hinreichend geklärt:

Prof. Dr. Naujoks: Zur Fluoridierung könne er nur sagen, diese Frage sei hinreichend geklärt. Man müsse davon ausgehen, daß es in unserem Lande immer jemanden gibt, der gegen etwas ist. Wenn aber von seiten des Bundesgesundheitsamtes, der zuständigen Ministerien und der Bundesregierung überhaupt immer wieder Argumente gegen die Fluoridierung aufgegriffen werden, dann könne man nur Rückschläge erwarten. Immer zu sagen, die Experten sind sich nicht einig, sei eben falsch.

Daß solche Argumentation mit Wissenschaft nichts zu tun hat, liegt auf der Hand, und *"man könnte"*, schrieb einmal der 1. Vorsitzende der Gesellschaft Deutscher Naturforscher und Ärzte, Prof. Dipl.−Ing. Dr. Dr. h.c. Dr. h.c. Otto Kratky, in Angelegenheit der Publikation kritischer Arbeiten zur Fluoridierung, *"leicht aus dem Bereich der Medizin berühmte Beispiele aufzählen, wo die − oft von medizinischen Päpsten angeführten − Widerstände gegen die Richtigstellung zu dramatischen Auseinandersetzungen zu Lasten der Patienten geführt haben."*

Der bekannte amerikanische Biochemiker und Biologe, Prof. Dr. Dr. h.c. Dr. h.c. Albert Schatz, Ehrenmitglied zahlreicher medizinischer und zahnmedizinischer wissenschaftlicher Gesellschaften, Entdecker des Antibioticums Streptomycin (erstes wirksames Medikament gegen die menschliche Tuberkulose) und Begründer der Proteolyse−Chelations−Theorie der Zahnkaries,

der sich jahrelang mit den zahnärztlichen Erfolgsstatistiken und Unbedenklichkeitsbehauptungen über die Fluoridierung befaßt hatte, schrieb bereits von "Fluoride Arithmetic" ("fluorarithmetik"), "The Case of the Missing Data" ("der fall der fehlenden daten"), "Fluoridation And Censorship" ("fluoridierung und zensur"), "FLUORIDATION PROMOTION: A Case for the Public Prosecutor?" ("fluoridierungs−empfehlung: ein fall für den öffentlichen ankläger?"), und zitierte Abraham Lincoln:
Prologue "You can fool some of the people all of the time, and all of the people some of the time, but you cannot fool all of the people all of the time."
Prolog "Man kann einige Leute die ganze Zeit, alle Leute einige Zeit, aber nicht alle Leute die ganze Zeit zum Narren halten."
(A. Lincoln)

In der Tat erscheint es höchst suspekt, wenn sogenannte "anerkannte Fluor−Experten", zahnärztliche Standesorganisationen und Standesführer die Werbetrommel für die Fluoridierung mit der Begründung rühren, sie würde ganz wesentlich zur Kostendämpfung im Gesundheitswesen beitragen.

In Wirklichkeit ist nämlich das Gegenteil der Fall:
Aus den amtlichen Daten über die fluoridierte Bevölkerung und die Zahngesundheitskosten im klassischen Fluoridierungsland USA geht nämlich unwiderlegbar hervor, daß die nach dem medizinischen Inflationsindex inflationsberichtigten Zahngesundheitskosten mit der Fluoridierungsrate nicht gesunken, sondern proportional mit der Fluoridierungsrate angestiegen sind.

Das heißt, je mehr Leute in den USA im Zeitraum von 21 Jahren (1950−1970) mit fluoridiertem Trinkwasser beaufschlagt wurden, desto höher sind auch die inflationsberichtigten Zahngesundheitskosten angestiegen.

Dieses Beispiel aus den USA ist kein Einzelfall und findet in Europa ein bemerkenswertes Gegenstück in Basel:
Dort hatte der Basler Schulzahnarzt und Leiter der Basler

Schulzahnklinik, Dr. Gutherz, Berechnungen angestellt, daß durch Einführung der Trinkwasserfluoridierung innerhalb weniger Jahre 2/3 der Kosten und 2/3 der Schulzahnärzte eingespart werden könnten, und hierüber Darstellungen publiziert, die in der Folge nicht nur von den zahnärztlichen Lehrkanzeln gepredigt, sondern auch in Gutachten für Behörden und Krankenkassen als Beweis für die Kostendämpfung und Hebung der Zahngesundheit durch Trinkwasserfluoridierung aufgenommen wurden.

So erscheinen die (falschen) Darstellungen von Dr. Gutherz u.a. schon im Gutachten des Innenministeriums — Gesundheitsabteilung — des Landes Schleswig—Holstein (erstellt von den sogenannten "anerkannten Fluor—Experten" Prof. Cremer und Prof. Büttner) 1968, S. 23 — 26, aber auch im Kommissionsbericht "Zahnmedizinische Prophylaxe" des Wissenschaftlichen Instituts der Ortskrankenkassen AOK (WIDO—Schriftenreihe Nr. 4, 1979, S. 36/37), der 1979 unter Mitwirkung u.a. der sogenannten "anerkannten Fluor—Experten" Prof. Büttner, Prof. Hötzel, Prof. Ketterl, Prof. König, Prof. Marthaler erstellt wurde.

Merkwürdigerweise wurde von den sogenannten "anerkannten Fluor—Experten" nicht erkannt, daß die Zahlen von Dr. Gutherz, auf die sie sich stützten, zwar den Erwartungen über die Trinkwasserfluoridierung entsprechen, aber sonst frei erfunden sind.

Die von Dr. Gutherz angegebenen Zahlen über die Kariesentwicklung durch Trinkwasserfluoridierung bei Kindergartenkindern stehen sogar zu seinen eigenen regulären Untersuchungsergebnissen in Widerspruch und sind falsch, wie man leicht nachrechnen kann.

Die von Dr. Gutherz ausgegebene Prognose über die Einsparung von 2/3 der Schulzahnärzte und 2/3 der Kosten durch Trinkwasserfluoridierung in Basel erfolgte merkwürdigerweise zu einem Zeitpunkt (1966), als er selbst als Leiter der Basler Schulzahnklinik bereits gezwungen war, die Zahl der Schulzahnärzte wesentlich aufzustocken und die Kosten zu vervielfältigen.

Der Widerspruch zwischen der "Einsparungsprognose durch Trinkwasserfluoridierung" des Herrn Dr. Gutherz auf Grund der erfundenen Zahlen und dem wahren Aufwand nach den Jahresberichten des Sanitätsdepartements Basel–Stadt ist aus dem nachfolgenden Bild leicht zu ersehen (s. S. 167).

Offen bleibt die Frage, warum diese seit Jahren in der Fachwelt bekannte Tatsache von den sogenannten "anerkannten Fluor–Experten" immer wieder "übersehen" wird und solcherart die falschen Darstellungen immer wieder Eingang in Gutachten und Berichte für Behörden, Krankenkassen, etc. finden.

Aber nicht nur in den USA, in der BRD (dort wurden in Kassel "Erfolge" der Trinkwasserfluoridierung an Kindern festgestellt, von denen ein Großteil gar kein fluoridiertes Wasser bekommen hatte) und in Basel, auch in Graz stehen die Erwartungen auf die Fluoridierung eingeschworener Schulzahnärzte mit der Wirklichkeit im Widerspruch.

So hatte die derzeitige Leiterin der Grazer Schulzahnkliniken – eine "Fluoranhängerin" – im Oktober 1982 im Anschluß an den Weltzahnärztekongreß des Zahnärztevereins FDI in Wien, wo wieder einmal für die Fluoridierung votiert worden war, auf einer Pressekonferenz in Graz anhand einiger vorgelegter Zahlen behauptet, in Graz hätte sich die Karies seit dem Absetzen der Fluortabletten (1973) verfünffacht.

In Wirklichkeit hatte die Karies nach Absetzen der Fluortabletten abgenommen (während der Tablettenaktion hatte sie zugenommen), wie eine Überprüfung durch den Steirischen Landesverband der Elternvereine an den öffentlichen Pflichtschulen und durch das Grazer Stadtschulamt ergeben hat.

Darüber hinaus stellten der Landesverband der Elternvereine und das Grazer Stadtschulamt fest, daß eine typische Statistikmanipulation durch die Grazer Schulzahnärztin vorlag, die zur angeblichen Verfünffachung der Karies geführt hatte.

Eine diesbezügliche Anmerkung findet sich in der nachstehen-

den Zuschrift im Organ der Sozialistischen Partei Steiermark, "Neue Zeit" vom 24.12.83:
Weniger Fluor — weniger Karies
Die Zahlenspiele von Frau LAbg. Kalnoky über die Zahngesundheit unserer Jugend in der Budgetdebatte des Landtages waren etwas konfus. In ihrer Pressekonferenz zusammen mit der Zahnärzteschaft im Oktober 1982 war behauptet worden, die Karies der Grazer Pflichtschüler hätte sich mit Absetzung der Fluortabletten in den Grazer Schulen verfünffacht. Eine Überprüfung dieser Behauptung durch den Steirischen Landesverband der Elternvereine an den öffentlichen Pflichtschulen in Zusammenarbeit mit dem Grazer Stadtschulamt kam zu dem Ergebnis, daß eine typische Statistikmanipulation vorlag. In Wirklichkeit hatte die Karies nach Absetzung der Fluortabletten abgenommen und stagniert derzeit. Die Vergleiche mit den Nachbarländern Schweiz und BRD sind unbeweisbare Horrorzahlen, die die Fluorlobby lanciert, damit ihr hochwirksames Umweltgift auch bei uns in die Zahnpasten, ins Trinkwasser und ins Kochsalz kommen soll.
"Neue Zeit" (Graz) v. 24.12.83 (Organ der Sozialistischen Partei Steiermark) von Prof. Johann Stadler, Elternvereinsreferent der steirischen Kinderfreunde, Wolfgang Poller, Elternvereinssekretär.

Längst ist auch nachgewiesen und aus der Fachliteratur ersichtlich, daß die angeblichen Kariesreduktionen durch natürlich fluorreiche Trinkwässer in den USA und durch künstlich angereicherte Trinkwässer in den Fluoridierungsexperimenten nicht real sind, sondern zweifelsfrei durch Datenmanipulation amerikanischer Zahngesundheitsbeamter und einiger Zahnärzte, von denen manche sogar zu "Fluor—Experten" der Weltgesundheitsorganisation avancierten, sowie durch Fehlinterpretation der Ergebnisse herbeigeführt wurden.

Diese Umstände mögen mit ein Grund sein, warum sogenannte "anerkannte Fluor—Experten" und zahnärztliche Standesfunktionäre in letzter Zeit große Anstrengungen machen, möglichst viele offizielle Stellen einschließlich der Krankenkassen zur Abgabe von Fluor−Empfehlungen und Mitfinanzierung von Fluoraktionen zu bewegen und sich damit Rückendeckung zu verschaffen.

Den Behörden und Krankenkassen wird dabei häufig suggeriert, man müsse die Kariesprophylaxe auf die drei Säulen (Trias) Mundhygiene, Ernährung und Schmelzhärtung (Fluoridapplikation) aufbauen.

Dabei sei die Mundhygiene noch lange nicht zufriedenstellend, die Ernährungsgewohnheiten könne man nur sehr langsam ändern (wobei die Absprachen der Zahnärzteschaft mit Werbeträgern der Zucker− und Süßwarenindustrie über gemeinsame Werbung tunlichst unerwähnt bleiben), und deshalb müsse man zunächst zum derzeit einzig verfügbaren und mit "Kariesreduktionen" bis 80% höchst bewährten "Fluor" greifen.

Auch in der "Gemeinsamen Empfehlung des Bundesverbandes der Deutschen Zahnärzte e.V. − Bundeszahnärztekammer − und des Bundesverbandes der Ortskrankenkassen vom 20.4.1983" werden die Trias − Mundhygiene − Ernährungsberatung − Schmelzhärtung (Fluoridapplikation) angesprochen.

Unerwähnt bleibt dabei, daß die Behauptung "Fluor härtet Schmelz" physikalisch falsch ist und daß Fluoridierungslösungen zur Lokalapplikation den Zahnschmelz anätzen, entkalken, und (destruktiv) erweichen, wie sogar der bundesdeutsche Fluortabletten−Hersteller Zyma−Blaes AG München in einer Broschüre zugibt:

Fluoride und Schmelzhärte
"Fluor härtet Schmelz" ist vielfach zu hören. Im physikalischen Sinn ist dies für intakten Schmelz falsch.
Fluoride und Schmelzerweichung
Fluoridierungslösungen, wie sie zur kariesprophylaktischen Lokalapplikation empfohlen werden, erweichen den Schmelz. Durch eine chemische Reaktion des Schmelzapatits mit diesen

hochkonzentrierten Fluoridlösungen *(10000 − 25000 ppm F)* wird die Schmelzoberfläche mikroskopisch angeätzt, entkalkt, erweicht. Es kann nicht übersehen werden, daß sie über den Weg einer destruktiven Erweichung der Schmelzoberfläche erkauft wird.

Fluoride und Zahngesundheit
Zyma−Blaes AG München

Als "überzeugendes europäisches Beispiel" für den angeblichen hohen karieshemmenden Effekt der Trinkwasserfluoridierung wird Unkundigen häufig Basel vor Augen geführt, von wo sogenannte "anerkannte Fluor−Experten" (Prof. Maeglin von der Univ.−Zahnklinik Basel und Prof. Gülzow von der Univ.−Zahnklinik Hamburg) berichten, daß der dort erzielte hohe Kariesrückgang (bis 73%) allein der Trinkwasserfluoridierung zuzuschreiben sei:

Zusammenfassung:

In Basel wird das Trinkwasser seit dem 1. Mai 1962 mit Fluorid bis auf einen Gehalt von 1,0 ppm angereichert. Seither sind Kariesbefall und Kariesfrequenz bei 7− bis 15jährigen Schulkindern signifikant zurückgegangen. Dieser Rückgang geht nur zu einem sehr geringen Teil auf gewisse zeitliche Unterschiede im Zahndurchbruch zurück. Er kann auch nicht als Folge einer Intensivierung von Aufklärung, Instruktion und Motivation in bezug auf optimale Mundhygiene und zweckmäßige Ernährung erklärt werden, denn die Mundhygiene der Basler Kinder hat sich in den letzten 10 Jahren nicht verbessert, und eine allgemeine Verringerung im Zuckerverbrauch ist nicht nachzuweisen. Dann liegt die Schlußfolgerung nahe, daß maßgebend das dem Wasser zugegebene Fluorid die Kariesfrequenz und den Kariesbefall verringert hat.

H.−J. Gülzow/H. Kränzlin/B. Maeglin
in: Schweiz. Mschr. Zahnheilk. 88, Nr. 11/1978, S. 1192 − 1200

Für den sachkundigen Kenner der Basler Verhältnisse ergibt sich allerdings ein anderes Bild, als es den sogenannten "anerkannten Fluor−Experten" und den Besuchern (Zahnärzte, Ärzte, Journalisten, Politiker) der Basler Schulzahnkliniken anläßlich von "Informationsfahrten" nach Basel geboten wird.

Die über 36 Jahre (1931 − 1966) währenden Aufzeichnungen des Kariesbefalls der Basler Primarschüler lassen vielmehr einen Kariesrückgang *ohne* "Fluor" um rund 60% von ca. 3 auf ca. 1 kariösen+gefüllten bleibenden Zahn pro Kind erkennen, wie aus dem amtlichen Zahlenmaterial der Basler Schulzahnkliniken feststellbar ist.

Die Karies ging demnach schon vor dem Krieg (trotz steigenden Zuckerkonsums) signifikant zurück, während des Krieges wurde der Kariesrückgang noch verstärkt (gesündere Ernährung), und nach dem Krieg wurde trotz wieder ansteigenden Zuckerkonsums die Vorkrieghöhe nicht mehr erreicht (nur mehr etwa der Stand von 1944).

Die Ursachen für diese Entwicklung sind zweifelsohne in den 1931 eingeleiteten und im Laufe der Jahre immer mehr verbesserten Prophylaxe−Maßnahmen der Basler Schulzahnkliniken sowie in der Tatsache, daß allmählich die zweite Generation von Kindern in die Schulen kamen, deren Eltern bereits zahnbewußter waren, zu sehen.

Mit der Trinkwasserfluoridierung hat dies alles nichts zu tun. Vielmehr zeigt das Diagramm einen deutlich rückläufigen Kariestrend schon *vor* Einführung der Trinkwasserfluoridierung, und kein vernünftiger Mensch wird annehmen, daß all die wirksamen fluoridfremden Maßnahmen und Faktoren mit Einführung der Trinkwasserfluoridierung trotz weiterer Verbesserung plötzlich unwirksam geworden sind und ihr Einfluß von der Trinkwasserfluoridierung übernommen wurde.

So wie die Daten dieses Diagramms zeigen auch spätere in Basel erhobene Daten keinerlei positiven Effekt der Trinkwasserfluoridierung.

Auch die von den sogenannten "anerkannten Fluor—Experten" viel strapazierte Zunahme der kariesfreien Primarschüler in Basel findet ihre einfache Erklärung in der Einbeziehung der Klein— und Kindergartenkinder in die längst bewährten und weiter verbesserten fluoridfremden Prophylaxemaßnahmen gleichzeitig bzw. bald nach Einführung der Trinkwasserfluoridierung, so daß immer mehr Kinder nicht nur mit kariesfreien bleibenden Gebissen, sondern auch mit kariesfreien Milchgebissen in die Schulen kamen.

Es ist zweifellos verfehlt, diesen Effekt, der mit der Trinkwasserfluoridierung nichts zu tun hat, dieser zuzuschreiben.

Nicht nur in Basel war die Karies *ohne* Trinkwasserfluoridierung und ohne "Fluor—Prophylaxe" rückläufig, sondern auch in Berlin.

So zeigt eine Untersuchung aus der Poliklinik für Konservierende Stomatologie an der Charité der Humboldt—Universität zu Berlin (Leiter: Prof. Dr. Rainer Zuhrt) über die "Kariesverbreitung bei Berliner Vorschulkindern aus den Jahren 1921 bis zur Gegenwart" (1980) ganz klar, daß auch hier die Kariesfrequenz *ohne* "Fluor" deutlich abgenommen hat.

Die Autoren schreiben dazu:
Diskussion:
Die in der Fachliteratur verbreitete Meinung, daß die Kariesmorbidität weiterhin im Steigen begriffen ist, trifft auf die 3— bis 6jährigen Berliner Kinder offensichtlich nicht zu. Der Vergleich kariesstatistischer Daten über einen Zeitraum von 60 Jahren läßt einen positiven Trend in der Kariesentwicklung bei Vorschulkindern erkennen, der sich am deutlichsten bei den 3jährigen zeigt. Seit den dreißiger Jahren nimmt die Zahl gebißgesunder Kinder kontinuierlich zu. Bei den 5— bis 6jährigen Kindern deutet sich diese günstige Entwicklung erst seit etwa 20 Jahren an.

Aus der Sicht der vorstehenden Betrachtungen rufen wir zum

Widerstand gegen die programmierte Fluor−Verseuchung auf.

Gleichzeitig rufen wir alle zuständigen Behörden und Politiker auf, den sogenannten "anerkannten Fluor−Experten" und zahnärztlichen Standesfunktionären das bisher gewährte uneingeschränkte Vertrauen zu entziehen und nicht länger durch Kooperation die undemokratischen und reaktionären Methoden der Meinungsunterdrückung und des Gesinnungsterrors zu unterstützen.
F.d. ARGE für alternative Gesundheitspolitik

Die Fluorbefürworter nehmen Fakten nicht zur Kenntnis

Totschreien und Totschreiben sind einander sehr ähnlich. Totschweigen ist die akademische Methode.
Werner Kollath

Es ist völlig unverständlich, daß trotz dieses erdrückenden Materials von den Befürwortern längst widerlegte Behauptungen immer wieder aufgestellt werden, als ob man durch Wiederholung Fakten aus der Welt schaffen könnte.

So brachte die ZM (Zahnärztliche Mitteilungen) in Heft 7/1984 erneut eine "Stellungnahme zur TWF und die Argumentation der Gegner". Die Behauptungen der Fluorbefürworter in der ZM wurden durch die Anfragebeantwortung der Deutschen Bundesregierung vom 15.3.1984 ad absurdum geführt.

Es erscheint uns daher zweckmäßig, daß wir uns noch einmal zusammenfassend zu den einzelnen Punkten äußern.

1. Behauptung der Fluoridisten:

Fluor ist ein essentielles Spurenelement, das dem Organismus in ausreichender Menge zugeführt werden sollte. (Aussagen von Naujoks, Bergmann, Newesely, Knappwost, Büttner, Ahrens, Schmidt, Büchs, Gülzow, Marthaler in einer gemeinsam abgegebenen Erklärung anläßlich einer Forschungsveranstaltung der Jugendzahnärzte im Lande NRW).
(Herausgeber IME, erschienen 1979).

Antwort der GGB:
Bis jetzt ist nicht schlüssig nachgewiesen, daß Fluorid "essentiell" (lebensnotwendig) ist. Bezeichnend ist, daß neuerdings

verstärkt auf den Unterschied zwischen Fluor und Fluorid hingewiesen wird, um die Gegner abzuwerten. Bis 1979 haben offensichtlich und nachweislich die o.g. 10 Experten der Unterscheidung selbst keinen Wert beigemessen, oder haben sie den Unterschied gar nicht gekannt? Karies ist unbestritten *keine* Fluormangelkrankheit.

Wir zitieren aus der Amerikanischen Pharmakopöe für Apotheker, 24. Ed., S. 1456/1457: "Aufgrund ihrer kalziumfällenden Eigenschaft stellen Fluoride stärkste Gifte für alle lebenden Gewebe dar. Sie verursachen Blutdrucksenkung, Schäden des Respirationstraktes und allgemeine Lähmungen. *Fortgesetzte Einnahme unterschwelliger Dosen verursacht bleibende Wachstumsschäden.*" Auffallend ist, daß diese Aussage in späteren Auflagen, als die Fluoridierung stärker propagiert wurde und ins Kreuzfeuer geriet, nicht mehr erscheint.

Dr. Ludwig Gross, ein bekannter Krebsforscher, in der New York Times vom 3.6.57:

"Die einfache Tatsache, daß Fluor ein schleichendes Gift ist, schädlich, toxisch und mit kumulierender Wirkung, selbst wenn es in kleinsten Dosen genommen wird, bleibt unveränderlich bestehen, wenn auch noch so oft geschrieben wird, daß die Fluoridierung der Wasserversorgung harmlos ist." (S. auch "Begriffsbestimmung Fluor — Fluorid", S. 21).

2. Behauptung der Fluoridisten:
Natriumfluorid ist nicht giftiger als Arsen. Als tödliche Einzeldosis gilt mindestens das 25fache von Arsenik.

Antwort der GGB:
Mindestens ein Todesfall eines Kindes in Österreich ist mit Sicherheit auf den Verzehr von Fluoridtabletten zurückzuführen. Wöchentliche Vergiftungsfälle gehen bei den Vergiftungszentralen ein.

Prof. Dr. K.O. Moeller, Kopenhagen, maßgeblicher Pharmakologe für die nordischen Länder: "Fluor ist weitaus gefährlicher als Arsen oder Strychnin, bei denen die Maximaldosen mit 5 mg weit größer sind."

Dr. Charles A. Brush, B.S., M.D., Direktor des Cambridge Medical Center, Cambridge, Massachusetts: "Künstliches oder anorganisches Natriumfluorid ist ein stark toxisches Protoplasmagift, das 15mal so stark ist wie Arsen."

Dr. Jugh Sinclair, Direktor des Oxford Laboratory of Human Nutrition, England: "Fluor ist eine extrem toxische Substanz. Wir wissen noch zu wenig von seinen Wirkungen, um jetzt schon damit Experimente zu machen."

Prof. Emanuel Cheraskin, US—amerikanischer Ernährungswissenschaftler in Birmingham, Alabama: "Fluor ist ein Breitbandenzymgift".

3. Behauptung der Fluoridisten:
Es ist Utopie, Zahnkaries durch Ernährung zu verhüten. Die Bevölkerung ist nicht bereit, das Ernährungsverhalten zu ändern. Deshalb sind Fluoride unverzichtbar.

Antwort der GGB:
Die auf Seite 15 – 19 genannten Beispiele zeigen, daß die Ursache der Zahnkaries denaturierte Zivilisationskost ist. Der Ernährungsbericht 1976 der Bundesregierung sagt eindeutig aus "ohne Zucker keine Karies", s. S. 103, 104.

Die Bevölkerung ist ungenügend über die Zusammenhänge von Krankheiten und falscher Zivilisationskost informiert. Solange selbst von seiten der Regierung eine Werbung für krankmachende Kost – ohne Aufklärung darüber – gebilligt und gefördert wird, ist keine andere Verhaltensweise des einzelnen zu erwarten.

Privatinitiativen zeigen jedoch, daß das Wissen um die Zusammenhänge fehlt und andererseits von der Bevölkerung gewünscht wird. Rund 300 Gesundheitsberater (GGB) klären seit etwa 2

Jahren mit zunehmendem und großem Erfolg darüber auf. Das Interesse wächst.

4. Behauptung der Fluoridisten:
Die Wirksamkeit der Kariesprophylaxe ist unumstritten. Die Fragen der Fluoridierung wurden in weit über 30 000 wissenschaftlichen Publikationen behandelt. Vordingborg (Dänemark), Karl–Marx–Stadt (DDR) oder Basel sind beispielhaft.

Antwort der GGB:
Alle genannten angeblichen Erfolgsstatistiken wurden nachweislich exakt widerlegt, s. S. 27, 32. Bei den sogenannten wissenschaftlichen Arbeiten wird verschwiegen, daß sich davon nur ein geringer Teil mit der Fluoridierung befaßt, die meisten davon referieren als Sekundärliteratur. Die Mehrzahl dieser Arbeiten stammt von Wissenschaftlern, die die Arbeiten von Wissenschaftlern zu neuen "wissenschaftlichen Arbeiten" zusammengefaßt haben.

5. Behauptung der Fluoridisten:
Fluoride akkumulieren sich in der Plaque und greifen in den Stoffwechsel der Plaquebakterien ein.

Antwort der GGB:
Ohne raffinierte Kohlenhydrate keine schädigende Plaque.

6. Behauptung der Fluoridisten:
Die Experten, d.h. die Wissenschaftler, welche selbst geforscht haben, sind sich auf der ganzen Welt in wesentlichen Fragen einig.

Antwort der GGB:
Natürlich sind sich die Wissenschaftler der Gegenseite einig. Daran bestand nie ein Zweifel. Es ist nur äußerst bedauerlich, daß

den Fluorgegnern unterstellt wird, Dinge zu verbreiten, die nicht selbst erforscht wurden.

Auf seiten der Befürworter tauchen auffallend oft immer dieselben Namen auf, die sich als angebliche Vertreter der sogenannten Wissenschaft vorstellen, jedoch nur Behauptungen weitergeben, ohne selbst geforscht zu haben.

7. Behauptung der Fluoridisten:
Die Statistiken über Fluoridierungsmaßnahmen entsprechen der Wahrheit und wurden seit 1938 in Tausenden Untersuchungen auf der ganzen Welt bestätigt.

Antwort der GGB:
S. S. 27 "Kritische Betrachtungen zu Statistiken".

8. Behauptung der Fluoridisten:
Es ist nicht wahr, daß Zahnärzte, Gesundheitsämter und Krankenkassen gemeinsam Falschinformationen zur Einführung der Fluoride verbreiten.

Antwort der GGB:
ZM—Mitteilung vom 27.3.84:
"Die Bundeszahnärztekammer gibt bekannt:
Neuer Prophylaxe—Vertrag mit Krankenkassen Köln —zpm—
Die Bundeszahnärztekammer hat mit Krankenkassen ein neues Prophylaxe—Abkommen unterzeichnet. Ziel dieser Vereinbarung ist die Verbesserung der Zahngesundheit durch gemeinsame Aufklärung über zweckmäßige Ernährung, Mundhygiene und Schmelzhärtung durch Fluoridierung. In diese Voraussetzungen zur weiteren Vertiefung vorbeugender Zahnheilkunde sollen auch Ärzte, Kindergartenträger und —gärtnerinnen, Ministerien, Lehrer, Gemeinden, Gesundheitsämter und Eltern einbezogen werden.

Partner der Vereinbarung sind der Verband der Angestellten—Krankenkassen und Arbeiterersatzkassen sowie die Betriebs—, Innungs—, landwirtschaftlichen Krankenkassen und die Bundesknappschaft. Mit dem Bundesverband der Ortskrankenkassen wurde vor Jahresfrist ein entsprechendes Abkommen geschlossen."

9. Behauptung der Fluoridisten:
Die Industrialisierung erhöht die Fluoridkonzentration in der täglichen Kost nur unwesentlich.

Antwort der GGB:
In der Nähe von Fluor—Emittenten wiesen Vegetabilien und Früchte einen 5 — 21fachen höheren Fluorid—Gehalt als normal auf, s. S. 164

10. Behauptung der Fluoridisten:
Trinkwasserfluoridierung ist eine sinnvolle Kariesvorbeugung, auch wenn nur geringe Mengen effektiv genutzt werden.

Antwort der GGB:
Kaum 1% des gesamten Leitungswassers wird konsumiert, 99% werden sinnlos behandelt und belasten die Umwelt, s. S. 153.

11. Behauptung der Fluoridisten:
Es gibt keine wissenschaftlich stichhaltigen Beweise, daß Fluoride gesundheitlichen Schaden verursachen.

Antwort der GGB:
S. S. 35 — 45 "Gesundheitsschäden durch Fluoride"
1974 wiesen Biochemiker eine deutliche Wirkung von Natriumfluorid auf die Exzisions—Reparatur und teilweise auf die Phosphorylierung der DNA—Vorstufen bis hin zur "signifikanten

Unterdrückung der DNA−, RNA− und Proteinsynthese und zu Veränderungen im Monophosphokinase−Schritt der Nukleotidphosphorylierung" schon in überaus kleinen Konzentrationen nach. Die betreffenden Untersuchungen wurden von Klein, Kocsis und Altmann am Institut für Biologie des Österreichischen Atomforschungszentrum Seibersdorf durchgeführt. Ausführungen der Fluortabletten−Firma Zyma−Blaes AG, München besagen, daß Fluorid den Zahnschmelz *nicht härtet* und daß höhere Konzentrationen, wie sie zur Lokalbehandlung verwendet werden, den Zahnschmelz sogar anätzen, entkalken und destruktiv erweichen. Weiteres s. S. 238.

12. Behauptung der Fluoridisten:
Eine echte toxische Schädigung ist erst zu erwarten, wenn täglich 10 − 20 mg Fluoride und mehr über Jahre aufgenommen werden.

Antwort der GGB:
Diese Behauptung ist durch das vorliegende Buch oftmals widerlegt, s. Punkt 1 und 2, s. S. 35 − 46.

13. Behauptung der Fluoridisten:
Die Krebssterblichkeit nahm sogar in fluoridierten Städten ab.

Antwort der GGB:
Widerlegung s. S. 42 u.a.

14. Behauptung der Fluoridisten:
Die Trinkwasserfluoridierung führt nicht zu häufigerem Mongolismus.

Antwort der GGB:
Widerlegung auf S. 35 − 46.

15. Behauptung der Fluoridisten:
Die Trinkwasserfluoridierung führt nicht zur Knochenfluorose.

Antwort der GGB:
Widerlegung s. S. 35 – 46.

16. Behauptung der Fluoridisten:
Eine absolut sichere und genau dosierte Fluoridierung des Trinkwassers ist ohne weiteres möglich.

Antwort der GGB:
Widerlegung s. S. 162.

17. Behauptung der Fluoridisten:
Es stimmt nicht, daß die Aluminiumhersteller ihre giftigen Abfälle durch die TWF beseitigen wollen.

Antwort der GGB:
s. „Geschichtliche Entwicklung der Fluoridierung" S. 61.

18. Behauptung der Fluoridisten:
Schmelzflecken (Dentalfluorose) deuten lediglich auf eine Störung der Schmelzmineralisation hin.

Antwort der GGB:
Da der Zahn am Stoffwechsel des Gesamtorganismus teilnimmt, ist die Dentalfluorose nicht der Ausdruck einer lokalen Schädigung, sondern sicheres Zeichen einer Fluorvergiftung.

19. Behauptung der Fluoridisten:
Bei optimal fluoridiertem Trinkwasser kommt es nicht zur Knochenfluorose.

Antwort der GGB:
Die sogenannte Optimaldosierung ist ein Wunschdenken angesichts der toxischen Gesamtsituation, s. S. 163 – 165.

20. Behauptung der Fluoridisten:
Es trifft nicht zu, daß die Spanne zwischen vorbeugend und giftig wirkenden Fluoridmengen verhältnismäßig eng ist.

Antwort der GGB:
Diese Behauptung ist widerlegt u.a. auf S. 35, 154. Von den Fluoridisten werden außerdem individuelle Schwankungen nicht berücksichtigt.

Schlußwort

Unsere systemabhängige Gesellschaft ist in allen Lebensbereichen erkrankt und begnügt sich mit fragwürdiger Symptombehandlung. Auch im Fall des Fluorproblems ist es erschreckend, wie angeblich "neueste wissenschaftliche Erkenntnisse" ohne intensive Hinterfragung verantwortungslos verbreitet und kritiklos geschluckt werden.

Wird denn etwas dadurch zur Wahrheit, daß "anerkannte Wissenschaftler" unentwegt und ungestraft dieselben falschen Dinge wiederholen?

Die Wahrheit liegt meist nicht bei der Masse. Sinn und Ziel dieses Buches war, durch Sammlung objektiver Fakten zur Wahrheitsfindung beizutragen. Angesichts der finanziellen Übermacht der wirtschaftlichen Interessengruppen ist jedoch zu befürchten, daß trotz des in diesem Buch vorgelegten erdrückenden Beweismaterials die Fluorbefürworter ihren alten Standpunkt weiterhin vertreten werden und die unhaltbaren Behauptungen nach wie vor aus wirtschaftlichen Gründen, aus Bequemlichkeit, aus Unwissenheit oder, um ihr Gesicht nicht zu verlieren, verbreiten.

Es spielen auch Standesgründe eine Rolle, denn welcher Wissenschaftler und Arzt gesteht gern vor der Öffentlichkeit ein, daß er lange Zeit eine Irrlehre verbreitet hat?

Hier sind besonders die Zahnärzte und Ärzte aufgerufen, den Mut zu haben, sich von eingefahrenen Vorstellungen auf Grund jahrzehntelanger Fehlinformation zu lösen.

Dem unbefangenen Bürger wird es wohl am leichtesten fallen, sich die Erkenntnisse dieses Buches zu eigen zu machen, daß Zahnkaries durch den Verzehr von Fabrikzucker entsteht und die Behandlung mit einem chemischen Stoff, einem starken Umwelt−, Zell−, Enzym− und Speichergift, widersinnig ist.

Im Interesse der Volksgesundheit sollte jeder Leser seine Pflicht darin sehen, an der Verbreitung der hier dargestellten Zusammenhänge mitzuwirken.

Sachregister, Seite

Aktion von Eben—Ezer 16
Aktion Mönchweiler 16
Allergie 35, 42
Aluminiumindustrie 61, 62, 65, 71, 213
Arteriosclerose 35, 37, 51
Arthritis 35, 55
Baltimore 48
Basel TWF 34, 57, 153, 155, 166, 167, 239
Bauchspeicheldrüsenstörungen 52
Bier, fluoridhaltig 165
Birmingham 166, 188
Cameron 54, 55
Calciumstoffwechsel 154
Chlor 159
Chromosomenbrüche 36, 40
Dermatitis, perioral 41
Enzymblockierung 38, 42, 53
Fabrikzucker 11, 15, 16
Fehlerhafte Statistiken 27—34, 54
Fettsucht 15
Fluoridionen in Lebensmitteln 21, 25, 26
Gallensteine 15
Gaumenspalte 37
Gefäßerkrankungen 15
Gesellschaft für Gesundheitsberatung (GGB) 7, 169
Grand Rapids — TWF 33, 45, 83
Grauer Star 55
Haarverlust 36
Hasenscharte 36
Herzinfarkt 15, 35
Hindhede 15

Honig 19
IME 65, 73, 76, 94 – 100, 192 – 194, 221, 222, 231
Kassel TWF 33, 188, 216
Kingston 48, 166, 188
Knochenbrüche 41
Knochensklerose 35, 55, 154
Krebsentstehung durch Fluoride 35, 42, 213
Kropf 35
Kosten 155, 165, 204, 213, 234
Lebererkrankungen 15, 36, 213
Mißbildungen 36
Mundbakterien 17, 182
Nagelveränderungen 36
Nervenschädigungen 36
Nierenkranke (Dialyse) 36, 39, 54
Nierensteine 15, 36
Newburgh 48, 54, 166
Norrköping 48, 57
Parodontose 49
Plaques (Belag) 11
Prophylaxe – Trias 18
Protoplasmagift 53
Rheuma 15, 36
Salford 188
Schäden durch Fluor 35 – 47, 144
Schädigung der Erbsubstanz 40
Schilddrüsenstörungen 37
Schmalkiefer 49
Schwangerschaft 37, 51
Speisesalz, fluoridiertes 155, 163
Statistiken, falsche 27 – 34, 54
Sterblichkeit, erhöhte 45, 55, 213
Stoffwechselkrankheiten 15, 53

Todesfall durch Fluor 11, 215
Thrombose 35
Toxische Gesamtsituation 155
Urticaria (Nesselausschlag) 54
Vergiftungen durch Fluoride 162
Vitalstoffreiche Vollwertkost 16
Werbung, irreführende und unwahre 230
Wiskonsin 45
Zahnfleischentzündung 49
Zahnfluorose 81, 154
Zahnpasta 164
Zahnschmelzschäden 238
Zuckerkrankheit 15

Literaturverzeichnis

Adler, P.: Über die Beziehungen zwischen Zahnkaries und Fluoriden, J.A. Barth, Leipzig 1950
Adler, P.: Proc. 41. ORCA–Kongress 1957, 48
Adler, P.: Journ. Dent. Res. 30 (1951), 368
Adler, P.: Fluorides and Dental Health. WHO–Monograph Series No. 59: 323 – 354, 1970
Åslander, Alfred: Dental Caries, The Bone–Meal Method and the Cariogenic Properties of Sugar, Report from the Division of Agriculture. The Royal Institute of Technology, Stockholm 70, Sweden Nr. 2, 1960
Auermann, E.: Dtsch. Ges.wesen 27 (1972), 86; s.a. Fluoride Quart. Rep. 6 (1973), 78
Bartsch, W.: Wasserwirtschaft/Wassertechnik 10 (1960), 208 (ref.) GWF 102 (1961), 199
Baume, L.J.: Schweiz. Mschr. Zahnheilk. 63 (1953), 541
Berry, R. J. and Trillwood, Wilfred: Sodium Fluoride and Cell Growth, British Medical Journal 2/1064, October 1963.
Binder, K.: Praktische Erfahrungen mit der Fluoridierung in Österreich. Zahnärztl. Mitteilungen 17: 867 – 871, 1970
Bircher, R.: Rettung der Zähne (Ergebnisse so günstig wie noch nie), Der Wendepunkt, Zürich, Nov. 1953, 30. Jahrgang, Heft 12.
Blum, K.: Die Problematik der Trinkwasserfluoridierung als Kollektivmaßnahme zur Zahnkariesprophylaxe im Hinblick auf unterschiedliche Trinkwasserqualitäten. Inaug.–Diss.Univ. Erlangen–Nürnberg 1969
Boettcher, F.: Der Städtetag 20 (1967), 272
Brandt, C. St.: VDI–Bericht Nr. 14, Fluorhaltige Luftemissionen, Düsseldorf 1971
Bruker, M.O.: Krank durch Zucker, Helfer–Verlag, Bad Homburg
Bruker, M.O.: Gesund durch richtiges Essen, Tomus Verlag, München
Bruker, M.O.: Unsere Nahrung – unser Schicksal, bioverlag gesundleben, Hopferau–Heimen
Bruker, M.O./Gutjahr: Biologischer Ratgeber für Mutter und Kind, bioverlag gesundleben, Hopferau–Heimen
Buck, R. M.: The Grim Truth about Fluoridation. G.P. Putnam's Son, New York 1964
Burgstahler, A. W.: Transact. Kansas Acad. Science 68 (1965), 223; Arch. Environm. Health 8 (1967), Dec. mit zahlr. Quellenangaben
Caldwell, G. und Zanfagna, Ph. E.: Fluoridation and Truth Decay. Top–Ecol Press, Lawrence, Mass. 1974
Carlsson, A.: Farmakologiska synpunkter pa vattenfluoridering: Fluorens giftverkningar daligt utredda, Egentliga epidemiologiska studier saknas. Läkaridningen 67; 943–953, 1970
Carlsson, A.: Ett systematiskt bagatelliserande. Läkartidningen 67; 1534–1536, 1970
McCarrison, Sir Robert & Sinclair, H. M.: Nutrition and Health, Verlag Faber and Faber Limited, 24 Russel Square, London, dritte Aufl., 1961
Cleave, T.L. u. Campbell, G. D.: Saccharine Desease (Die Saccharidose), Bircher–Brenner Verlag, Bad Homburg 1966. Neu: Krank durch Zucker und Mehl, bioverlag gesundleben
Cremer, H.–D., Büttner, W.: Argumente und Gegenargumente zur Fluoridierung des Trinkwassers. Öff. Gesundh.–Wesen 33; 166–183, 1971; Sonderheft 4
Cremer, H.–D.: Die chemische Untersuchung der Zähne, Bestimmung anorganischer Bestandteile; Die Zahn–, Mund– und Kieferheilkunde, 1. Band, S. 399, Verlag von Urban und Schwarzenberg, München/Berlin 1958

Dean, H.T.: in 82. Congress Hearings on Fluoridation, Seite 1648
Dean, H.T.: Eidl. Aussagen bei Verhandlungen in Oroville, Calif. im Oktober 1953 und in Chicago, JTT. im Mai 1960
Dean, H.T.: Endemic Fluorosis and its Relation to Dental Caries, Pub. Health, Rep.53: 1443–1452, 1938
Dean, H.T., Arnold, F.A., Jr., Elvove, E.: Domestic Water and Dental Caries. V. Additional studies of the relation of fluoride domestic waters to dental caries experience in 4425 white children, aged 12 to 14 years, of 13 cities in 4 States. Pub. Health Rep.57: 1155–1179, 1942
Dean, H.T.: The Investigation of Physiological Effects by the Epidemiological Method. In "Fluorine and dental health", Moulton, F.R., editor, Amer. Assoc. Adv. Sc., Wash. D.C. Publication no. 19; 23–31, 1942
Dean, H.T., Arnold, F.A., Jr., Jay, Ph., Knutson, J.W.: Studies on Mass Control of Dental Caries through Fluoridation of the Public Water Supply. Pub. Health Rep.65: 1403–1408, 1950
Dental Care provided by Anglescy's School Dental Service. County Med. Officer's Reports 1944–1972
Deptm. of Health and Social Security, Rep. No. 122: The Fluoridation Studies in the United Kingdom on the Benefits achieved after Eleven Years. London 1969
Dettwiler, E.: Zur quantitativen Bestimmung von Fluor Diss. ETH, Zürich 1961
Eichholtz, F.: Biologische Existenz des Menschen in der Hochzivilisation. G. Braun, Karlsruhe 1959
Eichholtz, F. und Mitarbeiter: Therapeut. Umschau 20 (1963), 93; Dtsch. Med. Journ. 16 (1965), 29
Eichholtz, F.: Dtsch. med. Journ. 16 (1965), 29
Ericson, Y.: Caries Res. (ORCA) 8 (1974), Suppl. 1, 18
Ericson, Y.: in WHO–Monographie No. 59 "Fluorides and Human Health", Genf 1970, S. 15
zit. von Y. Ericson, Caries Res. 8 (1974), Suppl. 1, 20
Exner, F.B.: in The American Fluoridation Experiment (F.B. Exner u. G.L. Waldbott). Davin–Adair, New York 1957
Exner, F.B. und Waldbott, G.L.: The American Fluoridation Experiment. Devin–Adair, New York 1957
Exner, F.B.: "Regarding the Study of 32 Fluoride and 32 Non–Fluoride Cities".
Exner, F.B.: M.D., F.A.C.R., 316 Medical Dental Building Seattle, Washington 98101, USA, S. 1–4, 1970
Exner, F.B.: The "Margin of Safety" in Fluoride Treatment in a Fluorine–Polluted Environment, F.B. Exner, M.D., F.A.C.R. Seattle, Washington 98101, USA S. 1–25, 1970
Fifty Years of Progress in Water Purification 1913–1963. Journ. AWWA 55 (1963), 813
Fluorwasserbuch der ÖAV, Wien 1972 u. 1973
Fluoride Drinking Water. USPHS–Publication No. 825 (1962). Zusammenfassung der Veröffentlichungen von H.T. Dean und Mitarbeitern, Studie über Grand Rapids u.a.
Fechner, E.: Recht, Macht und Wahrheit im Kampf um unsere Gesundheit; Das Leben, Zeitschrift für Biologie und Lebensschutz, Biologie–Verlag, Hamburg–Sasel, Heft 5, Okt. 1964
Fechner, E.: "Über den Einfluß wirtschaftlicher Interessen auf wissenschaftliche Organisationen und wissenschaftliche Meinungen", Rechtsgutachten, 14 Seiten, November 1962
Gesundheitswesen: Fluoride und menschliche Gesundheit. Übersetzung aus WHO–Chronic 24 (1970, 271, Öff. Gesundh.–Wesen 33: 173–182, 1971
Gewerbliche Vergiftungen durch Fluor und seine Verbindungen. Heft 13 der Schriftenreihe der Ges. dtsch. Metallhütten– u. Bergleute. Clausthal–Zellerfeld 1963

Geyer, C.F.: Zur Frage der Trinkwasserfluoridierung. Inter. J. Vitalstoffe−Zivilisationskrankh.13; 165−170, 1968
Geyer, C.F.: Kariesprophylaxe − falsch programmiert (I.) Zahnärztl. Welt/Rundschau 78; 569−571, 1969
Geyer, C.F.: Kariesprophylaxe − falsch programmiert (II.) Zahnärztl. Welt/Rundschau 79; 677−679, 1970
Geyer, C.F.: Das Kariesproblem im öffentlichen Gesundheitsdienst. Öff. Gesundh.−Wesen 32; 36−42, 1970
Geyer, C.F.: Jawohl − Fehlleistung der präventiven Medizin! Öff. Gesundh.−Wesen 32; 551−552, 1970
Geyer, C.F.: Das öffentliche Gesundheitswesen 32 (1970), 36; Zahnärztl. Welt 78 (1969), 569
Gordonoff, T.: Toxikologie des Fluors; Schwabe & Co. Verlag, Basel und Stuttgart, 1964
Gutherz, M.: Sozialmedizinische Aspekte der Trinkwasserfluoridierung. Ihre Auswirkung nach 5jährigem Bestehen auf das Gebiß des Kleinkindes und der Kinder der 1. Primarschulstufe im Kanton Basel−Stadt, Schweiz. Mschr. Zahnheilkunde 77; 492−514, 1967
Gutherz, M.: Klinischer Nachweis der Karieshemmkirkung einer metaphosphathaltigen Fluorzahnpaste, Schweiz. Mschr. Zahnheilk. 78; 235−247, 1968
von Haller, Albert: Gefährdete Menschheit, Ursache und Verhütung der Degeneration, Hippokrates Verlag, Stuttgart 1956
Hornung, H.: 25 Jahre Trinkwasserfluoridierung zur Kariesverhütung. Städtehygiene 21; 193−194, 1970
Jahresberichte des Sanitätsdepartment des Kantons Basel−Stadt und der Schulzahnklinik Basel−Stadt; s.a. ZM 59 (1969), 563; 60 (1970), 804 u.a.
Imfeld, AL: Zucker; Unionsverlag, Zürich
König, K.G.: Kariesprophylaxe in ärztlicher Sicht, Medizinischer Verlag Hans Huber, Bern und Stuttgart, 1964
Kollath, W.: Die Ordnung unserer Nahrung, Haug−Verlag, Heidelberg
Kollath, W.: Zivilisationskrankheiten und Todesursachen, Haug−Verlag
Kollath, W.: Vollwert der Nahrung, Haug−Verlag, Heidelberg
Koller, S.: Öst. Z. Stomat. 1950, 505
Krafft, A.: Kariesbefall und Kariesfrequenz bei 7− bis 15jährigen Basler Schulkindern im Jahre 1967, nach 5jähriger Trinkwasser−Fluoridierung. Schweiz. Mschr. Zahnheilk. 78: 1195−1208, 1968
Kreuzer, K.: Kritische Betrachtungen zur Arbeit aus der Basler Schulzahnklinik von M. Gutherz: Sozialmedizinische Aspekte der Trinkwasserfluoridierung, Schweiz. Mschr. Zahnheilk. 81: 243−247, 1971
Kreuzer, K.: Replik auf den offenen Brief von Dr. M. Gutherz, Schweiz. Mschr. Zahnheilk. 81: 252−254, 1971
Lammers, Th., Hafer, H.: Biologie der Zahnkaries, Dr. Alfred Hüthig Verlag, Heidelberg, 1956
Leimgruber, Ch.: Die Fluorprophylaxe: eine große Illusion? Deutsche Zahnärztl. Zschr. 8; 419−423, 1953
Leimgruber, Ch.: Schweiz. Mschr. Zahnheilk. 55 (1945), 1003, 1054; 56 (1946), 584; 58 (1948), 1; DZZ 8 (1953), 419
Leimgruber, Ch.: Zahn, Zahnkaries und Fluor, Diaita Nr. 3, 12. Jg., 1966; Bad Homburg v.d.H.
Leone et al., N.C.: Publ. Health Rep. 69 (1954), 925
Marthaler, Th.: Eine Überprüfung der Resultate der Trinkwasserfluoridierung in Basel. Öff. Gesundh.−Wesen 33; 183−190, 1971 (Sonderheft 4)
Marthaler, Th., König, K.G.: Der Einfluß von Fluortablettengaben in der Schule auf den Kariesbefall 6− bis 15jähriger Kinder, Schweiz. Mschr. Zahnheilk. 77; 539−554, 1967

Marthaler, Th. M.: Karieshemmung durch Aminfluoridzahnpasten nach 7jähriger Studiendauer, Schweiz. Mschr. Zahnheilk. 78; 134–147, 1968

Meyer, A.: Fluor fördert die Entstehung der Karies. Schweiz. Mschr. Zahnheilk. 80; 380–383, 1970

Meyer, A.: Fluor fördert die Entstehung der Karies, tägl. prax. 11; 701–703, 1970

Meyer, A.: Der gegenwärtige Stand der Fluormedikation als kariesprophylaktische Maßnahme, Zschr. Allgemeinmedizin – Der Landarzt 48; 173–175, 1972

Minder, W., Gordonoff, T.: Über Stoffwechselversuche mit radioaktivem Calcium, Experientia VIII/2; 71–76, 1952

Minder, W., Gordonoff, T.: Über den Einfluß von Fluor auf den Wassergehalt des Knochens. Archives Internationales de Pharmacodynamie et de Thérapie CXL; 173 – 182, 1962

Minder, W., Gordonoff, T.: Jod – Fluor – Antagonismus. Schweiz. Mschr. Zahnheilk. 65; 759–761, 1955

Naujoks, R.: Das öff. Ges.wesen 36 (1974), Sdh. 1

Naumann, E.: Trinkwasserfluoridierung – ein Widerspruch zum deutschen Recht und zur Aufgabe der öffentlichen Wasserversorgung. DVGW – Broschüre "Güteprobleme der Wasserversorgung an der Industriegesellschaft", 1968, Deutscher Verein von Gas– u. Wasserfachmännern, Frankfurt (Main), Theodor–Heuss–Allee 90–98

Naumann, E.: Die Trinkwasserfluoridierung vom wasserfachlichen Standpunkt. Intern. J.Vitalstoffe–Zivilisationskrankh. 15; 1970

Naumann, E.: Trinkwasserfluoridierung zur Cariesprophylaxe – ja oder nein? Öff. Gesundh.–Wesen 32; 163–172, 1970

Oelschläger, W.: Fluoride Quart. Rep. 3 (1970), 1

Oelschläger, W.: Mitt. v. 24.1.1975 an DVGW (Veröff. vorgesehen)

Oelschläger, W. u. Rheinwald, U.: Das öff. Ges.wesen 30 (1968), 11; s.a. DZZ 23 (1968), 128; Zahnkaries und Fluoride – ein Diskussionsgespräch, S. 37. A.W. Gentner, Stuttgart 1974 Hrsg. U. Rheinwald

Ottestad, P.: ReFluoridation of Drinking Water in Norway. (Submitted to the Ministry of Social Welfare, September 1969) Intern. J. Vitalstoffe–Zivilisationskrankh. 15; 145–149, 1970

Petraborg, Harvey T.: Die Trinkwasserfluoridierung als gutes Geschäft? Reform & Diät Nr. 1/1965, Separatdruck für die Liga für biologische Landesverteidigung, 8039 Zürich, Fach 130, Schweiz

Petraborg, H. T.: Fluoride Quart. Rep. 7 (1974), 47

Pottenger, Francis M.: The Effect of Heat–Processed Foods and Metabolized Vitamin D Milk on the Dentofacial Structurs of Experimental Animals, American Journal of Orthodontics and Oral Surgery, St. Louis, Vol. 32, No. 8, Oral Surgery Pages 467–485, August 1946

Pottenger, Francis M.: Fragmentation and Scarring of the Tarsal and Metatarsal Bones: An Index of Dental Deformity; American Journal of Orthodontics and Oral Surgery, St. Louis, Vol. 32, No. 8, Oral Surgery Pages 486–515, August 1946

Price, Weston A.: Nutrition and Physical Degeneration, A Comparison of Primitive and Modern Diets and Their Effects, published by The American Academy of Applied Nutrition, 1105 (105?) South la Brea Avenue, Los Angeles 19, California 1939, 1940, 1942, 1945, 1950

Rapaport, I.: "Mongoloism and Fluoridated Drinking Water", The Bulletin of the National Academy of Medicine of France, 140/529, 1956

Rehbinder, E.: Rechtliche Schranken der Trinkwasserfluoridierung, E. Schmidt Verlag, Berlin – Köln, 1974; ref. GWF 116 (1975), H. 4, RuS Nr. 3/4, 16

Ripke, B.: Trinkwasserfluoridierung, Zahnfluorose und Karies. Inaug.–Diss. Univ. Marburg 1969

Roos, Adolf: Kulturzerfall und Zahnverderbnis, eine neue Feldforschung im Hochtal Goms von 1955–1958 als Vergleichsstudie zum Kariesstatus der Gomser Kinder von 1930, unter Berücksichtigung der in 25 Jahren erfolgten wirtschaftlichen Umwälzung auf dem Gebiete der heutigen Ernährungsweise; Medizinischer Verlag Hans Huber, Bern und Stuttgart, 1962
Rost, A.: Was erwarten wir von einer Trinkwasserfluoridierung? Zahnärztl. Rundschau 64: 83–87, 1955
Schnitzer, J.G.: Gesunde Zähne von der Kindheit bis ins Alter, Bircher–Brenner–Verlag, Bad Homburg
Schöhl, H.: Erfahrungsheilk. XXI (1972), 41
Schöhl, H.: Erfahrungsheilk. XXIV (1975), H. 7 u. 8
Schöhl, H.: Erfahrungsheilk. 21 (1972), 41
Schöhl, H.: Zahnärztliche Welt 80 (1971), 815
Spira, L.: The Drama of Fluorine – Arch–enemy of Mankind. Lee Foundation for Nutr. Research, Milwaukee 1953
P.R.N.Sutton, Fluoridation: Errors and Omissions in Experimental Trials. Melbourne Univ. Press, 1959, 2. Aufl. 1960
Steyn, Douw G.: Once more – Fluoridation; Publikasies van die Universiteit van Pretoria, Nuwe Reeks, Nr. 24; 1964. (Erhältlich bei The Librarian, Merensky Library, University of Pretoria, Pretoria, Republic of South Africa; R 0.35 = thirty–five cents)
Steyn D.G.: Fluoridation of Public Water Supplies. Intern. J. Vitalstoffe–Zivilisationskrankh. 15; 100–107, 1970; Fortsetz. 142–144, 1970
Waldbott, G.L.: A Struggle with Titans, Carlton Press, 84 Fifth Avenue, New York, N.Y.10011, 1965
Waldbott, G.L.: Fluoride in Clinical Medicine. S. Karger Basel – New York, 1962, S. 1–60
Waldbott, G.L.: Acute Fluoride Intoxication. Acta Medica Scandinavica 1963, Stockholm, S. 1–44
Waldbott, G.L., Cecilioni, V.A.: "Neighborhood" Fluorosis. Fluoride 2: 206–213, 1969
Waldbott, G.L.: Airborne Fluoride in the Lake St. Clair–Detroit River Areas. Fluoride 4: 93–96, 1971
Waldbott, G.L.: Health effects of environmental pollution, C. Mosley Co., St. Louis 1973 und 1978
Waldbott, G.L.: Fluoride Quart. Rep. 1 (1968), 94
Waldbott, G.L.: Fluoride Quart. Rep. 8 (1975), 41
Waldbott, G.L.: Int. Arch. Allergy 12 (1958), 34; s.a. 20 (1966), Suppl. 1; Journ. Asthma Res. 21 (1962), 51
Waldbott, G.L.: betr. K.K. Paluev, Austral. Journ. Dent. 59 (1955), 15, s.a. Fluoride Quart. Rep. 8 (1975), 41
Wesslau, Eva: Zahnkaries und Ernährung, ein statistischer Beitrag zum Kariesproblem; Zahnärztliche Praxis 16. Jg. Nr. 8, S. 88–89, 15.4.1965
World Health Organization (WHO): Fluoridation and Dental Health. Report by the Director General. A22/P&B/7, 29 May 1969
WHO: Fluoridation and Dental Health. Commitee on Programme and Budget. A22/P&B/SR/7, 17 July 1969
WHO: Fluoridation and Dental Health (continued). Commitee on Programme and Budget, A22/P&B/SR/10, 19 July 1969
WHO: Fluoridation and Dental Health. Draft Second Report of the Committee on Programme and Budget, A22/P&B/21, 22 July 1969
WHO: Twenty Second World Health Assembly – read out the resolution "Fluoridation and Dental Health", A22/VR/12, p.9, 23 July 1969

WHO: Resolution of the World Health Assembly. "Fluoridation and Dental Health", WHA22.30, 23 July 1969
WHO: Fluorides and Dental Health. Monograph Series No. 59, Geneva 1970
Ziegelbecker, R. (1969): Kritischer Beitrag zu den Grundlagen der Kariesprophylaxe durch Fluoride. Vortrag am 15. Int.Vitalstoff − Konvent, 8.−14. September 1969 in Hannover
Ziegelbecker, R. (1969): Gesetzmäßigkeiten im Verlauf der Zahnkaries. Prophylaxe 8 (H 4), S. 73−83
Ziegelbecker, R. (1969): Nuevos puntos de vista para valora la profilaxis anticaries con flúor. Folia Clinica International To. XIX (Nr. 11), 539−549
Ziegelbecker, R. (1969): Kritischer Beitrag zu den Grundlagen der Kariesprophylaxe durch Fluoride. Int. J. Vitalstoffe− Zivilisationskrankheit, 14 (H 6) S. 229−233
Ziegelbecker, R. (1970): Stellungnahme zum Referat von T. M. Marthaler in der Schweiz. Mschr. Zahnheilk. 79, S. 903. Schweiz. Mschr. Zahnheilk. 80 (H 3) S. 297−299
Ziegelbecker, R. (1970): Anwendung mathematischer Funktionen in der Auswertung der Zahnkaries, Zahneruption und Fluorideinlagerungen in Hartgeweben. Vortrag auf der Third Annual Conference of the International Society for Fluoride Research, March 22−25, 1970, Hochschule für Bodenkultur, Wien
Ziegelbecker, R. (1970): A Critical Review on the Fluorine Caries Problem. Fluoride 2, p 71−79
Ziegelbecker, R. (1970): Acerca de la demonstración de una acelerada presentación de caries y una retrasada erupción de las piezas dentarias permanentes par el aporte incrementado de fluor. Folia Clinica International To. XX−Num 5, 332−350
Ziegelbecker, R. (1970): Kritischer Beitrag zu den Grundlagen der Kariesprophylaxe durch Fluoride (Autorreferat). GWF − Wasser/Abwasser 111 (H 8), S. 463−464
Ziegelbecker, R. (1970): Über die Hypothesen der Kariesprophylaxe mit Fluoriden. Vortrag am 16. Int. Konvent für Zivilisationskrankheiten, Ernährung und Lebensbedingungen in Luxemburg und Trier vom 14.−20. September 1970
Ziegelbecker, R.: Diskussionsbeitrag. VDI−Berichte Nr. 164: Fluorhaltige Luftverunreinigungen − Wirkung u. Messung −, S. 52, 1971: VDI−Verlag GmbH Düsseldorf
Ziegelbecker, R. (1970): Neue Wege der Beurteilung kariesstatistischer Befunde. Vortrag auf der österreichischen Zahnärztetagung 1970 am 18.9.70 in Pörtschach/Wörthersee
Ziegelbecker, R. (1970): Aktuelle Befunde zur Fluorprophylaxe der Zahnkaries. Vortrag am Kongreß der Weltunion für prophylaktische Medizin und Sozialhygiene, Grado/Italien 22.9.70
Ziegelbecker, R. (1971): Kurze Kritik zur Trinkwasserfluoridierung in Kassel. Städtehygiene 22 (H 3) S.66−68
Ziegelbecker, R. (1971): Betrachtungen zur Fluoridierung, insbesondere in Basel und Grand Rapids (USA). Schweiz. Mschr. Zahnheilk. 81 (H 3), S. 192−200
Ziegelbecker, R. (1971): Falsche Prämissen der Fluorkariesprophylaxe. Schweiz. Mschr. Zahnheilk. 81 (H 3), S. 215−239
Ziegelbecker, R. (1971): Über die Hypothesen der Kariesprophylaxe mit Fluoriden. Protecto vitae (Int. J.) 16, (H 3), S. 105−109
Ziegelbecker, R. (1971): Interdisziplinäre Zusammenarbeit zur Klärung des Kariesproblems notwendig! ZWR Zahnärztliche Welt, Zahnärztliche Rundschau, Zahnärztliche Reform 80 (H 17), S. 780−783
Ziegelbecker, R. (1971): Fluoride sind keine Kariesprophylaktika. Erfahr.−Heilkunde 20 (H 12), S. 389−402
Ziegelbecker, R. (1971): Erwiderung auf die Stellungnahme von Prof. Dr. med. H. Hornung zur "Kurzen Kritik" zur Trinkwasserfluoridierung in Kassel, Erfahr.−Heilkunde 21 (H 2), S. 45−48

Ziegelbecker, R. (1972): Schlußwort zu den Stellungnahmen von R. Braun und K. Binder zu meiner Arbeit "Interdisziplinäre Zusammenarbeit zur Klärung des Kariesproblems notwendig!" (ZWR 81.11. 542–844, 1972). Zahnärztliche Welt, Rundschau 81 (H 11), S. 542–544
Ziegelbecker, R. (1972): Über die Hypothesen der Kariesprophylaxe mit Fluoriden. Dokumentation Sozialmedizin, öffentlicher Gesundheitsdienst, Arbeitsmedizin. Herausgeber: Minister für Arbeit, Gesundheit und Soziales des Landes Nordrhein–Westfalen. Bd. 4 (H 9), S. 682–683
Ziegelbecker, R. (1972): Fluor und die Zähne. Ein Pro und Kontra unter Fachleuten. Diskussion mit Prof. Mühlemann (Zürich), Prof. Marthaler (Zürich), Ing. chem. ETH Kreuzer (Basel), Dr. Schnitzer (St. Georgen, BRD), Ing. R. Ziegelbecker (Graz) im Schweizer Radio (Studio Radio Zürich) am 15.10.72
Ziegelbecker, R., Thomson, H.M. (1973): Comments on the Paper by G.W. Kwant "Sixteen Years of Water Fluoridation in the Netherlands and its Influence on Dental Decay". Fluoride 6 (No.1), p. 57–63
Ziegelbecker, R. (1973): Fluoride sind keine Kariesprophylaktika (Autorreferat). Allgem. Homöopath. Zschr. H 1, S. 32–33
Ziegelbecker, R. (1973): Mechanischer Mundschutz gegen Karies (Pk Nr. 48, S 1 und S 3, 1972, Leserbrief). Praxis–Kurier 3, (H 8), S. 7
Ziegelbecker, R. (1973): Rechtfertigen kariesprophylaktische Erfolge in der Relation zur Schadensmöglichkeit Fluoreinsatz? Vortrag auf dem Symposion der Wissenschaftlichen Vereinigung für Zahnheilkunde Stuttgart in Lindau/Bodensee, 13.–15.9.73
Ziegelbecker, R. (1973): Untersuchungen über die Kariesentwicklung im Milchgebiß nach Einführung der Trinkwasserfluoridierung in Basel, Diaita S. 1–4, Beilage zur Erfahrungsheilk. 22 (H 8)
Ziegelbecker, R. (1973): Fluorenquete der Steiermärkischen Landesregierung am 8.10.73. Kritik an den Kariesstatistiken von Binder, Marthaler und König. Veröffentlicht im Protokoll über Enquete, S. 4–10 (Teilnehmer: Binder, König, Keresztesi, Kleinert, Celedin, Saller, Ziegelbecker, u.a.)
Ziegelbecker, R. (1973): Das große Versäumnis. Trinkwasserfluoridierung in der BRD. Zahnärztliche Praxis 24 (H 23), S. 638.
Ziegelbecker, R. (1974): Fluor und Karies. Diskussionsbeitrag zur Fernseh–Live–Sendung im Österreichischen Fernsehen (FS 2) am 5.3.73 in Wien, 21–22.15 Uhr (Teilnehmer: Prof. Kostlan (WHO), Prof. Flamm (Oberster Sanitätsrat), Doz. Regolati (Zürich), Dr. Brenner (Int. Zahnärzte–Vereinigung), Dr. Saller (Graz), Ing. Ziegelbecker (Graz), Leitung: Ernst Hilger).
Ziegelbecker, R. (1974): Bemerkungen zur Trinkwasserfluoridierung in Basel. Beilage 3 zum Kontradiktorischen Gespräch am 3. April 1974 im Gesundheitsamt Basel (Teilnehmer: M. Schüpbach, G. Benz, M. Büttner, E. Keller, K. Kreuzer, B. Maeglin, Th. Marthaler, B. Regolati, U. Rheinwald, G. Ritzel, R. Ziegelbecker (Graz))
Ziegelbecker, R. (1974): Situationsanalyse der Kariesprophylaxe mit Fluoriden unter Berücksichtigung von Umwelteinflüssen v., 2.7.74, Forschungsprojekt — Zwischenbericht an die Steiermärkische Landesregierung. S. mit "Analyse einer Studie über den Einfluß von Fluortablettengaben an Schulkinder" und Stellungnahmen, ca. 70 Seiten.
Ziegelbecker, R. (1974): Fluor–Kariesprophylaxe (Kurzinformation Nr. 1 und II). Erfahrungsheilk. 23 (H 12), Beilage, "Diaita", Seite D III
Ziegelbecker, R. (1974): Rechtfertigen kariesprophylaktische Erfolge in der Relation zur Schadensmöglichkeit Fluoreinsatz? In: U. Rheinwald: Zahnkaries und Fluoride — ein Diskussionsgespräch. A.W. Gentner Verlag, Stuttgart, S. 53–106
Ziegelbecker, R. (1975): Zur Schädigungswirkung von Fluoriden. Bericht an die Steiermärkische Landesregierung v. 6.2.75, S. 1–18

Ziegelbecker, R. (1976): Pro und Kontra Kariesprophylaxe. Medizinisches Forum der Selecta. Selecta 17 (H 8), S. 702–705
Ziegelbecker, R. (1975): Gesundheits– und Gesellschaftspolitik in der Kariesprophylaxe. Das Manifest 2 (H 5/6), S. 11–12
Ziegelbecker, R. (1975): Analyse der Arbeit "Kariesschutz durch natürlich fluoridreiches Trinkwasser in Österreich". Bericht an die Steiermärkische Landesregierung, 18. Juni 1975, S. 1–27
Ziegelbecker, R. (1975): Für und wider Fluorid. Selecta 17 (H 23), S. 2172/75
Ziegelbecker, R. (1975): Statistische Betrachtungen zur Effektivität der Trinkwasserfluoridierung
Ziegelbecker, R. (1975): Kariesprophylaxe: Für und wider Fluoride. Selecta 17, (H 40), S. 3482
Ziegelbecker, R. (1975): Nutzen durch Fluoridierung bestritten. Noi–International 10 (H 32), S. 43–45
Ziegelbecker, R. (1975): Analyse der Arbeit "Klinische Überprüfung einer fluoridhaltigen Zahnpaste bei Erwachsenen". Bericht an die Steiermärkische Landesregierung, 14.11.75, S. 1–10
Ziegelbecker, R. (1976): Niereninsuffizienz: Erhöhter Fluoridspiegel, Selecta 18 (H 19), S. 1829/30
Ziegelbecker, R. (1976): An Analysis of the Fluoridation in Anglesey – A Critical Study. National Pure Water Association, Great Britain, 1976, S. 1–9
Ziegelbecker, R. (1976): Analyse und Dokumentation zur derzeitigen Situation in der Kariesprophylaxe mit Fluoriden. Bericht (Entwurf) an die Steiermärkische Landesregierung, 29.11.76, S. 1–176
Ziegelbecker, R. (1977): Karieszuwachs bei fluoridierten und nicht fluoridierten Kindern. Bericht an die Steiermärkische Landesregierung, Februar 1977, S. 1–18
Ziegelbecker, R. (1977): Kommentar zur Stellungnahme von Dr. P. Regolati v. 16.2.77. Bericht an die Steiermärkische Landesregierung, 17.3.77, S. 1–5
Ziegelbecker, R. (1977): Der Einfluß von Fluortablettengaben in der Schule. Stellungnahme zu Bemerkungen von Linder. Bericht an die Steiermärkische Landesregierung, 17.5.77, S. 1–6
Ziegelbecker, R. (1977): Wie Prim. Dr. Binder zum "Erfolg" der Wiener Fluortablettenaktion kam. Bericht an die Steiermärkische Landesregierung, 31.5.77
Ziegelbecker, R. (1977): Kritische Anmerkung zur Prognose von Dr. Kostlan, WHO, über den Kariesrückgang nach Einführung der Trinkwasserfluoridierung in Europa. Bericht an die Steiermärkische Landesregierung, 11.11.77, S. 1–10
Ziegelbecker, R., Deråker, O. (1978): Tandrötan ökade i USA–städer trots vattenfluoridering. Miljö o Framtid (Nr. 3), S. 8–9/38
Ziegelbecker, R. (1978): Offener Brief zur Aussendung "Fluorprophylaxe bleibt wesentliche Maßnahme zur Karieseindämmung. Öffentliche Erklärung gegen ihre Diskriminierung durch unbelehrbare Fanatiker". Der Naturarzt 100 (H 1) S. 1–2
Ziegelbecker, R. (1978): Kurze Kritik der Trinkwasserfluoridierung in Canberra (Australien). Bericht an die Steiermärkische Landesregierung, Mai 1978, S. 1–10
Ziegelbecker, R. (1978): Kurze Kritik der Publikation "The Dental Health Revolution: The dramatic improvement in dental health of school children in the Northern Metropolitan Region of New South Wales". (Med. J. Australia 1978 – 02 – 22, p. 124–125). Bericht an die Steiermärkische Landesregierung, Mai 1978, S. 1–6
Ziegelbecker, R. (1979): Fluor–Kariesprophylaxe, Kurzinformation Nr. 1–7. Institut für Umweltforschung Graz v. 29.4.74, 3.5.74, 29.1.75, 25.5.75, 29.9.75, 7.11.75, 23.4.76, Bericht an die Steiermärkische Landesregierung, Mai 1979, S. 1–32.

Celedin, A., Ziegelbecker, R. (1979): Zur Fluortherapie in Österreich. Diaita Beilage zur Erfahrungsheilkunde 28 (H 5), S. DII/III

Ziegelbecker, R. (1979): Über die Fluormedikation und Auswirkungen der Fluortablettenaktion bei Grazer Schulkindern. Vortrag vor den Grazer Schulzahnärzten, Schulzahnambulatorium, Okt. 1979

Ziegelbecker, R. (1980): Dokumentation zu Aussendungen des Vereins "Arbeitsgemeinschaft für Zahngesundheitserziehung" (AGZ), Wien, und des Bundesministeriums für Unterricht und Kunst, Pressereferat, an Schulbehörden und Lehrer, betreffend die Kariesprophylaxe mit Fluoriden. Institut für Umwelt u. Umweltforschung, Mitteilung an die Sanitätsdirektionen der Länder, 17.4.80, S. 1−73

Ziegelbecker, R. (1980): Fragenkatalog zur "Fluor−Enquete". Erstellt für die Steiermärkische Landesregierung, 24.7.80, S. 1−175

Ziegelbecker, R. (1981): Study of the Relation between Dose and Effectiveness of Fluoride in Drinking Water and Dental Fluorosis or Dental Caries. Vortrag XI. An. Conf. d. Int. Society for Fluoride Research in cooperation with the Society for Osteology of GDR, Dresden 8.−10.4.81

Ziegelbecker, R. (1981): Fluoridated Water and Teeth. Fluoride 14 (Nr. 3), p. 123−128

Ziegelbecker, R. (1981): Natürlicher Fluoridgehalt des Trinkwassers und Karies. gwf−Wasser/Abwasser 122 (H 11), S. 495−497

Ziegelbecker, R.: Zur Beurteilung der Fluoridbelastung in der Umwelt. Vortrag auf der IVth International Conference Bioindicatores Deteriorisationis Regionis, Institute of Landscape Ecology Chechoslovak Academy of Sciences, Liblice near Prague, 28th June−2nd July 1982

Ziegelbecker, R.: Beitrag zur Epidemiologie der Trinkwasserfluoridierung. Vortrag auf dem Kongreß der Société Internationale pour la Recherche sur les Maladies de Civilisation et l'Environnement (S.I.R.M.C.E.) − einer Beraterorganisation der WHO, die unter den Auspizien der Kommission der Europäischen Gemeinschaft EWG arbeitet − v. 17.−20.11.82 in Wien.

Sowie Teilnehmer des Round−Table−Gesprächs: "Vom Teil und vom Ganzen im Wissenschaftsdenken" am 19.11.82

Ziegelbecker, R.: Wirkung und Nebenwirkung der Fluoridanwendung in der Kariesprophylaxe. Vortrag auf der Fluor−Enquete der Steiermärkischen Landesregierung am 30.11.82

Literatur zum Tumorwachstum Krebs

de Villiers, A.J., Windish, J.P.: Lung Cancer in a Fluorspar Mining Community, Radiation, Dust and Mortality Experience. Br. J. Ind.Med. 21, 94–109 (1964)

Little, J.B., Radford, E.P., McCombs, L., Hunt, V.R.: New England J. Med. 273, 1343 (1965)

Milham, S. Jr.: Cancer Mortality Patterns Associated with Exposure to Metals. Ann. N.Y. Acad. Sci., 271: 243–249 (1976)

Litvinov, N.N., Goldberg, M.S., Kimina, S.N.: Morbidity and Mortality in Man caused by Pulmonary Cancer and Its Relation to the Pollution of the Athmosphere in the Areas of Aluminium Plants. Acta Unio Int. Contra Cancrum, 19: 742–645 (1963)

Cecilioni, V.A.: Lung Cancer in a Steel City – Its Possible Relation to Fluoride Emmisions. Fluoride, 5: 172–181 (1972). Further Observations on Cancer in a Steel City. Fluoride, 7: 153–165, (1974)

Lloyd, O.Ll.: Respiratory–Cancer Clustering Associated with Localised Industrial Air Pollution, Lancet, 1: 318–320 (1978)

Okamura, T., Matsuhisa, T.: The Fluorine Content in Favorite Foods of Japanese. Jpn. J. Public Health, 14: 41–47 (1968)

Hirayama, T.: Epidemiology of Cancer of the Stomach with Special Reference to Its Recent Decrease in Japan. Cancer Res., 35: 3460–3463 (1975). For comment on the possible relationship of these findings to fluoride, see Taves D.R. (1977) pp. 387–388

Heasman, M.A., and Martin, A.E.: Mortality in Areas Containing Natural Fluoride in Their Water Supplies. Mon. Bull. Minist. Health, 21: 150–160 (1964). Cf. Nixon, J.M., and Carpenter, R.G.: Mortality in Areas Containing Natural Fluoride in Their Water Supplies, Taking Account of Socioenvironmental Factors and Water Hardness. Lancet, 2: 1068–1071 (1974)

Hagan, T.L., Pasternack, M., and Scholz, G.C.: Waterborne Fluorides and Mortality. Public Health Rep., 69: 450–454 (1954)

Schepers, G.W.H.: Neoplasia Experimentally Induced by Beryllium Compounds Prog. Exp.Tumor Res. 2: 203–244 (1961). Cf.

Schepers, G.W.H.: Lung Tumors of Primats and Rodents. Ind.Med. Surg., 40: 48–53 (April), 23–31 (May), 8–26 (June 1971).

Taylor, A.: Statement before House Select Committee to Investigate the Use of Chemicals in Foods and Cosmetics. U.S. House of Representatives, 82nd Congress, H. Res. 447 (1952) pp. 1529–1543. Sodium Fluoride in the Drinking Water of Mice. Dent. Digest, 60: 170–172 (1954). Effect of Sodium Bromide on Cancer Growth. Cancer Res., 24: 751–753 (1964). Letter to the Science Editor: Fluoride and Cancer. Saturday Review, Oct. 2, 1965 – p.73.

Taylor, A. and Taylor, N.C.: Effect of Sodium Fluoride on Tumor Growth. Proc. Soc. Exp. Biol. Med., 119: 252–255 (1965).

Bittner, J.J., and Armstrong, W.D.: Lack of Effects of Fluoride Ingestion on Longevity of Mice. J. Dent. Res., 31: 495 (1952 Abstract). Cf. Armstrong W.D.: Statement before the Committee on Interstate and Foreign Commerce, U.S. House of Representatives, 83rd Congress, H. R. 2341 (1954), pp. 306–310

Kanisawa, M., and Schröder, H.A.: Life Term Studies on the Effect of Trace Elements on Spontaneous Tumors in Mice and Rats. Cancer Res., 29: 892–895 (1969)

Schröder, H.A., Mitchener, M., Balassa, J.J., Kanisawa, M., and Nason, A.P.: Zirconium, Niobium, Antimony and Fluorine in Mice: Effects on Growth, Survival and Tissue Levels. J. Nutr., 95: 95–101 (1969)

Wagner, H.J.: Der Einfluß von Fluorid, Licht und 3,4 Benzpyren auf die Tumorinduktion bei NMRI–Mäusen. Diss., Erlangen–Nürnberg 1981

Mitchell, R.H.: Biochim. Biophys. Acta 415, 81 (1975)
Diringer, H., Frils, R.: Cancer Res. 37, 2979 (1977)
Diringer, H., Willems, W.R., Rott, R.: J. gen Viro. 40, 471 (1978)
Castagna, M., Takai, I., Katbuchi, K., Sano, K., Kikkawa, U., Nishisuka, Y.: J. Biol. Chem.257, 7847 (1982)
Lanks, K.W., Kasabalides, E.J., Chinkers, M., Brugge, J.S.: J. Biol.Chem. 257, 8604 (1982)
Ketner, H.: Staub, Reinhalt. Luft 38, 456 (1978)
Marier, R., Rose, D.: Environmental Fluoride 1977, Nat. Res.Council Canada Publ. No.16081, Ottawa Kanada 1978
Beckenkamp, H.: Saarländ. Ärztebl. 34, 313 (1981)
Prothro Plans Year−Long Probe of City's High Chronic Disease Toll. The Grand Rapids Press, july 27, (1955). Und: Why is Gr.−s Death Rate Above Rest of State's? The Grand Rapids Herald. July 28, (1955)
Schlesiger, E.R., Overion, D.E., Chase, H.C., and Cantwell, K.T.: Newsburgh−Kingston Caries Fluorine Study. XIII. Pediatric Findings After Ten Years. J. A. Dent. Assoc., 52: 296−306 (1956)
Taves, D. R.: Fluoride, in Drinking Water and Health. Safe Drinking Water Committee, National Research Council − National Academy of Sciences, Washington D. C. (1977), pp. 389−395, pp. 388−389.
Sullivan, W. D.: The In Vitro and In Vivo Effects of Fluoride on Succinic Dehydrogenase Activity. Fluoride, 2: 168−175 (1969).
Duffey, P. H., Tretbar, H. C., and Jarkowski, T. L.: Giant Cells in Bone Marrows of Patients on High Dose Fluoride Treatment. Ann. Intern. Med., 75: 745−747 (1971).
Burk, D., and Yiamouyiannis, J.: Fluoridation and Cancer. Congressional Record, U. S. House of Representatives, 94th Congress, First Session (July 21, 1975), pp. H 1773 − H 7176; Yiamouyiannis, J., and Burk, D.: Cancer From Our Drinking Water? Ibid. (Dec. 16, 1975), pp. H 12731 − 12734;
Yiamouyiannis, J., and Burk, D.: Fluoridation of Public Water Systems and Cancer Death Rates (CDRs) in Humans. (Paper presented before the American Society of Biological Chemists, San Francisco, Cal., June 6−10, 1976) Fed. Proc., 35: 1707 (1976).
Hoover, R. N., McKay, F. W., and Fraumeni, J. F. Jr.: Fluoridated Drinking Water and the Occurance of Cancer. J. Natl. Cancer Inst., 57: 757−768 (1976).
Data obtained From Hoover R. N., NCI, by Yiamouyiannis J., Personal Communication (March 28, 1978). Calculations by Dr. Yiamouyiannis.
Yiamouyiannis, J.: Fluoridation and Cancer. Presented at the 143rd Natl. Meeting, Am. Assoc. Adv. Sci., Boulder, Col. (Feb. 1977); cf. pp. 10−11 and 317−318 in hearing record in Ref. above.
Yiamouyiannis, J., and Burk, D.: Fluoridation and Cancer. Age−Dependance of Cancer Mortality Related to Artificial Fluoridation. Fluoride, 10: 102−123 (1977). Yiamouyiannis J.: Letter to the Editor: Cancer Mortality and Fluoridation. Lancet, 1: 150 (1978). For comment, see Doll R., and Kinlen L., and Oldham P. D., Ibid., 1: 150−151 (1978). Hearing Record 95th Congress, First Session (Sept. 21 and Oct. 12, 1977).
Cecilioni, V. A.: Letter to Gilbert S. Goldhammer, House Subcommittee on Intergovernamental Relations, Washington D. C. (Aug. 27, 1977). Reproduced in hearing record in Ref. above, pp. 258−261. Also Ref. Cecilioni V.A. above.
Doll, R., and Kinlen, L.: Fluoridation of Water and Cancer Mortality in the USA. Lancet, 1: 1300−1302 (1977).
Oldham, P. D., and Newell, D. J.: Fluoridation of Water Supplies and Cancer − A Possible Association? J. Roy. Statist. Soc. Series C (Applied Statistics), 26(2): 125−135 (1977).
Birmingham Health Report 1973

Kinlen, L.: Cancer Incidence in Relation to Fluoride Level in Water Supplies. Br. Dent. Journ. 221–114 (1975)
Ericsson, J.D.: Mortality in Selected–Cities with Fluoridated and Non–Fluoridated Water Supplies N. Engl. J. Med. 298, 1112–1116 (1978)
Int. Agency for Res. on Cancer: Monogr. Eval. Carcinogen. Risk. Chem., Hum. Vol. 27, 237 (1982)
Rogot, E., Sharrett, A. R., Feinlein, M., and Fabsitz, R. R.: Trends in Urban Mortality in Relation to Fluoridation Status (Abstract). Reproduced in hearing record in Ref. above, p. 183. Cf.
Ericsson, J. D.: Mortality in Fluoridated and Non–Fluoridated Cities (Abstract). Ibid., p. 182. Trends in Urban Mortality in Relation to Fluoridation Status. Am J. Epidemiol., 107: 104–112 (1978). Cf.
Burk, D., Graham, J.R.: Summary Statement of Fact re The Fluoridation–Oncer Link, February 1984. Fluorides April 1984.
Meiers, P.: Zur Toxidität von Fluor–Verbindungen mit besonderer Berücksichtigung der Onkogenese. (Vortrag anläßlich des Krebskongresses der Deutschen Gesellschaft für Onkologie, Baden–Baden 5.11.1983.)
Burk, D.: Lord Jauncey and Justice Flaherty: Opposing Views on the Fluoridation–Cancer Link. (Original v. Schr. 28.3.84.)

Bücher von Dr. M.O. Bruker

Unsere Nahrung — unser Schicksal
449 Seiten, Best.-Nr. 84018 (früher: Schicksal aus der Küche)

Bei uns erkrankt der Durchschnitt der Bevölkerung schon etwa 25 Jahre vor dem Tod an einem ernährungsbedingten Zivilisationsleiden, das dann später oft zur Todesursache wird. In diesem Buch erfahren Sie, wie Sie bis ins hohe Alter gesund und vital bleiben – und wie Sie eine verlorene Gesundheit zurückgewinnen können. Daß die Küche ein Ort der Krankheits- oder Gesundheitsentstehung sein kann, ist bekannt. Es kommt darauf an, was dort zubereitet und anschließend gegessen wird.

Die lebensbedingten Krankheiten
400 Seiten, Best.-Nr. 84028 (früher: Krank durch Streß)

Die geistige Haltung bestimmt, wie der einzelne mit den Belastungen des täglichen Lebens fertig wird. Mangel an Kenntnis und Erkenntnis kann zu Krankheiten führen. Konflikte und Streß bedrohen heute jeden. Wie Sie trotz aller Belastungen gesund bleiben oder wieder gesund werden, beschreibt dieses Buch. Die lebensbedingten Krankheiten sind keine unabänderlichen Situationen, nein – sie können beseitigt werden durch Ordnung und Harmonie im Lebensbereich und Konsequenz des Einzelnen.

Idealgewicht ohne Hungerkur
90 Seiten, Best.-Nr. 84038 (früher: Schlank ohne zu hungern)

Dies ist kein Diätbuch in üblicher Prägung und enthält keine trockenen Theorien und kein Gestrüpp von Verboten, sondern hier wird eine ganz aus der Erfahrung geborene Methode gezeigt, die ihre Bewährungsprobe schon lange hinter sich hat. So unwahrscheinlich es klingt, nicht das Zuvielessen erzeugt Fettsucht und die begleitenden Krankheiten, sondern ein Zuwenig, d.h. der Mangel an bestimmten Nahrungsstoffen. So ist dies ein äußerst guter und praktischer Ratgeber für jeden Übergewichtigen und für alle, die ihr Gewicht halten wollen.

Stuhlverstopfung in 3 Tagen heilbar
88 Seiten, Best.-Nr. 84048

Selbst die hartnäckigste Stuhlverstopfung kann ohne Abführmittel geheilt werden! Dies haben unzählige Fälle bewiesen. Durch einfache Nahrungsumstellung und Änderung der Lebensbedingungen kann jeder Stuhlverstopfte von seinem jahrelangen Übel befreit werden! Wenn er nur will!

Leben ohne Herz- und Kreislaufkrankheiten
176 Seiten, Best.-Nr. 84058
(früher: Sich schützen vor dem Herzinfarkt)
Die Herz- und Kreislaufkrankheiten nehmen von Jahr zu Jahr zu, angeführt von der Todesursache Nr. 1: Dem Herzinfarkt! Die Ursachen hierfür können vermieden werden. Diese sind vor allem ein Mangel an Vitalstoffen durch die heutige denaturierte Kost.

Ernährungsbehandlung bei Leber-, Galle-, Magen- und Darmerkrankungen
168 Seiten, Best.-Nr. 84068
(früher: Leber, Galle, Magen, Darm)
»Der Tod sitzt im Darm«, diese uralte ärztliche Weisheit gilt heute mehr denn je. Wer gesund bleiben oder wieder gesunden will, muß seinen Verdauungstrakt gesund erhalten oder wieder gesunden lassen.

Erkältet?
100 Seiten, Best.-Nr. 84078 (früher: Nie mehr erkältet)
Frei von Grippe und Erkältung durch vitalstoffreiche Vollwertkost. Jeder zivilisierte Mensch ist ein- oder mehrmals im Jahr »erkältet«. Aber Schnupfen, Husten und Grippe müssen nicht sein! Dr. M. O. Bruker vermittelt hier seine verblüffenden Erkenntnisse, wie man sich diese lästigen Plagen auf einfache Weise sicher vom Leibe halten kann.

Rheuma – Ursache und Heilbehandlung
123 Seiten, Best.-Nr. 84088
(früher: Rheuma – Ischias – Arthritis – Arthrose)
Jeder 5. leidet heute an Erkrankungen des Bewegungsapparates. Dies bedeutet für die Kranken: Ständige Beschwerden, starke Schmerzen und Kosten für Kuren und Medikamente. Die wirklichen Ursachen und die wirksame Heilbehandlung beschreibt dieses Buch und ermöglicht sogar im späten Stadium, das Fortschreiten der Erkrankung zu verlangsamen oder sogar zum Stillstand zu bringen.

Biologischer Ratgeber für Mutter und Kind
ca. 300 Seiten, Best.-Nr. 84098
Wenn Sie vorhaben, Kinder zu bekommen oder schon welche haben: hier finden Sie endlich alle Informationen, wie Sie Ihr Kind von Anfang an gesund aufziehen und ernähren können. Gesundheit beginnt bei den Eltern schon vor der Zeugung, und setzt sich fort mit dem Stillen und anschließender vollwertiger Ernährung. Auch zu Fragen wie Impfung, Zahnkrankheiten und Allergien nehmen die Autoren Stellung.

Tonkassetten mit Vorträgen von Dr. M.O. Bruker

Wie kann ich meine Gesundheit erhalten?
Best.-Nr. 82016
In diesem 1 1/2 Stunden-Vortrag erläutert Dr. Bruker die ernährungsbedingten Zivilisationskrankheiten. Wie sie entstehen, wie sie geheilt werden können, und vor allen Dingen, wie Sie sie vermeiden können. Mit genauen Anleitungen für Ihre tägliche Ernährung, die sie schon ab morgen befolgen können, wenn Sie wirklich an der Erhaltung Ihrer Gesundheit interessiert sind.

Die lebensbedingten Krankheiten und ihre Heilung
Best.-Nr. 82026
Zu den lebensbedingten Erkrankungen rechnet Dr. Bruker die Krankheiten, die durch eine falsche geistige Haltung und Lebenseinstellung entstehen. Weitgehend bekannt ist der Zusammenhang zwischen häufigem Ärger und Magengeschwüren. In Wirklichkeit ist die Palette der lebensbedingten Erkrankungen zumindest genauso groß, wie die der ernährungsbedingten – vielleicht in unserer hektischen Zeit sogar noch größer. Streß, Hetze, Ärger, Streit und andere seelische Belastungen spiegeln sich in zahlreichen Krankheitsbildern wieder. Sie selbst können diese Ursachen beseitigen, indem Sie zu einem harmonischen Leben finden. Wie? Das sagt Ihnen ein erfahrener Arzt für psychosomatische Ganzheitsmedizin.

Homöopathie
Best.-Nr. 82036
Dr. M.O. Bruker, ein erfahrener Homöopath, erklärt den Unterschied zwischen Homöopathie und anderen Behandlungsmethoden. Sie erfahren genau, was Homöopathie eigentlich ist.

Getreidemühlen-Informationen

Gesundheit ist kein Zufall
60 Seiten, Best.-Nr. 81218, von G.D. Fischer
Diese Broschüre enthält alles wissenswerte über Getreidemühlen, sowohl mit Stahl- wie auch mit Steinmahlwerk. Die gängigsten Mühlen sind abgebildet und beschrieben: Preise, Leistung und alle wichtigen Daten.

Einfacher leben – einfacher essen
Gabriele Kieninger, 112 Seiten, Best.-Nr. 83028
"Der Titel *Einfacher leben – Einfacher essen* ist zu bescheiden. Die Schrift vermittelt trotz ihrer Kürze weit mehr. Das Grundsätzliche einer Vollwertkost ist in knapper Form so hervorragend dargestellt, daß all denjenigen, die das Studium größerer Bücher abschreckt, die Augen weit genug geöffnet werden, daß es die Fehler der bisherigen Ernährungslehre sind, die die zivilisierten Menschen zwangsweise in die Krankheiten hineintreiben." schreibt Dr. M. O. Bruker in seinem Vorwort zu diesem Buch. Den Hauptteil des Buches nehmen viele leckere Rezepte für den ganzen Tag ein.

Die Kleidung – unsere zweite Haut
Paulus Johannes Lehmann, 456 Seiten, Best.-Nr. 83018
Wesentliches über naturgemäße Kleidung – so könnte der Untertitel dieses wertvollen Ratgebers lauten. Denn Sie erfahren, wie die wichtigsten Kleidungsstoffe in der Natur entstehen, wie sie verarbeitet werden, welche Qualitäten es gibt, für welche Anwendungsbereiche sie wie verwendet werden können und wie Sie sie am schonendsten pflegen. Der Vollständigkeit halber sind neben Wolle, Seide und Pflanzenfasern auch die Chemiefasern beschrieben.

Leo Leichtsinn
Hendrik Nachtsheim, 120 Seiten, Best.-Nr. 83038
In einer Zeit, in der Kinder durch skrupellose Medien und Werbemacher oftmals falsch informiert und zum unkritischen, ja fast bedingungslosen Konsum geradezu erzogen werden, ist es nötig, ihnen auch einmal etwas Gegenteiliges anzubieten!
In sieben Geschichten schildert der Autor, was der zehnjährige Leo so alles erlebt. Es geht dabei um Themen wie Ernährung, Umweltschutz, Naturheilkunde, Werbung oder das 'erste Mal Rauchen'.
Bevorzugt für Kinder von 8 – 12 Jahren.

Biologisch Kochen für Kinder
Helma Danner, 180 Seiten, Best.-Nr. 84148
Dieses besondere Kochbuch für Kinder enthält eine große Anzahl leckerer und guter Rezepte, nach denen Kinder und Jugendliche gerne kochen und backen. Viele lustige und erklärende Zeichnungen erleichtern die Arbeit. Zur besseren Übersicht sind alle Koch- und Backzutaten für jedes Rezept auf ein Regal gezeichnet. Das besondere jedoch an diesem Kochbuch sind die naturbelassenen Zutaten, an die sich die Kinder jedoch schnell gewöhnt haben.

bioverlag gesundleben
8959 Hopferau – Heimen Nr. 50